最新改訂版

計算いらず 腎臓病のおいしいレシピ

監修 順天堂大学名誉教授
富野康日己

料理 管理栄養士・料理研究家
大越郷子

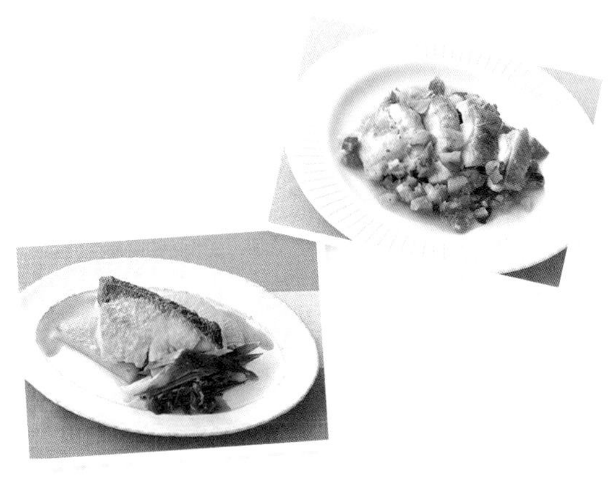

Gakken

はじめに

「慢性腎臓病（CKD）」とは、腎機能が低下して、血液中の老廃物を尿中に十分に排泄できなくなり、尿の異常（とくに尿たんぱく）が続いたりする状態です。

初期には症状が現れないことも多いのですが、進行すると腎臓の正常な機能や働きが失われ、透析療法や腎移植が必要になることがあります。さらに、CKDでは全身の血管の動脈硬化が進み、脳梗塞や心筋梗塞などを引き起こします。こういった事態を防ぐには、腎臓への負担を減らす治療によって進行を食い止めることが必要で、その中心になっているのが、「食事療法」です。

本書は2016年に発売され、減塩や低たんぱく食など、CKDの食事のポイントを押さえたレシピを紹介してきました。CKDの食事療法は、たんぱく質の摂取を制限することがキーポイントになります。そのため、本書では、たんぱく質の摂取量が1日60g、50g、35gの場合の3段階から材料の分量を選べるようにし、さまざまな患者さんの食事療法に対応できるようにしました。その結果、これまで多くの方にお読みいただきました。CKDの食事療法の一助になっていることを知り、たいへんうれしく思っています。

今回、日本食品標準成分表が八訂（2020年版）になったこともあり、管理栄養士で料理研究家の大越郷子さんが各レシピの栄養価を計算し直してくださり、最新改訂版を刊行することになりました。塩分やたんぱく質は控えめでも、〝制限ばかりのレシピ〟ではなく、おいしく食べられる工夫が満載な最新改訂版を活用していただき、腎臓をいたわりながら、毎日の食事を楽しんでほしいと思います。

新型コロナウイルス感染症の終息を願って

順天堂大学名誉教授・医療法人社団松和会 理事長　富野　康日己

おいしく続けられる4つのポイント

慢性腎臓病の食事療法では、塩分やたんぱく質のとりすぎに注意が必要ですが、毎日続けていくためには、おいしく食べられることが大切です。本書のレシピは、無理なく、おいしく続けられるための工夫がいっぱいです。

1 たんぱく質指示量に応じて選べる！ **3段階の分量**を紹介

たんぱく質が高くなりがちな主菜や丼もの、麺類などは、１日にとれるたんぱく質量に合わせて３段階から分量を選べるので、計算いらずです。また、肉や魚を少なく感じさせない調理の工夫が満載です。

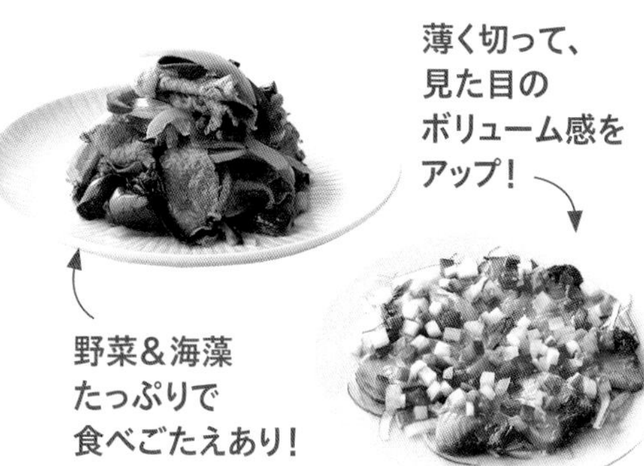

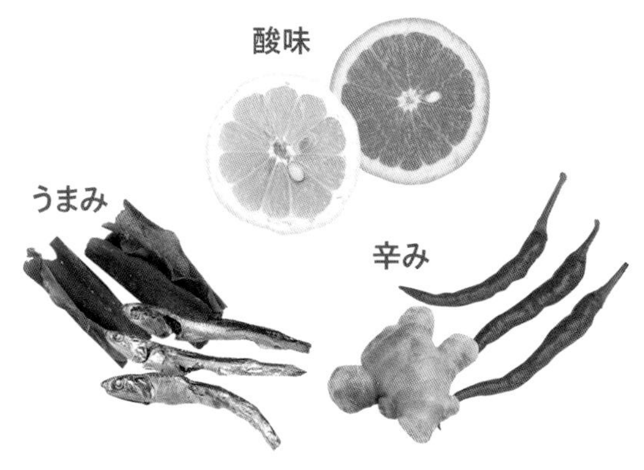

2 **うまみや酸味**などをきかせて、減塩でも、もの足りなさはゼロ

腎臓に負担をかける高血圧を防ぐためにも、減塩が不可欠です。しかし、ただ塩分を減らしただけではもの足りなさを感じ、挫折してしまうこともあります。この本のレシピは、うまみや酸味、辛みなどをきかせているため、塩分控えめでもおいしく食べられます。

3 献立作りに悩んだら、**30通りの献立**をまねするだけ！

組み合わせに迷ったときには、「まねして安心の30献立（P８～）」を見れば、計算をいっさいせずに、バラエティー豊かな献立が完成します。また、巻末の「たんぱく質量順索引」を使えば、“たんぱく質が高めの主菜には、たんぱく質が低い副菜を”というように、たんぱく質量から献立を考えやすくなります。

4 **減塩＆低たんぱくなデザート**でエネルギーの調整もラクラク！

肥満だけでなく、やせすぎも慢性腎臓病を悪化させます。慢性腎臓病が進行して、たんぱく質の制限が厳しくなるほど、エネルギー量が不足しがちです。そのような場合は、デザートを追加するのがおすすめです。本書では、たんぱく質や塩分を抑えたおいしいデザートも紹介しています（P141～）。

CONTENTS

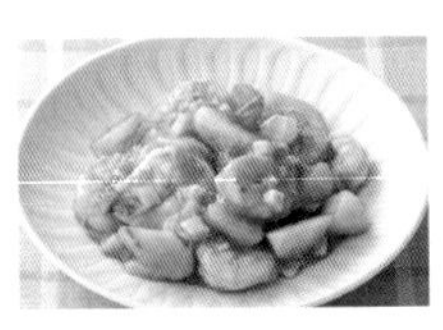
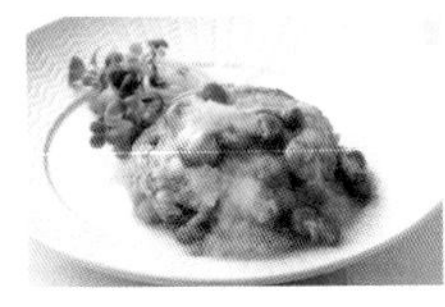

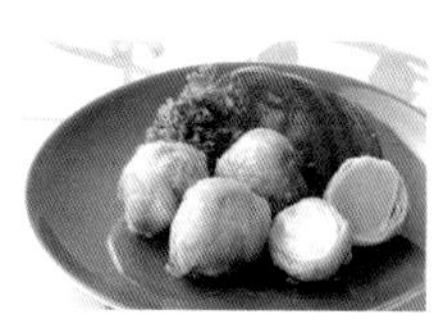
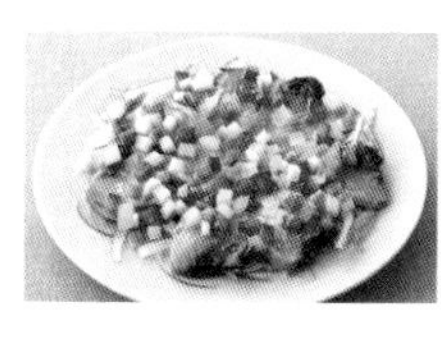
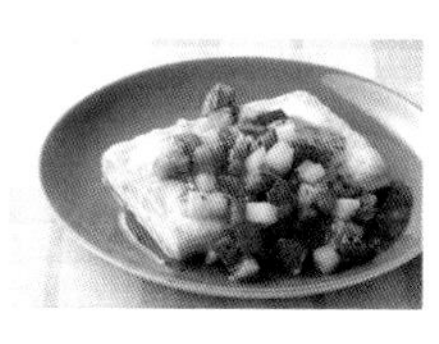

PART 2
副菜レシピ

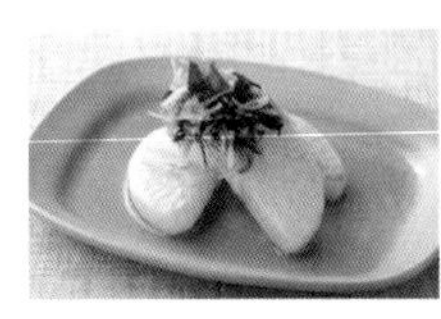
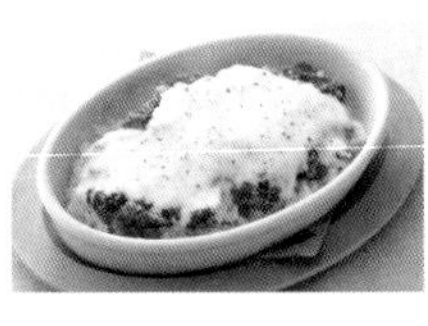
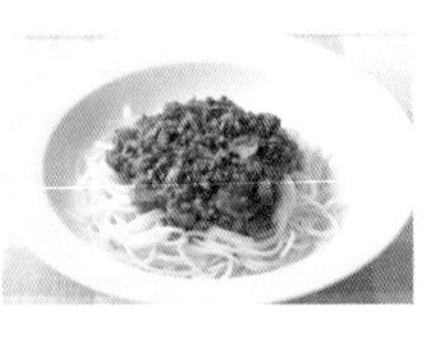

PART 3 ごはんもの・麺・パンレシピ

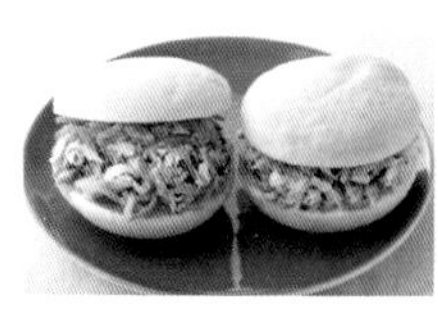
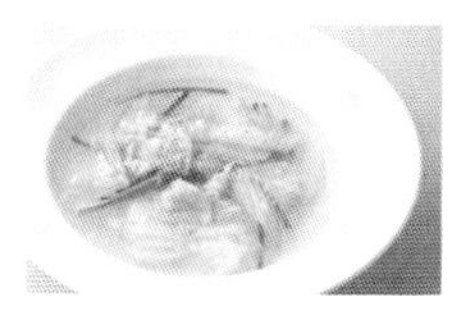
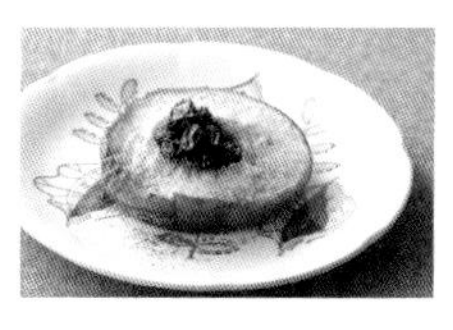

PART 4
汁ものレシピ

PART 5
デザートレシピ

PART 6
慢性腎臓病を知ろう

たんぱく質指示量に合わせて選べる!

まねして安心の30献立

本書のレシピを組み合わせた、おすすめの献立例を紹介します。
毎日の夕食のほか、朝食や昼食に取り入れても OK です。

献立のポイント

1食600kcal前後に調整

1日の適正エネルギー摂取量が1800kcalの場合を想定し、1献立のエネルギー量を600kcal前後にしています。多少の誤差は、前後の食事で調整したり、デザートを追加したりしましょう。

たんぱく質は3段階から選べる

例えば、1日のたんぱく質指示量が60gの人も、"昼食でたんぱく質を多めにとった"というような場合、夕食は1日のたんぱく質が50gの人の分量を選んで、たんぱく質摂取量を調整できます。

塩分は1献立2g前後に

慢性腎臓病の患者さんの場合、1日の塩分摂取量6g未満が目標なので、1献立の塩分は2g前後にしています。2gを少し超えてしまっても、3食合計で6g未満になれば、問題ありません。

このページの見方

主菜

アクアパッツァ
(P62)

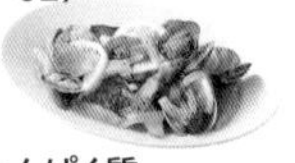

たんぱく質

1日60gの人	14.6g
1日50gの人	8.7g
1日35gの人	8.2g

主菜やごはんもの、麺類などのたんぱく質量は3段階

高たんぱくな主菜などは、1日にとれるたんぱく質が60gの場合、50gの場合、35gの場合の3段階の栄養価を表示しています。自分のたんぱく質制限に合わせてレシピを選びましょう。

主食

1日60g、50gの人	1日35gの人
ごはん 160g	低たんぱくごはん 160g
たんぱく質 4.0g	たんぱく質 0.2g

主食は1日にとれるたんぱく質量に応じて選ぶ

主食のごはんは、160gを基本にしています。1日にとれるたんぱく質が35gの人は、主食を低たんぱく米にしましょう。主菜の量を確保でき、エネルギー量不足を防ぐことができます。

献立2

主菜

きのこのおろしハンバーグ (P23)

たんぱく質

1日60gの人	13.2g
1日50gの人	9.8g
1日35gの人	9.8g

副菜

にんじんのはちみつレモン煮 (P98)

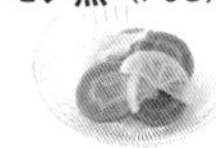

たんぱく質 0.7g

汁もの

きゅうりと糸寒天のスープ (P139)

たんぱく質 0.7g

主食

1日60g、50gの人	1日35gの人
ごはん 160g	低たんぱくごはん 160g
たんぱく質 4.0g	たんぱく質 0.2g

この献立の栄養価

	たんぱく質1日60gの人	たんぱく質1日50gの人	たんぱく質1日35gの人
たんぱく質	18.6g	15.2g	11.4g
エネルギー	598kcal	549kcal	559 kcal
塩分	2.0g	1.5g	1.5g

献立1

主菜

豆腐のロールキャベツ (P75)

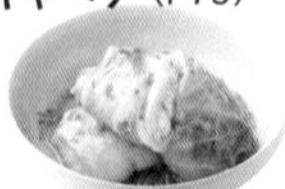

たんぱく質

1日60gの人	13.8g
1日50gの人	9.5g
1日35gの人	9.2g

副菜

オニオンリングフライガーリック風味 (P92)

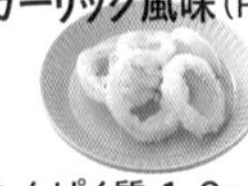

たんぱく質 1.0g

デザート

マンゴーオレンジプリン (P146)

たんぱく質 1.6g

主食

1日60g、50gの人	1日35gの人
ごはん 160g	低たんぱくごはん 160g
たんぱく質 4.0g	たんぱく質0.2g

この献立の栄養価

	たんぱく質1日60gの人	たんぱく質1日50gの人	たんぱく質1日35gの人
たんぱく質	20.4g	16.1g	12.0g
エネルギー	648kcal	596kcal	601 kcal
塩分	2.1g	1.9g	1.9g

献立3

主菜
小ねぎの卵チヂミ (P71)

たんぱく質

1日60gの人	9.9g
1日50gの人	8.4g
1日35gの人	8.4g

副菜
パプリカのりんご酢マリネ (P102)
たんぱく質 0.8g

汁もの
かぼちゃの白みそ汁 (P133)
たんぱく質 2.8g

主食

1日60g、50gの人	1日35gの人
ごはん 160g	低たんぱくごはん 160g
たんぱく質 4.0g	たんぱく質 0.2g

この献立の栄養価

	たんぱく質1日60gの人	たんぱく質1日50gの人	たんぱく質1日35gの人
たんぱく質	17.5g	16.0g	12.2g
エネルギー	596kcal	579kcal	589 kcal
塩分	2.8g	2.8g	2.8g

献立4

主菜
アクアパッツァ (P62)

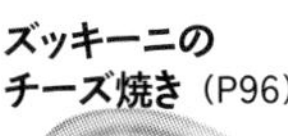

たんぱく質

1日60gの人	14.6g
1日50gの人	8.7g
1日35gの人	8.2g

副菜
ズッキーニのチーズ焼き (P96)

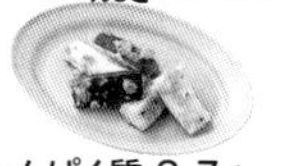

たんぱく質 2.7g

汁もの
おろしトマトのガスパチョ (P136)

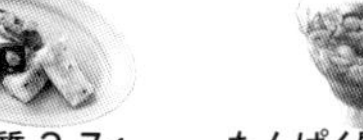

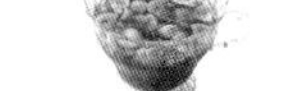

たんぱく質 1.5g

主食

1日60g、50gの人	1日35gの人
ごはん 160g	低たんぱくごはん 160g
たんぱく質 4.0g	たんぱく質 0.2g

この献立の栄養価

	たんぱく質1日60gの人	たんぱく質1日50gの人	たんぱく質1日35gの人
たんぱく質	22.8g	16.9g	12.6g
エネルギー	563kcal	518kcal	514kcal
塩分	2.5g	2.2g	2.2g

献立5

主菜
たらのレモン風味フリッター (P59)

たんぱく質

1日60gの人	14.7g
1日50gの人	10.4g
1日35gの人	10.4g

副菜
焼きアスパラガスのだし漬け (P87)
たんぱく質 1.6g

デザート
桃のゼリー (P144)
たんぱく質 0.3g

主食

1日60g、50gの人	1日35gの人
ごはん 160g	低たんぱくごはん 160g
たんぱく質 4.0g	たんぱく質 0.2g

この献立の栄養価

	たんぱく質1日60gの人	たんぱく質1日50gの人	たんぱく質1日35gの人
たんぱく質	20.6g	16.3g	12.5g
エネルギー	522kcal	469 kcal	479kcal
塩分	1.5g	1.4g	1.4g

献立6

主菜
豚肉と白菜の重ね蒸し (P40)

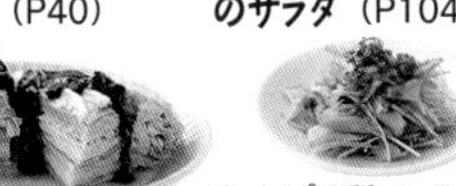

たんぱく質

1日60gの人	13.8g
1日50gの人	10.0g
1日35gの人	9.0g

副菜
水菜とカリカリベーコンのサラダ (P104)
たんぱく質 1.5g

副菜
トマトのしそ炒め (P96)

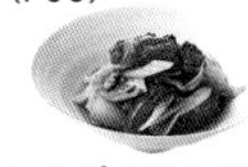

たんぱく質 1.3g

主食

1日60g、50gの人	1日35gの人
ごはん 160g	低たんぱくごはん 160g
たんぱく質 4.0g	たんぱく質 0.2g

この献立の栄養価

	たんぱく質1日60gの人	たんぱく質1日50gの人	たんぱく質1日35gの人
たんぱく質	20.6g	16.8g	12.0g
エネルギー	596kcal	547kcal	544 kcal
塩分	2.4g	2.0g	2.0g

献立7

主食・主菜
親子丼 (P111)

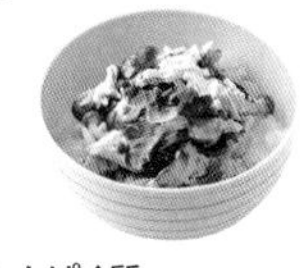

たんぱく質

1日60gの人	16.1g
1日50gの人	13.2g
1日35gの人	10.8g

副菜
切り干し大根と桜えびのすし酢あえ (P100)
たんぱく質 2.0g

デザート
みかん 100g (P13)
たんぱく質 0.7g

この献立の栄養価

	たんぱく質1日60gの人	たんぱく質1日50gの人	たんぱく質1日35gの人
たんぱく質	18.8g	15.9g	13.5g
エネルギー	571kcal	538kcal	495kcal
塩分	2.3g	1.6g	1.6g

献立8

主菜
マーボー豆腐 (P31)

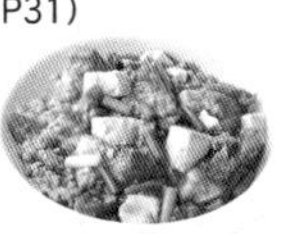

たんぱく質

1日60gの人	15.2g
1日50gの人	12.3g
1日35gの人	11.0g

副菜
セロリの香味あえ (P95)

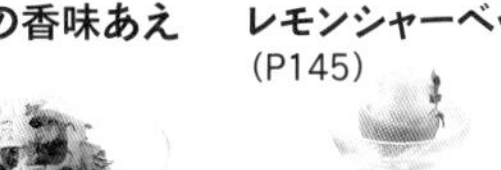

たんぱく質 0.4g

デザート
レモンシャーベット (P145)
たんぱく質 0.6g

主食

1日60g、50gの人	1日35gの人
ごはん 160g	低たんぱくごはん 160g
たんぱく質 4.0g	たんぱく質 0.2g

この献立の栄養価

	たんぱく質1日60gの人	たんぱく質1日50gの人	たんぱく質1日35gの人
たんぱく質	20.2g	17.3g	12.2g
エネルギー	601kcal	554kcal	548kcal
塩分	2.0g	1.8g	1.8g

献立10

主菜

さけのちゃんちゃん焼き（P60）

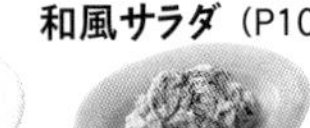

副菜

マッシュかぼちゃの和風サラダ（P101）

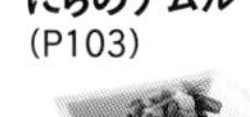

たんぱく質 1.7g

副菜

にらのナムル（P103）

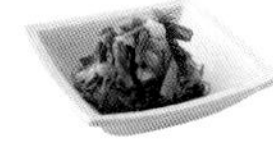

たんぱく質 1.1g

たんぱく質

1日60gの人	14.0g
1日50gの人	10.1g
1日35gの人	9.0g

主食

1日60g、50gの人	1日35gの人
ごはん 160g	低たんぱくごはん 160g
たんぱく質 4.0g	たんぱく質 0.2g

この献立の栄養価

	たんぱく質1日60gの人	たんぱく質1日50gの人	たんぱく質1日35gの人
たんぱく質	20.8g	16.9g	12.0g
エネルギー	558kcal	530kcal	534kcal
塩分	2.1g	1.9g	1.9g

献立9

主菜

スパニッシュオムレツ（P68）

汁もの

コーンとミニトマトのゼリースープ（P137）

たんぱく質 1.8g

たんぱく質

1日60gの人	11.9g
1日50gの人	11.9g
1日35gの人	9.5g

主食

低たんぱく食パン2枚100g＋バター（無塩）5g

たんぱく質 0.4g

この献立の栄養価

	たんぱく質1日60gの人	たんぱく質1日50gの人	たんぱく質1日35gの人
たんぱく質	14.1g	14.1g	11.7g
エネルギー	545kcal	545kcal	517kcal
塩分	2.8g	2.8g	2.7g

献立12

主菜

揚げ出し豆腐青のりおろしのせ（P77）

副菜

白菜とりんごのカレードレッシングあえ（P101）

たんぱく質 1.0g

副菜

たたききゅうりのなめたけあえ（P88）

たんぱく質 1.2g

たんぱく質

1日60gの人	9.9g
1日50gの人	8.6g
1日35gの人	8.6g

主食

1日60g、50gの人	1日35gの人
ごはん 160g	低たんぱくごはん 160g
たんぱく質 4.0g	たんぱく質 0.2g

この献立の栄養価

	たんぱく質1日60gの人	たんぱく質1日50gの人	たんぱく質1日35gの人
たんぱく質	16.1g	14.8g	11.0g
エネルギー	663kcal	649kcal	659kcal
塩分	2.2g	2.2g	2.2g

献立11

主食・主菜

カレー焼きうどん（P123）

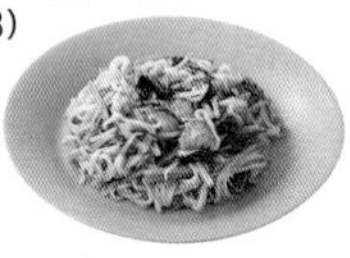

副菜

じゃがいもとトマトのサラダ（P99）

たんぱく質 2.3g

デザート

淡雪かん（P146）

たんぱく質 0.9g

たんぱく質

1日60gの人	13.6g
1日50gの人	11.9g
1日35gの人	9.7g

この献立の栄養価

	たんぱく質1日60gの人	たんぱく質1日50gの人	たんぱく質1日35gの人
たんぱく質	16.8g	15.1g	12.9g
エネルギー	558kcal	534kcal	506 kcal
塩分	2.3g	2.3g	1.9g

献立14

主菜

さけのムニエル（P28）

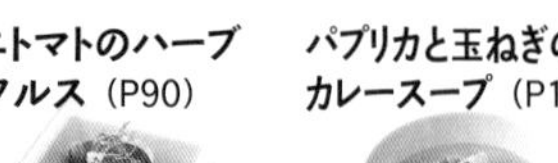

副菜

ミニトマトのハーブピクルス（P90）

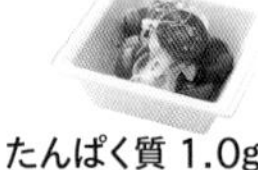

たんぱく質 1.0g

汁もの

パプリカと玉ねぎのカレースープ（P136）

たんぱく質 0.8g

たんぱく質

1日60gの人	16.0g
1日50gの人	11.8g
1日35gの人	10.7g

主食

1日60g、50gの人	1日35gの人
ごはん 160g	低たんぱくごはん 160g
たんぱく質 4.0g	たんぱく質 0.2g

この献立の栄養価

	たんぱく質1日60gの人	たんぱく質1日50gの人	たんぱく質1日35gの人
たんぱく質	21.8g	17.6g	12.7g
エネルギー	589kcal	557kcal	560kcal
塩分	2.0g	1.9g	1.9g

献立13

主菜

キャベツシュウマイ（P30）

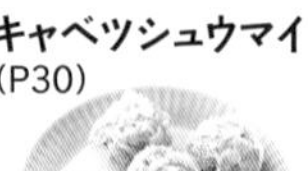

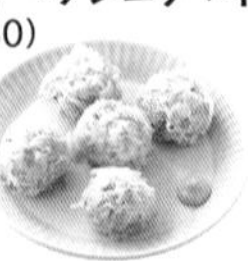

副菜

春菊の韓国風サラダ（P93）

たんぱく質 1.6g

汁もの

白菜とかに缶のスープ（P137）

たんぱく質 2.2g

たんぱく質

1日60gの人	12.6g
1日50gの人	8.8g
1日35gの人	7.7g

主食

1日60g、50gの人	1日35gの人
ごはん 160g	低たんぱくごはん 160g
たんぱく質 4.0g	たんぱく質 0.2g

この献立の栄養価

	たんぱく質1日60gの人	たんぱく質1日50gの人	たんぱく質1日35gの人
たんぱく質	20.4g	16.6g	11.7g
エネルギー	524kcal	478kcal	475kcal
塩分	2.3g	2.2g	2.0g

献立15

主菜

納豆とオクラの春巻き (P82)

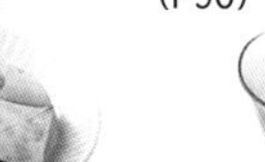

たんぱく質

1日60gの人	10.7g
1日50gの人	9.6g
1日35gの人	9.4g

副菜

コールスローサラダ (P90)

たんぱく質 1.4g

汁もの

あぶりのりとメンマのお吸いもの (P135)

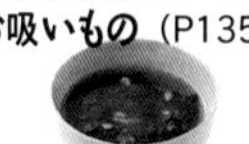

たんぱく質 1.1g

主食

1日60g、50gの人	1日35gの人
ごはん 160g	低たんぱくごはん 160g
たんぱく質 4.0g	たんぱく質 0.2g

この献立の栄養価

	たんぱく質1日60gの人	たんぱく質1日50gの人	たんぱく質1日35gの人
たんぱく質	17.2g	16.1g	12.1g
エネルギー	546kcal	533kcal	541kcal
塩分	3.0g	2.9g	2.7g

献立16

主菜

えびのチリソース炒め (P29)

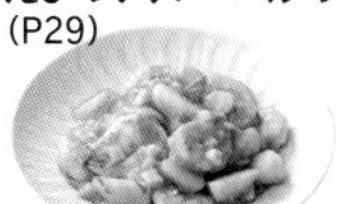

たんぱく質

1日60gの人	13.5g
1日50gの人	9.6g
1日35gの人	8.6g

副菜

ブロッコリーの青のり風味フリット (P86)

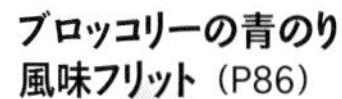

たんぱく質 2.4g

副菜

かんぴょうの甘酢漬け (P89)

たんぱく質 1.0g

主食

1日60g、50gの人	1日35gの人
ごはん 160g	低たんぱくごはん 160g
たんぱく質 4.0g	たんぱく質 0.2g

この献立の栄養価

	たんぱく質1日60gの人	たんぱく質1日50gの人	たんぱく質1日35gの人
たんぱく質	20.9g	17.0g	12.2g
エネルギー	570kcal	549kcal	555kcal
塩分	2.3g	2.0g	1.9g

献立17

主食・主菜

レンジナムルのビビンバ丼 (P112)

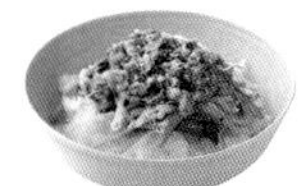

たんぱく質

1日60gの人	14.3g
1日50gの人	12.7g
1日35gの人	9.2g

副菜

かぶの中華煮ほたてあん (P87)

たんぱく質 5.9g

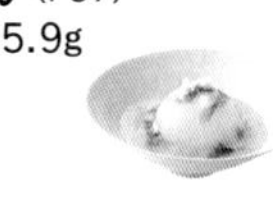

デザート

りんご 100g (P13)

たんぱく質 0.1g

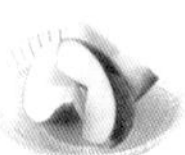

この献立の栄養価

	たんぱく質1日60gの人	たんぱく質1日50gの人	たんぱく質1日35gの人
たんぱく質	20.3g	18.7g	15.2g
エネルギー	672kcal	642kcal	587kcal
塩分	2.5g	2.5g	2.2g

献立18

主菜

トマトときくらげの卵炒め (P69)

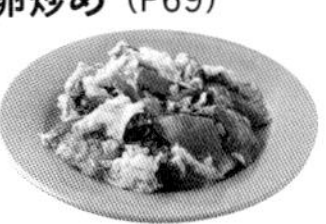

たんぱく質

1日60gの人	11.5g
1日50gの人	8.0g
1日35gの人	8.0g

副菜

クレソンとわかめのからしマヨあえ (P92)

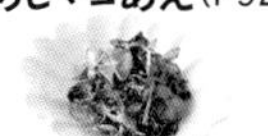

たんぱく質 1.4g

汁もの

レタスと明太子のコンソメスープ (P138)

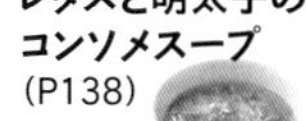

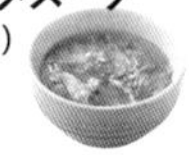

たんぱく質 2.9g

主食

1日60g、50gの人	1日35gの人
ごはん 160g	低たんぱくごはん 160g
たんぱく質 4.0g	たんぱく質 0.2g

この献立の栄養価

	たんぱく質1日60gの人	たんぱく質1日50gの人	たんぱく質1日35gの人
たんぱく質	19.8g	16.3g	12.5g
エネルギー	573kcal	552kcal	562kcal
塩分	2.7g	2.4g	2.4g

献立19

主菜

豚しゃぶと野菜のドレッシングあえ (P41)

たんぱく質

1日60gの人	11.3g
1日50gの人	7.5g
1日35gの人	7.5g

副菜

レンジなすのねぎみそあえ (P98)

たんぱく質 1.9g

汁もの

油揚げととろろ昆布のお吸いもの (P134)

たんぱく質2.7g

主食

1日60g、50gの人	1日35gの人
ごはん 160g	低たんぱくごはん 160g
たんぱく質 4.0g	たんぱく質 0.2g

この献立の栄養価

	たんぱく質1日60gの人	たんぱく質1日50gの人	たんぱく質1日35gの人
たんぱく質	19.9g	16.1g	12.3g
エネルギー	549kcal	497kcal	505kcal
塩分	2.4g	2.4g	2.4g

献立20

主菜

厚揚げのしそみそ焼き (P79)

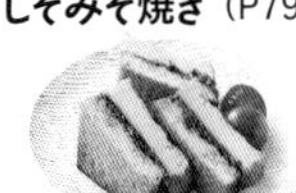

たんぱく質

1日60gの人	14.1g
1日50gの人	9.6g
1日35gの人	9.4g

副菜

チンゲン菜の粒マスタードマヨあえ (P105)

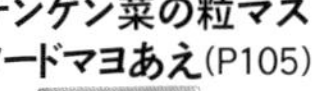

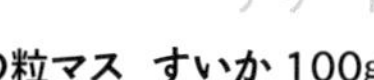

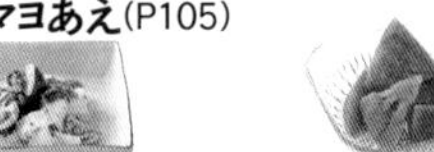

たんぱく質 1.2g

デザート

すいか 100g

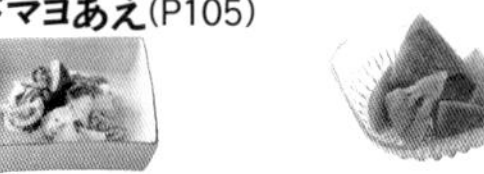

たんぱく質 0.6g

主食

1日60g、50gの人	1日35gの人
ごはん 160g	低たんぱくごはん 160g
たんぱく質 4.0g	たんぱく質 0.2g

この献立の栄養価

	たんぱく質1日60gの人	たんぱく質1日50gの人	たんぱく質1日35gの人
たんぱく質	19.9g	15.4g	11.4g
エネルギー	590kcal	530kcal	535kcal
塩分	1.3g	1.1g	1.1g

献立21

主食・主菜

明太子のクリームパスタ（P125）

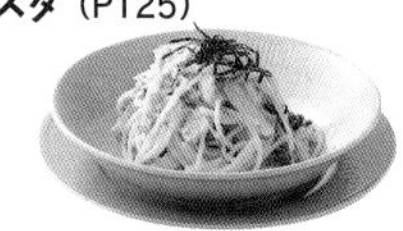

たんぱく質

1日60gの人	9.7g
1日50gの人	9.7g
1日35gの人	9.7g

副菜

小松菜のカレー炒め（P91）
たんぱく質 1.1g

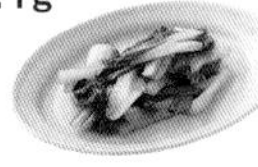

デザート

ぶどう 100g（P13）
たんぱく質 0.4g

この献立の栄養価

	たんぱく質1日60gの人	たんぱく質1日50gの人	たんぱく質1日35gの人
たんぱく質	11.2g	11.2g	11.2g
エネルギー	636kcal	636kcal	636kcal
塩分	2.5g	2.5g	2.5g

献立22

主菜

あじの南蛮漬けカレー風味（P56）

たんぱく質

1日60gの人	14.1g
1日50gの人	10.5g
1日35gの人	9.5g

副菜

ごぼうの山椒きんぴら（P94）

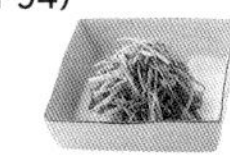

たんぱく質 1.2g

副菜

オクラのごまあえ（P93）
たんぱく質 1.2g

主食

1日60g、50gの人	1日35gの人
ごはん 160g	低たんぱくごはん 160g
たんぱく質 4.0g	たんぱく質 0.2g

この献立の栄養価

	たんぱく質1日60gの人	たんぱく質1日50gの人	たんぱく質1日35gの人
たんぱく質	20.5g	16.9g	12.1g
エネルギー	515kcal	477kcal	473kcal
塩分	2.2g	2.0g	2.0g

献立23

主菜

かじきとかぶの重ね蒸し（P57）

たんぱく質

1日60gの人	11.2g
1日50gの人	7.8g
1日35gの人	6.9g

副菜

新しょうがの天ぷら（P97）
たんぱく質 0.9g

汁もの

のりの佃煮と卵のスープ（P139）
たんぱく質 4.6g

主食

1日60g、50gの人	1日35gの人
ごはん 160g	低たんぱくごはん 160g
たんぱく質 4.0g	たんぱく質 0.2g

この献立の栄養価

	たんぱく質1日60gの人	たんぱく質1日50gの人	たんぱく質1日35gの人
たんぱく質	20.7g	17.3g	12.6g
エネルギー	520kcal	490kcal	493kcal
塩分	2.4g	2.1g	2.1g

献立24

主菜

豚肉のしょうが焼き（P22）

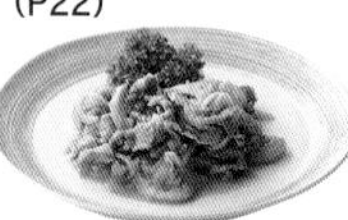

たんぱく質

1日60gの人	12.1g
1日50gの人	8.1g
1日35gの人	7.9g

副菜

いんげんのピーナッツあえ（P91）
たんぱく質 3.1g

副菜

チンゲン菜の粒マスタードマヨあえ（P105）
たんぱく質 1.2g

主食

1日60g、50gの人	1日35gの人
ごはん 160g	低たんぱくごはん 160g
たんぱく質4.0g	たんぱく質0.2g

この献立の栄養価

	たんぱく質1日60gの人	たんぱく質1日50gの人	たんぱく質1日35gの人
たんぱく質	20.4g	16.4g	12.4g
エネルギー	662kcal	597kcal	599 kcal
塩分	2.6g	2.1g	2.1g

献立25

主食・主菜

野菜あんかけ焼きそば（P118）

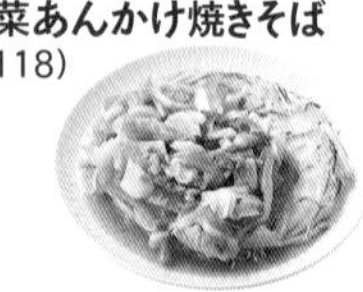

たんぱく質

1日60gの人	15.5g
1日50gの人	13.8g
1日35gの人	9.5g

汁もの

キムチと山いもの中華スープ（P135）
たんぱく質 2.5g

野菜たっぷりの
麺類で副菜いらず

この献立の栄養価

	たんぱく質1日60gの人	たんぱく質1日50gの人	たんぱく質1日35gの人
たんぱく質	18.0g	16.3g	12.0g
エネルギー	647kcal	623kcal	566kcal
塩分	2.3g	2.1g	2.1g

献立26

主菜

油揚げのとろろいも包み（P81）

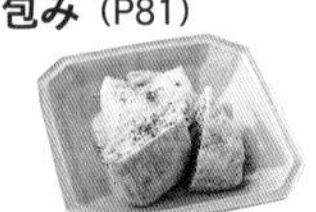

たんぱく質

1日60gの人	13.1g
1日50gの人	9.2g
1日35gの人	8.9g

副菜

ルッコラとみょうがのわさび酢あえ（P106）
たんぱく質 0.8g

汁もの

焼きなすの赤だし汁（P133）
たんぱく質 2.6g

主食

1日60g、50gの人	1日35gの人
ごはん 160g	低たんぱくごはん 160g
たんぱく質 4.0g	たんぱく質 0.2g

この献立の栄養価

	たんぱく質1日60gの人	たんぱく質1日50gの人	たんぱく質1日35gの人
たんぱく質	20.5g	16.6g	12.5g
エネルギー	547kcal	506kcal	512kcal
塩分	2.6g	2.6g	2.5g

献立28

主菜

かにかまとくずし豆腐のくず煮
(P78)

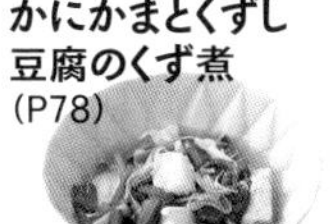

副菜

大根のソテー (P94)

たんぱく質 0.9g

汁もの

れんこんのすりおろし汁
(P133)

たんぱく質 2.8g

たんぱく質

1日60gの人	12.0g
1日50gの人	9.4g
1日35gの人	8.8g

主食

1日60g、50gの人	1日35gの人
ごはん 160g	低たんぱくごはん 160g
たんぱく質 4.0g	たんぱく質 0.2g

この献立の栄養価

	たんぱく質1日60gの人	たんぱく質1日50gの人	たんぱく質1日35gの人
たんぱく質	19.7g	17.1g	12.7g
エネルギー	564kcal	536kcal	541 kcal
塩分	2.3g	2.3g	2.2g

献立27

主食・主菜

卵とアボカドのオープンサンド
(P129)

たんぱく質

1日60gの人	9.1g
1日50gの人	9.1g
1日35gの人	8.3g

汁もの

ごぼうとひじきの和風ポタージュスープ
(P138)

たんぱく質 4.2g

パンのメニューは朝食にもおすすめ

この献立の栄養価

	たんぱく質1日60gの人	たんぱく質1日50gの人	たんぱく質1日35gの人
たんぱく質	13.3g	13.3g	12.5g
エネルギー	613kcal	613kcal	604kcal
塩分	2.1g	2.1g	2.1g

献立30

主菜

鶏ささみ巻き野菜蒸し (P53)

副菜

めかぶとたたき長いもの梅しそあえ (P86)

たんぱく質 2.0g

デザート

焼きりんごシナモン風味 (P144)

たんぱく質 0.5g

たんぱく質

1日60gの人	13.6g
1日50gの人	11.6g
1日35gの人	10.9g

主食

1日60g、50gの人	1日35gの人
ごはん 160g	低たんぱくごはん 160g
たんぱく質 4.0g	たんぱく質 0.2g

この献立の栄養価

	たんぱく質1日60gの人	たんぱく質1日50gの人	たんぱく質1日35gの人
たんぱく質	20.1g	18.1g	13.6g
エネルギー	538kcal	526kcal	531kcal
塩分	2.0g	1.7g	1.7g

献立29

主食・主菜

高菜と根菜の混ぜごはん
(P115)

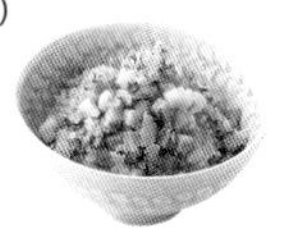

たんぱく質

1日60gの人	15.3g
1日50gの人	13.6g
1日35gの人	10.3g

汁もの

焼きねぎとにんにくのスープ (P134)

たんぱく質1.2g

デザート

オレンジ 100g (P13)

たんぱく質 1.0g

この献立の栄養価

	たんぱく質1日60gの人	たんぱく質1日50gの人	たんぱく質1日35gの人
たんぱく質	17.5g	15.8g	12.5g
エネルギー	655kcal	635kcal	583kcal
塩分	1.7g	1.7g	1.5g

エネルギー量が足りないときにおすすめの果物

３食の合計エネルギーが１日の適正エネルギー摂取量に足りない場合は、果物などを追加。ただ、果物にもたんぱく質は含まれるので、たんぱく質量もチェックして。

りんご(100g)

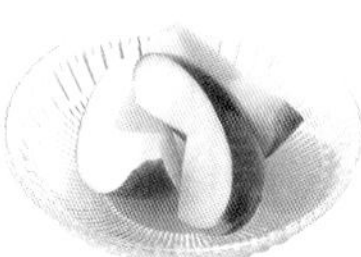

100g当たりの栄養価

たんぱく質	0.1g
エネルギー	53kcal
塩分	0g
カリウム	120mg
リン	12mg

みかん(100g)

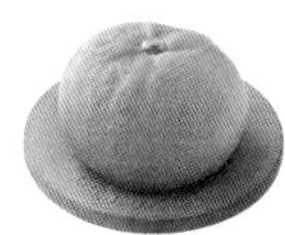

100g当たりの栄養価

たんぱく質	0.7g
エネルギー	49kcal
塩分	0g
カリウム	150mg
リン	15mg

ぶどう(100g)

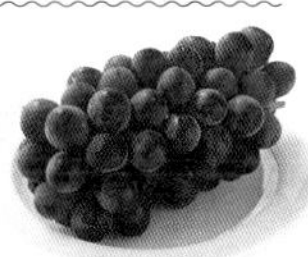

100g当たりの栄養価

たんぱく質	0.4g
エネルギー	58kcal
塩分	0g
カリウム	130mg
リン	15mg

オレンジ(100g)

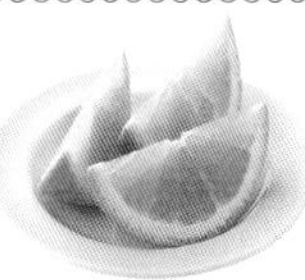

100g当たりの栄養価

たんぱく質	1.0g
エネルギー	42kcal
塩分	0g
カリウム	140mg
リン	24mg

デザートを追加しても

エネルギー量が足りないときは、本書の手作りデザート(P141～)を追加するのもおすすめ。たんぱく質やカリウムを抑えた腎臓病の患者さん向けのジュースなども市販されている。

押さえておきたい 食事の基本① 腎臓病の食事療法3か条

その1 適正エネルギー摂取量を守って、肥満や、やせすぎを防ぐ

身長 [　　] m × 身長 [　　] m ×22＝ 標準体重 [　　] Kg

×

標準体重1kg 当たりに必要なエネルギー量

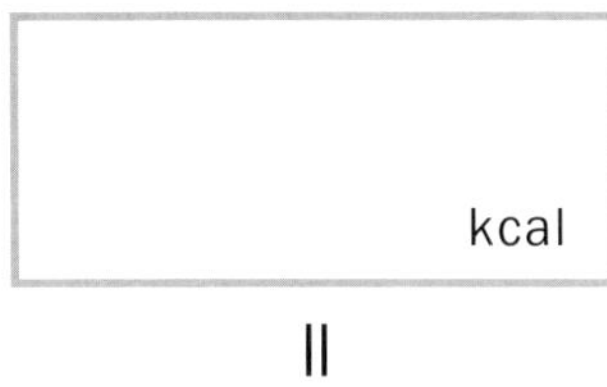

kcal

||

1日に必要なエネルギー量

[　　] kcal

まず、体格に応じた標準体重を算出し、ふだんの活動量や持病の有無などから１日に必要な適正エネルギー摂取量を調べる。

当てはまるものは？

- ■肥満（BMI 25以上）の人 ……………………20～25kcal
- ■糖尿病の人 ……25～30kcal
- ■デスクワークが多い人や主婦 ……………………25～30kcal
- ■立ち仕事が多い人 ……………………30 ～ 35kcal
- ■力仕事が多い人 ……35kcal ～

▼BMIをチェック

体重(kg) ÷ 身長(m) ÷ 身長(m)

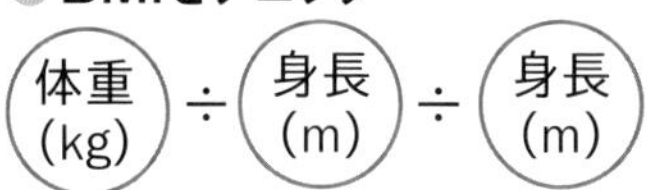

＝25以上の場合は肥満

肥満度を示すBMIは、22が最も理想的。25 以上の場合は、減量が必要。

肥満や塩分のとりすぎが腎臓を傷める原因になる

ＢＭＩ25以上の肥満の人は、たんぱく尿が出やすく、末期腎不全（▼Ｐ149）を起こしやすいことがわかっています。肥満は、糖尿病や高血圧といった腎臓病の原因となる病気も悪化させます。エネルギー摂取量を適正にし、肥満を予防・改善することが大切です。

また、食塩（塩化ナトリウム）をとりすぎると、体が水分をため込みやすくなったり、血管が収縮して、高血圧を招いたりします。血圧が高い状態が続くと、腎臓の細い血管が傷めつけられ、腎臓病が悪化するのです。塩分摂取量は１日６g未満にしましょう。

塩分は1日6g未満に。高血圧を防いで腎臓を守る

見える塩分
＝
調味料

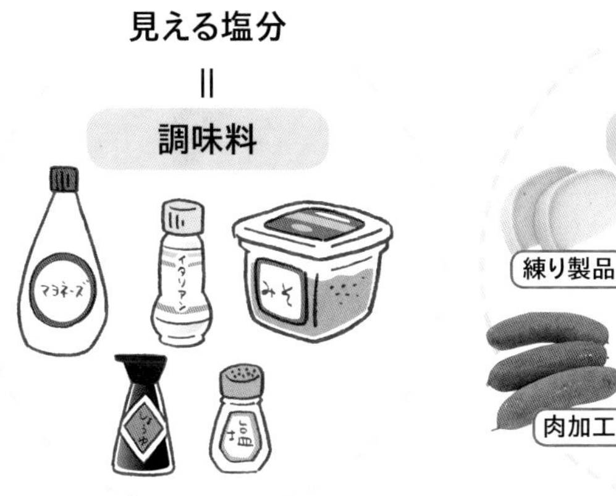

見えない塩分
＝
加工品

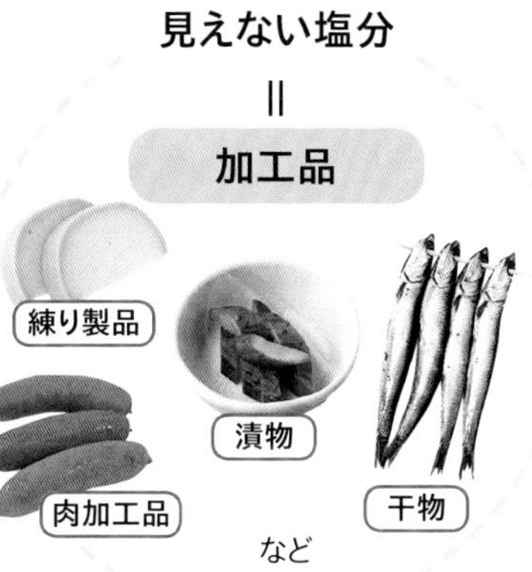

加工品に含まれる塩分は見落とされがち。常に栄養成分表示を確認することを習慣に。ナトリウム量しか表示されていないときは、ナトリウム量（mg）×2.54÷1000で食塩相当量（g）を求める。

塩分が高い食品の使いすぎ・食べすぎに注意

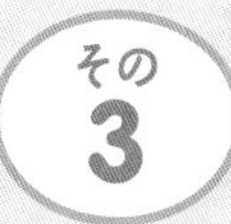

たんぱく質のとりすぎを避け、腎臓の負担を軽くする

慢性腎臓病の進行度（ステージ）（P150でチェック）**に応じたたんぱく質指示量**

G1 / G2	G3a	G3b / G4 / G5
標準体重（kg）× たんぱく質 1.0～1.2g	標準体重（kg）× たんぱく質 0.8～1.0g	標準体重（kg）× たんぱく質 0.6～0.8g
健康な人に必要とされるたんぱく質量と変わらないが、とりすぎには注意する。	ステージG3からたんぱく質制限が必要になる。制限量は医師や管理栄養士が個別に指導する。	ステージG3b以上はさらに制限が厳しくなる。たんぱく質調整食品の利用を積極的に検討する。

腎臓病の進行に応じて、たんぱく質やカリウムの制限も

肉や魚、卵、大豆製品に豊富なたんぱく質は、筋肉や血液の材料になる栄養素ですが、体内で分解されるときに多くの老廃物が出ます。この老廃物は、腎臓でろ過され、尿として排泄されるため、たんぱく質をとりすぎると、腎臓への負担が大きくなります。そこで、腎機能の低下の程度に応じて、「たんぱく質の摂取量を制限する」必要があります。

また、腎臓病が進行すると、カリウムにも注意が必要です。カリウムは、野菜に多く含まれる栄養素で、筋肉の収縮を調整する働きなどがありますが、不要なカリウムが排泄されないと心臓の拍動が乱れる不整脈を引き起こし、命に関わることがあります。血液中のカリウム濃度が5.0mEq*／L以上の場合は、カリウム摂取量を1日1500mg以下に制限する必要があります。カリウムは水に溶ける性質があるため、ゆでこぼしたり、水にさらしたりするなど調理の工夫で減らせます。

＊ミリイクイバレントパーリットル

押さえておきたい

食事の基本②
1日に何をどれだけ食べられる？

主食の分量を決めておくと、献立を組み立てやすい

14ページで自分が1日にとれるエネルギー量を求めたら、それを3食に分けてとります。1日1～2食だと、同じエネルギー量でも、肥満につながりやすいため、1日3食を基本にしましょう。塩分やたんぱく質も、3食に振り分けます。

献立は、エネルギー源となる主食（炭水化物）、体をつくる主菜（たんぱく質）、体の調子を整える副菜（ビタミンやミネラルなど）を組み合わせるのが基本です。たんぱく質を制限していると、エネルギーが不足しがちです。エネルギー源である主食の量は、一定にしましょう。

1食でとれるエネルギーとたんぱく質、

この本の料理を順番に選ぶだけで1献立が完成

＼ここからスタート／

1 主食を決める　たんぱく質の目安：4～5g

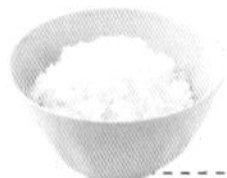

ごはんの場合	食パンの場合
ごはんの場合 茶わん1杯160g	8枚切り1枚45g
250kcal	112kcal
たんぱく質 4.0g	たんぱく質 4.0g
塩分 0g	塩分 0.5g

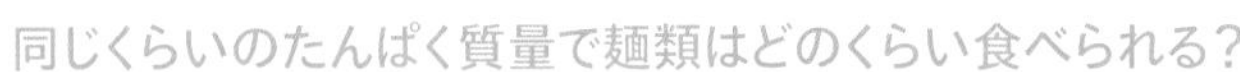

同じくらいのたんぱく質量で麺類はどのくらい食べられる？

ゆでうどん（⅔玉160g）……152kcal、たんぱく質4.2g、塩分0.5g
ゆでそば（½玉90g）…………117kcal、たんぱく質4.3g、塩分0g

主食は、たんぱく質4～5gを目安に毎食の分量を固定する。普通のごはんなら茶わん1杯160g、食パンなら8枚切り1枚45gを基本にする。

丼ものや麺類を選ぶ場合は？

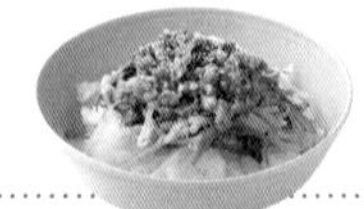

たんぱく質量の目安：10～13g

具だくさんの丼ものなどには、副菜や汁ものを1品程度追加する。

丼ものや麺類は、主食のごはんや麺、主菜の肉や魚、副菜の野菜類を1品でとれると考える。1食でとれる栄養価の残りに余裕があれば、副菜や汁ものを1品程度追加しても。

塩分から主食の分を差し引いて、残りを主菜と副菜1～2品、汁ものでとります。エネルギー量が足りない場合には、デザートを追加するとよいでしょう。

1日に必要な摂取エネルギー1800kcal・たんぱく質 50g の場合の例

1食あたりのエネルギー・たんぱく質・塩分の目安：600kcal・たんぱく質 16g・塩分 2g

❶ 1食の目安から主食の分を引く
⇨ 主食を、ごはん160gにする場合

		主食の分	
エネルギー量	600 −	250	＝ 350 kcal
たんぱく質	16.0 −	4.0	＝ 12.0 g
塩分	2.0 −	0	＝ 2.0 g

❷ 主菜を選び、その分を引く
⇨ 主菜に、きのこのおろしハンバーグ（▶P23）を選ぶ

		主菜の分	
エネルギー量	350 −	224	＝ 126 kcal
たんぱく質	12.0 −	9.8	＝ 2.2 g
塩分	2.0 −	1.0	＝ 1.0 g

❸ 副菜を選び、その分を引く
⇨ 副菜に、にんじんのはちみつレモン煮（▶P98）を選ぶ

		副菜の分	
エネルギー量	126 −	61	＝ 65 kcal
たんぱく質	2.2 −	0.7	＝ 1.5 g
塩分	1.0 −	0.1	＝ 0.9 g

❹ 汁ものを選び、その分を引く
⇨ 汁ものに、きゅうりと糸寒天のスープ（▶P139）を選ぶ

		汁ものの分	
エネルギー量	65 −	14	＝ **51 kcal**＊
たんぱく質	1.5 −	0.7	＝ **0.8 g**＊
塩分	0.9 −	0.4	＝ **0.5 g**＊

＊最後の数字がゼロに近いほど理想的な献立といえる。

❷ 主菜を選ぶ（▶P21～83）　たんぱく質の目安：6～8g

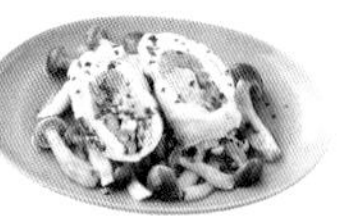

❷へ進む

❸へ進む

牛もも肉がメインの場合
1食あたり薄切り約2枚40g（国産・脂身つき）
78kcal　たんぱく質 7.8g

豚ロース肉がメインの場合
1食あたりしゃぶしゃぶ用約3枚40g
99kcal　たんぱく質 7.7g

鶏もも肉がメインの場合
1食あたり約¼枚45g（若鶏・皮つき）
86kcal　たんぱく質 7.5g

生ざけがメインの場合
1食あたり約⅓切れ35g
43kcal　たんぱく質 7.8g

卵がメインの場合
1食あたりM玉1個50g
71kcal　たんぱく質 6.1g

絹ごし豆腐がメインの場合
1食あたり½丁150g
84kcal　たんぱく質 8.0g

左は、主菜のメインとなる代表的な食材の、1食分の分量の目安。本書のレシピでは、たんぱく質量が異なる3段階の材料の分量から、自分の指示量に応じたものを選ぶ。

❸ 副菜や汁ものを選び、エネルギーが足りなければデザートを追加する

副菜選びのポイント

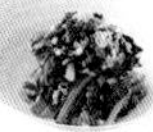

副菜のたんぱく質は控えめに

たんぱく質は主に主食と主菜でとり、副菜ではエネルギー量の確保や、栄養バランスを整えることを意識する。

（▶P85～107）

汁もの選びのポイント

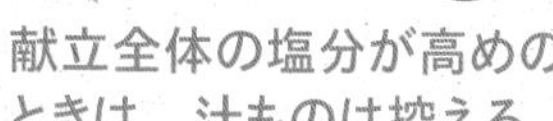

献立全体の塩分が高めのときは、汁ものは控える

1食の塩分量の目安はおよそ2g。主菜や副菜の塩分の合計が2gに達する場合は、汁ものは控える。

（▶P131～139）

デザート選びのポイント

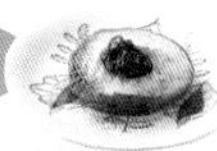

足りないエネルギー量をデザートで補う

たんぱく質や塩分をほとんど含まないデザートで、エネルギー量を調整する。りんごなどの果物もおすすめ。

（▶P141～146）

計算いらずでもう悩まない！
毎日の食事がこの1冊でおいしく簡単に

PART 1 主菜

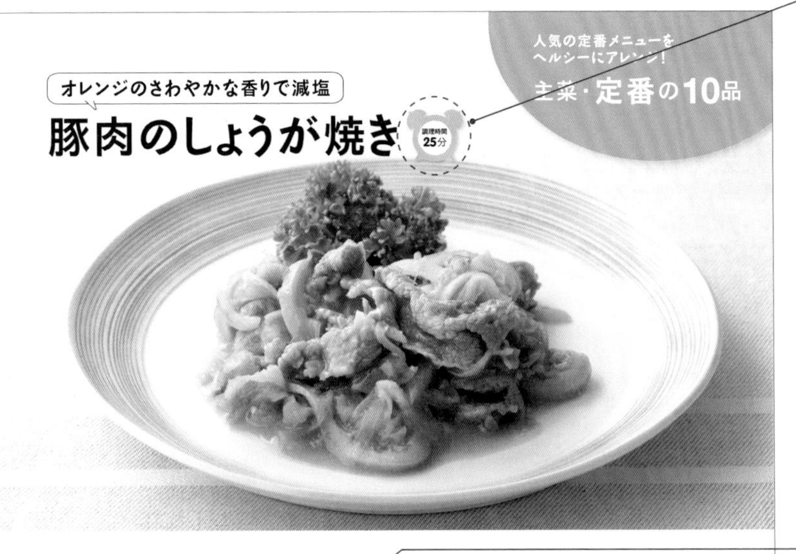

材料（2人分）

	たんぱく質1日60gの人	たんぱく質1日50gの人	たんぱく質1日35gの人
豚ロース肉（しゃぶしゃぶ用）	120g	80g	80g
片栗粉	少々	少々	少々
玉ねぎ	½個（100g）	¼個（50g）	⅙個弱（30g）
オレンジ	小1個（90g）	½個強（60g）	½個弱（40g）
レモン汁	大さじ2	大さじ2	大さじ2
A 酒	大さじ1	大さじ1	大さじ1
しょうゆ	大さじ1	小さじ2	小さじ2
おろししょうが	大さじ1	大さじ1	大さじ1
はちみつ	小さじ2	小さじ2	小さじ2
サラダ油	小さじ2	小さじ2	小さじ2
パセリ	少々	少々	少々

作り方

1 豚肉に薄く片栗粉をまぶす。玉ねぎは薄切りに、オレンジは半分を皮ごと半月切りにし、残りの半分は果汁を絞る。

2 バットなどにオレンジの果肉と果汁、レモン汁、Aを入れて混ぜ合わせる。そこに1の豚肉を加えて漬け汁を全体にからめ、10分ほど漬け込む。

3 フライパンを中火にかけてサラダ油を入れて熱し、玉ねぎを炒める。しんなりしてきたら、2の豚肉を入れ、両面を返しながら焼く。豚肉に火が通ったら、2の漬け汁を加えて焼く。

4 器に盛り、パセリを添える。

この料理の栄養価（1人分）

	たんぱく質1日60gの人	たんぱく質1日50gの人	たんぱく質1日35gの人
たんぱく質	12.1g	8.1g	7.9g
エネルギー	273kcal	208kcal	200kcal
塩分	1.4g	0.9g	0.9g
カリウム	425mg	289mg	256mg
リン	141mg	93mg	88mg

おいしい減塩のポイント

かんきつ類の香りをきかせる

オレンジやレモンなど、かんきつ類のさわやかな香りや酸味をきかせることで、減塩しても、もの足りなさを感じにくくなります。肉や魚のくさみを取る効果も期待できます。

22

● 調理時間の目安がすぐわかる

調理時間の目安を示しています。下ごしらえで調味液にひと晩浸す場合や、貝類の砂抜きの時間、冷蔵室や冷凍室で冷やす時間などは含みません。

● たんぱく質の摂取量に応じて、3段階に分けて分量を表示

1日にとれるたんぱく質量と最も近い分量の欄を見てください。1日にたんぱく質60gの人は1献立の合計がたんぱく質20g、50gの人は16g、35gの人は12gが目安です。たんぱく質が低めのレシピなどでは分量が共通しているものもあります。1食のたんぱく質をとりすぎた場合は、1日60gの人が、1日50gの分量にして調整してもOKです。

● 減塩のポイントやたんぱく質量を抑えるワザを紹介

塩分やたんぱく質を減らしても、おいしく食べられるコツなどがわかります。カリウム制限がある場合の、下ごしらえの工夫も紹介。いずれも、ほかのレシピにも応用できます。

● 腎臓病の人が気をつけたい4つの栄養素とエネルギーを表示

各料理の1人分の栄養価とエネルギー量を示しています。腎機能が低下して、血液中にリンが増えすぎると骨がもろくなる危険性があります。リンの数値が高いと指摘された人は1日700mg以下にします。

● 1献立の合計で、およそ600kcal、塩分2gを想定

たんぱく質を減らすと、エネルギーを確保するのが難しくなりますが、1献立600kcal前後になるよう、肉や魚以外の食材で調整しています。たんぱく質1日35gの人は、主食を低たんぱくごはんにしてください。塩分は1献立2g前後になるよう、減塩を徹底しています。

PART2 副菜・PART4 汁もの・PART5 デザート

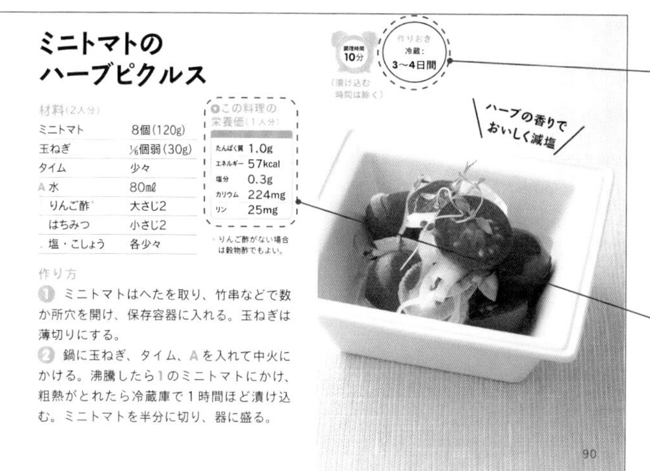

ミニトマトの
ハーブピクルス

調理時間 10分

作りおき 冷蔵：3〜4日間
（漬け込む時間は除く）

ハーブの香りでおいしく減塩

材料（2人分）

ミニトマト	8個(120g)
玉ねぎ	⅛個弱(30g)
タイム	少々
A 水	80mℓ
りんご酢*	大さじ2
はちみつ	小さじ2
塩・こしょう	各少々

この料理の栄養価（1人分）

たんぱく質	1.0g
エネルギー	57kcal
塩分	0.3g
カリウム	224mg
リン	25mg

*りんご酢がない場合は穀物酢でもよい。

作り方

1 ミニトマトはへたを取り、竹串などで数か所穴を開け、保存容器に入れる。玉ねぎは薄切りにする。

2 鍋に玉ねぎ、タイム、Aを入れて中火にかける。沸騰したら1のミニトマトにかけ、粗熱がとれたら冷蔵庫で1時間ほど漬け込む。ミニトマトを半分に切り、器に盛る。

90

● 作りおきできるものは、保存可能な期間の目安を表示

作りおきできるレシピは、冷蔵での保存期間の目安を表示。常備菜としてもおすすめです。冷凍で保存できるデザートは、冷凍での保存期間を示しています。

● 副菜はどれも低たんぱく質なレシピなので、組み合わせ自由

副菜はほとんどが、たんぱく質2g以下、塩分1g未満です。主菜に合わせて、いろいろな組み合わせを楽しめます。

PART3 主食

● 調整食品を活用して、さまざまなメニューを楽しむ

普通のごはんや麺類を使うと、ボリュームを出しづらく、エネルギーも不足しがちになってしまう丼ものやパスタには、低たんぱくごはんや低たんぱく麺といった治療用特殊食品を活用しています。

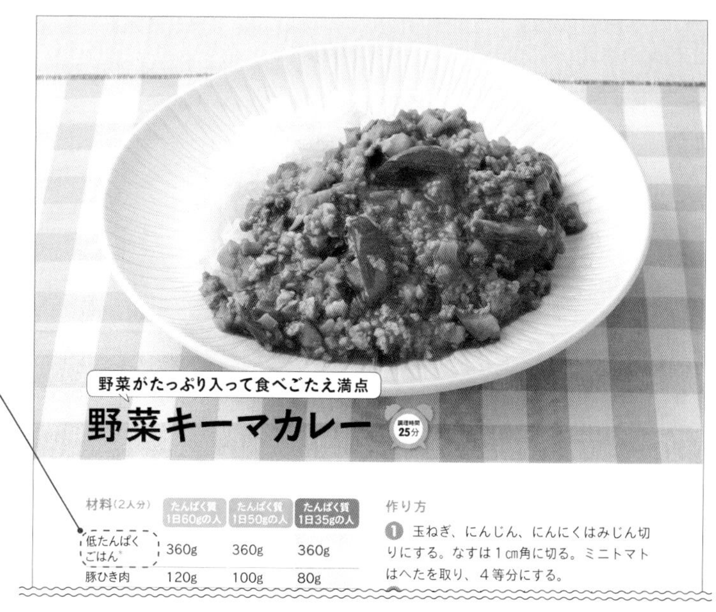

野菜がたっぷり入って食べごたえ満点

野菜キーマカレー

調理時間 25分

材料（2人分）	たんぱく質1日60gの人	たんぱく質1日50gの人	たんぱく質1日35gの人
低たんぱくごはん*	360g	360g	360g
豚ひき肉	120g	100g	80g

作り方

1 玉ねぎ、にんじん、にんにくはみじん切りにする。なすは1cm角に切る。ミニトマトはへたを取り、4等分にする。

本書の表記について

・この本の料理写真は、すべて、たんぱく質1日60gの人向けの1食分の量で撮影しています。
・材料の分量は、作りやすいように基本的に2人分になっています。1人分を作る場合は半量にし、加熱時間などは様子を見ながら加減してください。
・食材の量（にんじん½本など）はあくまで目安です。g表記を参照して、必ず計量してください。できれば1g単位で量れる計量器を使いましょう。
・計量単位は、大さじ1＝15mℓ、小さじ1＝5mℓ、1カップ＝200mℓです。
・塩少々は親指と人さし指でつまんだ量で、約0.5gです。砂糖1つまみは、親指と人さし指、中指の3本でつまんだ量で、約1gです。
・電子レンジは600Wの場合の加熱時間です。500Wの場合は1.2倍、700Wの場合は0.8倍で計算して加熱してください。
・だしはかつおや昆布など、無塩のものを使っています。種類は好みのものでかまいません。
・栄養価は「日本食品標準成分表2020年版（八訂）」をもとに算出し、小数点第2位を四捨五入しています。なお、作り方において分量外のものは栄養価に含まれません。
・しょうゆは濃口しょうゆ、みそは特に指定がない場合は信州みそを使用しています。

column
1

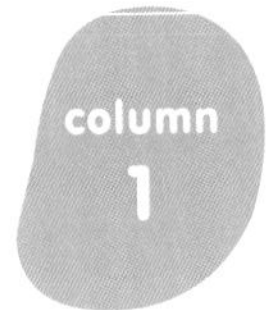

“見える塩分”を減らす調味料の賢い使い方

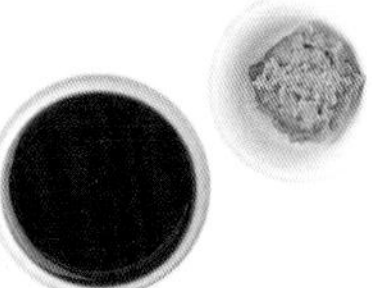

塩分には調味料などの“見える塩分”と、加工食品などに含まれる“見えない塩分”があります。調味料からとる塩分は、工夫次第で大幅に減らせます。

1 調理に使う調味料は計量する

調味料を使うときは、計量して使う習慣をつけましょう。目分量や味見の感覚で“塩分少なめ”と思っていても、使いすぎになっていることがよくあります。小さじよりもさらに小さい、1mℓ単位で量れる計量スプーンがあると、さらに便利です。

粉末の場合

すりきって
平らにする

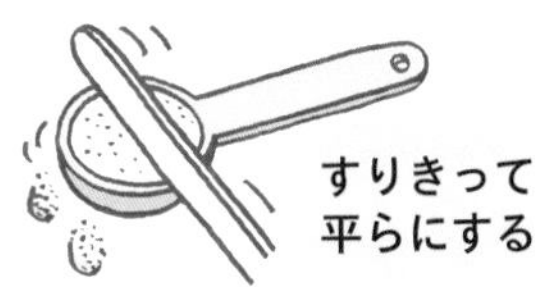

粉末の調味料は、すりきり棒などですりきりにした状態が１杯。

液体の場合

表面張力で
盛り上がる
程度に

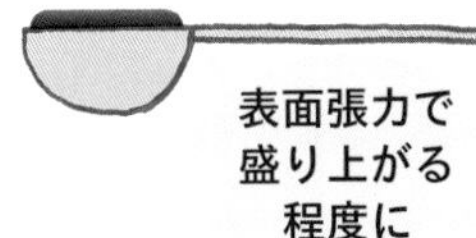

しょうゆやめんつゆなどの液体は、表面張力で盛り上がった状態が１杯。

［主な調味料の塩分量］

塩	少々（2本指でつまむ）	約0.5g
	ひとつまみ（3本指でつまむ）	約1g
しょうゆ	濃口・大さじ1杯	2.6g
	薄口・大さじ1杯	2.9g
みそ	だしみそ・大さじ1杯	2.1g
	赤みそ・大さじ1杯	2.3g
	白みそ・大さじ1杯	1.1g
	信州みそ・大さじ1杯	2.2g

ソース	ウスター・大さじ1杯	1.5g
	中濃・大さじ1杯	1.0g
トマトケチャップ	大さじ1杯	0.5g
マヨネーズ	大さじ1杯	0.2g
めんつゆ（三倍濃縮）	大さじ1杯	1.8g
ポン酢しょうゆ	大さじ1杯	1.4g

2 “かける”より“つける”ほうが減塩に

調味料は、料理に直接かけるよりも、小皿に出して、つけて食べるほうが塩分を減らせます。舌に調味料が直接触れ、塩分を感じやすくなるからです。スプレータイプや、１滴ずつ出せるしょうゆさしを使うのもおすすめです。うっかり必要以上に出しすぎてしまう心配がありません。

3 味つけにメリハリをつける

すべての料理の塩分を均等に減らすと、もの足りなさを感じがちになります。そこで、主菜に塩分を集中させ、そのほかの塩分を抑えて、献立の味つけにメリハリをつけるのがおすすめです。しっかりと味を感じられる料理が１品あると、食事全体の満足度がグッとアップします。

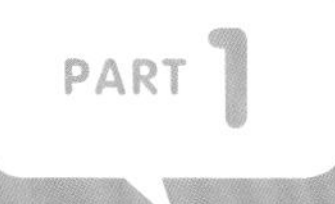

低たんぱくなのに大満足の食べごたえ！

主菜レシピ

１日にとれるたんぱく質量に合わせて、３段階から分量を選べます。
しょうが焼きやハンバーグ、さばのみそ煮などの定番メニューをはじめ、
満足度の高い肉や魚介のレシピを紹介しています。
レパートリーが少なくなりがちな卵や大豆製品のレシピも紹介しているので、
肉料理ばかりにならないように、バランスよく取り入れていきましょう。

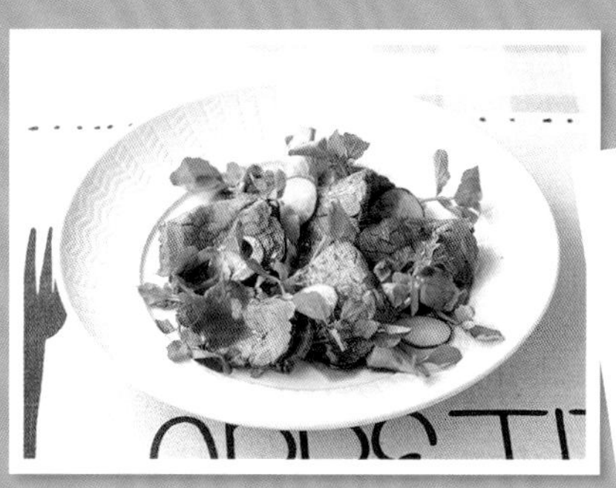

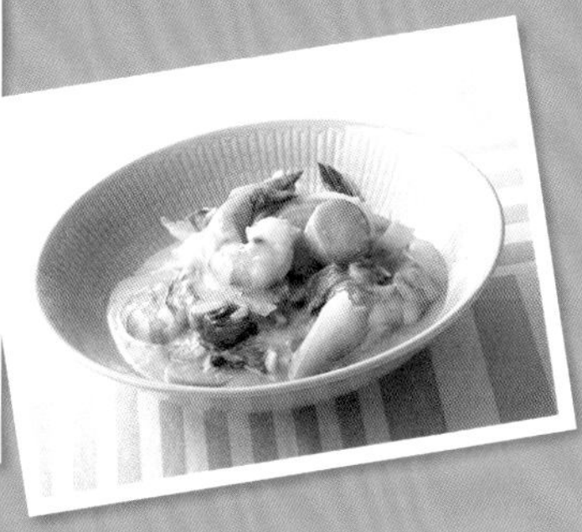

オレンジのさわやかな香りで減塩

豚肉のしょうが焼き

調理時間 25分

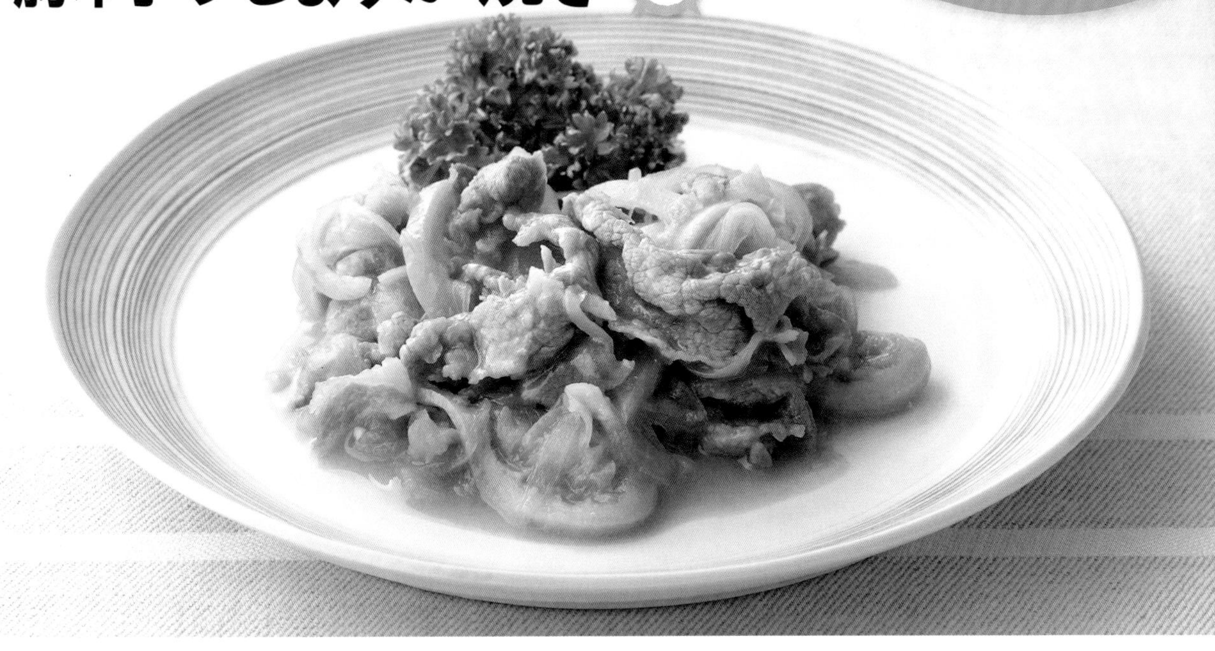

材料(2人分)

	たんぱく質 1日60gの人	たんぱく質 1日50gの人	たんぱく質 1日35gの人
豚ロース肉(しゃぶしゃぶ用)	120g	80g	80g
片栗粉	少々	少々	少々
玉ねぎ	½個(100g)	¼個(50g)	⅙個弱(30g)
オレンジ	小1個(90g)	½個強(60g)	½個弱(40g)
レモン汁	大さじ2	大さじ2	大さじ2
A 酒	大さじ1	大さじ1	大さじ1
しょうゆ	大さじ1	小さじ2	小さじ2
おろししょうが	大さじ1	大さじ1	大さじ1
はちみつ	小さじ2	小さじ2	小さじ2
サラダ油	小さじ2	小さじ2	小さじ2
パセリ	少々	少々	少々

作り方

1. 豚肉に薄く片栗粉をまぶす。玉ねぎは薄切りに、オレンジは半分を皮ごと半月切りにし、残りの半分は果汁を絞る。
2. バットなどにオレンジの果肉と果汁、レモン汁、Aを入れて混ぜ合わせる。そこに1の豚肉を加えて漬け汁を全体にからめ、10分ほど漬け込む。
3. フライパンを中火にかけてサラダ油を入れて熱し、玉ねぎを炒める。しんなりしてきたら、2の豚肉を入れ、両面を返しながら焼く。豚肉に火が通ったら、2の漬け汁を加えて焼く。
4. 器に盛り、パセリを添える。

この料理の栄養価(1人分)

	たんぱく質 1日60gの人	たんぱく質 1日50gの人	たんぱく質 1日35gの人
たんぱく質	12.1g	8.1g	7.9g
エネルギー	273kcal	208kcal	200kcal
塩分	1.4g	0.9g	0.9g
カリウム	425mg	289mg	256mg
リン	141mg	93mg	88mg

おいしい減塩のポイント

かんきつ類の香りをきかせる

オレンジやレモンなど、かんきつ類のさわやかな香りや酸味をきかせることで、減塩しても、もの足りなさを感じにくくなります。肉や魚のくさみを取る効果も期待できます。

じゃがいもときのこを混ぜてボリューム増！

きのこのおろしハンバーグ

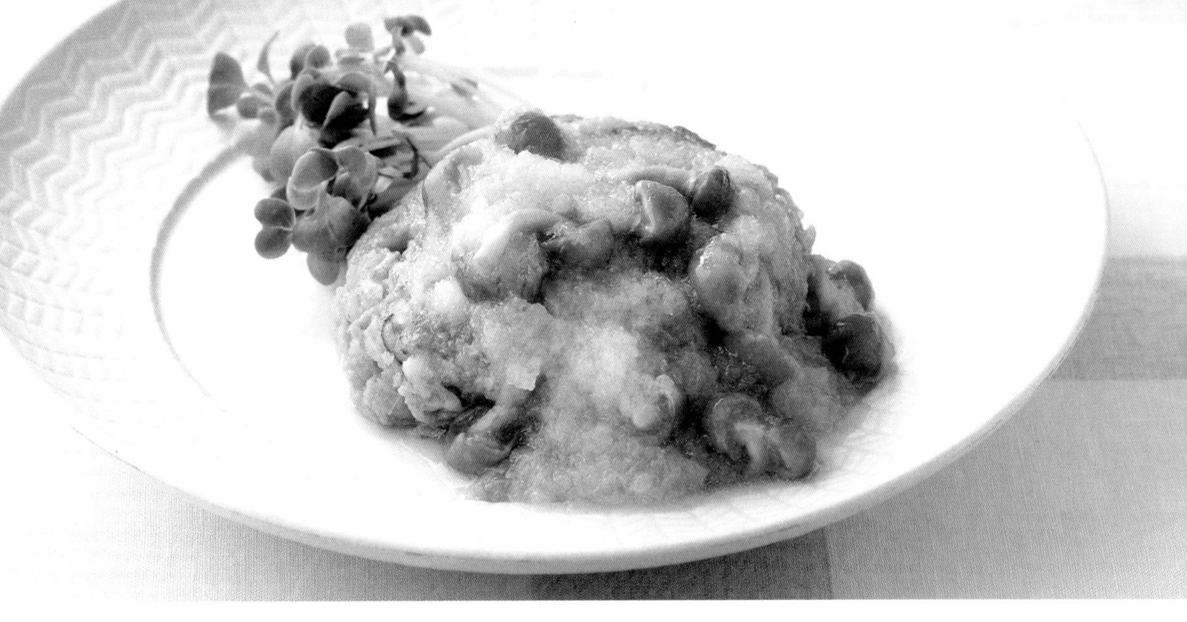

材料(2人分)	たんぱく質1日60gの人	たんぱく質1日50gの人	たんぱく質1日35gの人
合いびき肉	100g	70g	70g
玉ねぎ	¼個(50g)	¼個(50g)	¼個(50g)
じゃがいも	小2個(100g)	大⅔個弱(80g)	大⅔個弱(80g)
しいたけ	2枚(30g)	2枚(30g)	2枚(30g)
えのきたけ	½袋(50g)	½袋(50g)	½袋(50g)
酒	大さじ1	大さじ1	大さじ1
A 片栗粉	大さじ2	大さじ2	大さじ2
黒こしょう	少々	少々	少々
サラダ油	小さじ2	小さじ2	小さじ2
B だし汁	¾カップ	¾カップ	¾カップ
しょうゆ	大さじ1	小さじ2	小さじ2
みりん	小さじ2	小さじ2	小さじ2
なめこ	1袋(100g)	½袋(50g)	½袋(50g)
大根(おろす)	100g	100g	100g

	たんぱく質1日60gの人	たんぱく質1日50gの人	たんぱく質1日35gの人
たんぱく質	13.2g	9.8g	9.8g
エネルギー	273kcal	224kcal	224kcal
塩分	1.5g	1.0g	1.0g
カリウム	840mg	687mg	687mg
リン	202mg	160mg	160mg

◀この料理の栄養価(1人分)

作り方

1 玉ねぎはみじん切りにして耐熱容器に入れ、ラップをして電子レンジ（600W）で2分加熱する。じゃがいもはラップに包んで電子レンジで3分加熱し、皮をむいてなめらかになるまでつぶす。しいたけは薄切りに、えのきたけは3～4㎜長さに刻む。

2 ボウルに合いびき肉、1、酒大さじ½、Aを入れ、よく練り合わせ、2等分にして丸く平たく形を整える。

3 フライパンを中火にかけてサラダ油を入れて熱し、2を両面こんがり焼く。焼き色がついたら、残りの酒大さじ½とBを加え、ふたをして弱めの中火で8～9分蒸し焼きにする。火が通ったら、皿に盛り、根を切り落とした貝割れ大根（分量外）を添える。

4 なめこをざるに入れて熱湯を回しかける。3のフライパンになめこと軽く水けをきった大根おろしを入れて温め、ハンバーグにかける。

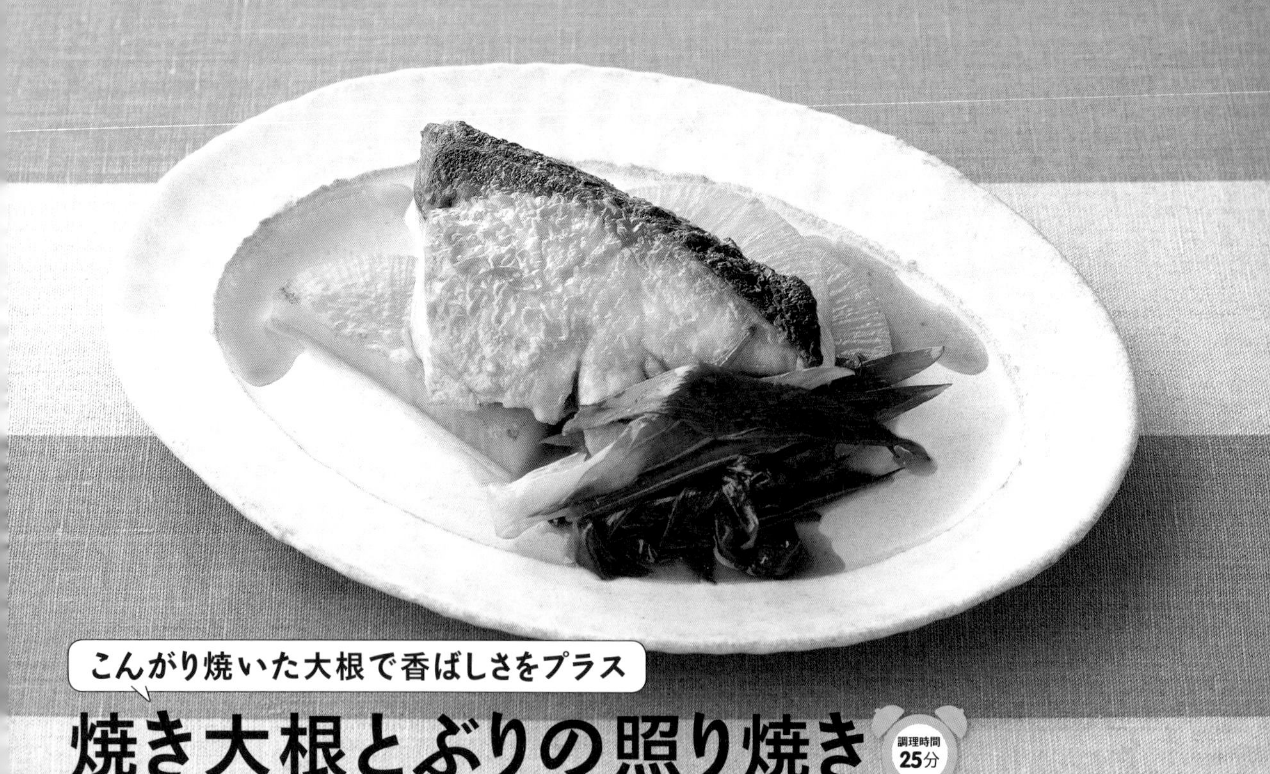

こんがり焼いた大根で香ばしさをプラス

焼き大根とぶりの照り焼き

調理時間 25分

材料(2人分)	たんぱく質 1日60gの人	たんぱく質 1日50gの人	たんぱく質 1日35gの人
ぶり	1切れ(120g)	小1切れ(100g)	小1切れ弱(90g)
小麦粉	少々	少々	少々
大根	⅛本(180g)	⅛本(180g)	⅛本(180g)
サラダ油	大さじ1	大さじ1	大さじ1
A 水	150㎖	150㎖	150㎖
酒	大さじ1	大さじ1	大さじ1
みりん	大さじ1	大さじ1	大さじ1
しょうゆ	大さじ1	小さじ2	小さじ2
わけぎ	2本(30g)	2本(30g)	2本(30g)

作り方

1. ぶりは厚さを半分にするように2つに切り分け、薄く小麦粉をまぶす。大根は5㎜幅の輪切りにして、10分ほど下ゆでする。わけぎは5㎝長さの斜め切りにする。
2. フライパンにサラダ油を入れて中火で熱し、水けをきった大根をこんがり色づくまで両面とも焼く。フライパンのあいているところに、ぶりを入れて両面焼く。
3. Aを合わせて2に回しかけ、ふたをして弱めの中火で5分ほど蒸し焼きにし、器に盛る。
4. 3のフライパンにわけぎを加えて煮汁を煮詰め、器に盛ったぶりと大根にかける。

この料理の栄養価(1人分)

	たんぱく質 1日60gの人	たんぱく質 1日50gの人	たんぱく質 1日35gの人
たんぱく質	14.2g	11.9g	10.8g
エネルギー	226kcal	201kcal	190kcal
塩分	1.4g	0.9g	0.9g
カリウム	506mg	456mg	437mg
リン	113mg	95mg	88mg

食べごたえアップのヒケツ

切り身魚は厚さを2等分にする

ぶりの切り身は長さを2等分に切り分けるのではなく、厚さを半分にするように切っています。このほうが切り身が大きく見えるため、見た目の満足感がアップします。

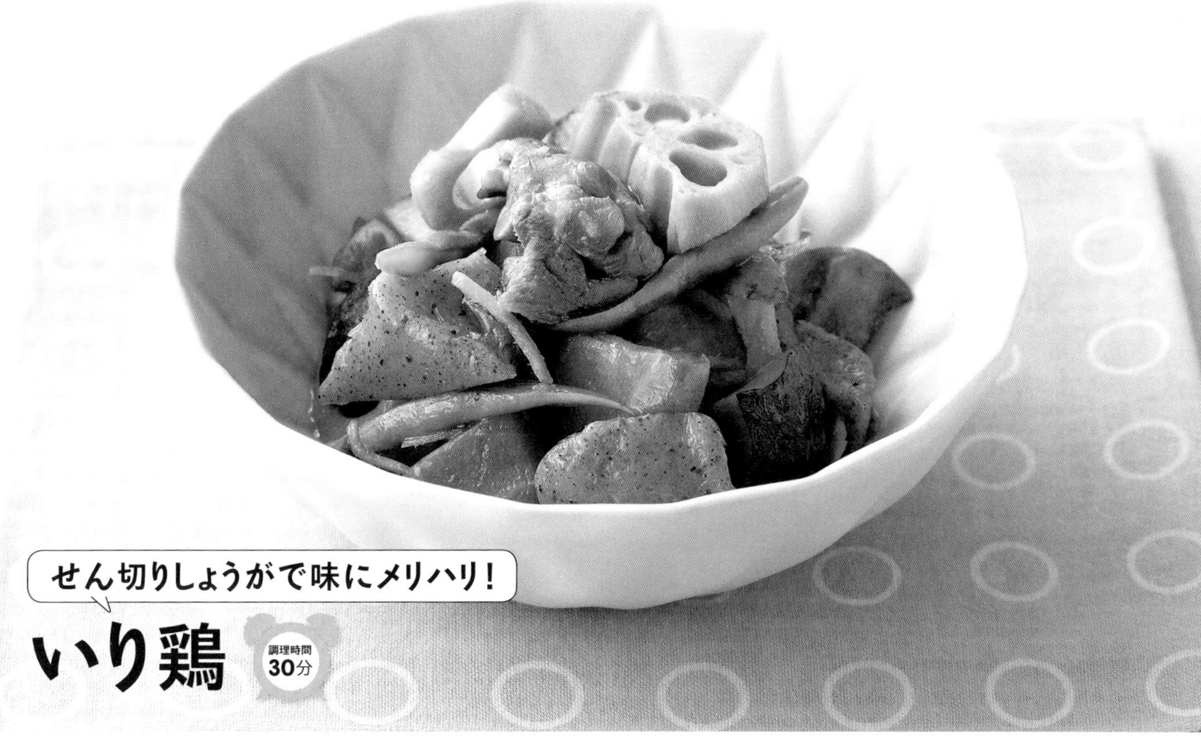

せん切りしょうがで味にメリハリ！

いり鶏

調理時間 30分

材料(2人分)	たんぱく質1日60gの人	たんぱく質1日50gの人	たんぱく質1日35gの人
鶏もも肉(皮つき)	½枚(100g)	⅖枚(80g)	⅖枚(80g)
干ししいたけ	2枚(6g)	2枚(6g)	2枚(6g)
にんじん	⅓本弱(50g)	⅓本弱(50g)	⅓本弱(50g)
ごぼう	½本(80g)	½本(80g)	⅓本強(60g)
れんこん	80g	80g	60g
こんにゃく	½枚(100g)	½枚(100g)	½枚(100g)
しょうが(せん切り)	10g	10g	10g
ごま油	小さじ2	小さじ2	小さじ2
A だし汁	½カップ	½カップ	½カップ
しいたけのもどし汁	½カップ	½カップ	½カップ
酒・みりん	各大さじ1	各大さじ1	各大さじ1
しょうゆ	大さじ1	大さじ1	大さじ1
さやいんげん	4本(24g)	4本(24g)	4本(24g)

	たんぱく質1日60gの人	たんぱく質1日50gの人	たんぱく質1日35gの人
たんぱく質	11.9g	10.2g	9.8g
エネルギー	224kcal	205kcal	192kcal
塩分	1.5g	1.5g	1.5g
カリウム	725mg	696mg	620mg
リン	189mg	172mg	158mg

◀この料理の栄養価(1人分)

作り方

1. 鶏もも肉はひと口大に切る。干ししいたけは ½ カップの水でもどし、ひと口大に切る。もどし汁はとっておく。にんじん、ごぼう、れんこんは乱切りにし、こんにゃくは手でちぎる。さやいんげんは筋を取って 1 分ほどゆで、斜め切りにする。
2. 鍋にたっぷりの水とにんじん、ごぼう、れんこんを入れて中火にかけ、沸騰したらこんにゃくを加え、1 分ほど煮てざるにあげる。
3. 鍋にごま油を入れて中火で熱し、鶏肉を入れて、転がしながら表面に焼き色をつける。そこに、2 と干ししいたけ、しょうがを加えて炒め合わせる。
4. 全体に油がなじんだら A を加え、煮立ったらアクを取り除く。落としぶたをして、時々混ぜながら、煮汁が少なくなるまで 15 分ほど煮含める。さやいんげんを加えて混ぜ合わせる。

しょうがをしっかりきかせて減塩

しょうが風味のさばのみそ煮

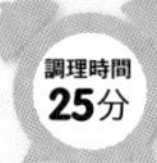

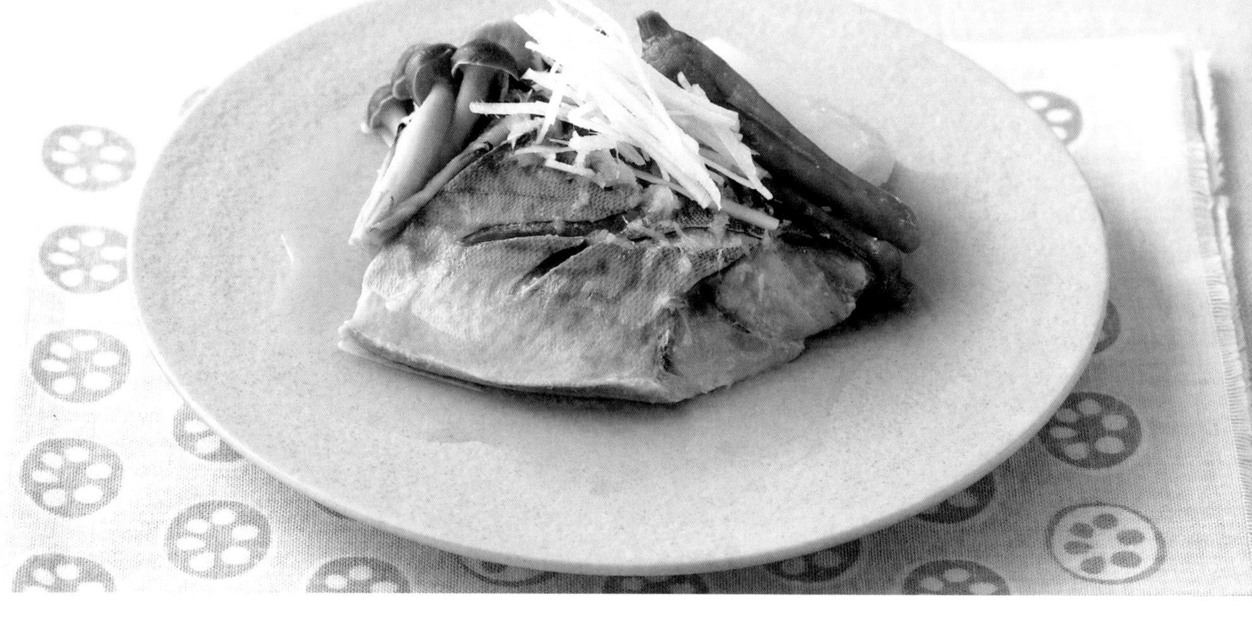

材料（2人分）

	たんぱく質1日60gの人	たんぱく質1日50gの人	たんぱく質1日35gの人
さば	大1切れ(120g)	中1切れ(100g)	小1切れ(80g)
長ねぎ	½本(50g)	½本(50g)	½本(50g)
しめじ	¾パック(80g)	⅓パック弱(30g)	⅓パック弱(30g)
ししとう	4本(28g)	4本(28g)	4本(28g)
A 水	1カップ	1カップ	1カップ
酒	大さじ3	大さじ3	大さじ3
おろししょうが	大さじ2	大さじ2	大さじ2
みそ	大さじ1	大さじ1	小さじ2
砂糖	小さじ2	小さじ2	小さじ2
ポン酢しょうゆ	小さじ½	小さじ½	小さじ½
しょうが（せん切り）	10g	10g	10g

作り方

1 さばは半分に切って、皮目に切り込みを入れる。長ねぎは縦に切れ目を入れて、4㎝長さに切る。しめじは石づきを取って小房に分け、ししとうは縦に切り込みを入れる。

2 鍋にAを入れて中火にかける。沸騰したら、さば、長ねぎ、しめじを加え、落としぶたをする。

3 もう一度沸騰してきたら、弱めの中火にして、煮汁をかけながら、10分ほど煮る。

4 ししとうを加え、煮汁をかけながら、さらに4～5分煮る。器に盛り、せん切りのしょうがを添える。

この料理の栄養価（1人分）

	たんぱく質1日60gの人	たんぱく質1日50gの人	たんぱく質1日35gの人
たんぱく質	15.6g	12.8g	10.8g
エネルギー	185kcal	159kcal	138kcal
塩分	1.4g	1.4g	1.3g
カリウム	545mg	419mg	386mg
リン	204mg	158mg	136mg

おいしい減塩のポイント

しょうがの風味を生かす

味のアクセントになる、しょうがの香りや辛みは、減塩の強い味方です。おろししょうがだけでなく、せん切りのしょうがを添えることで、食感も楽しむことができます。

トマトの酸味が香ばしいチキンによく合う

チキンソテー トマトソース

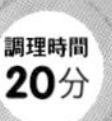

（鶏肉を常温に置く時間は除く）

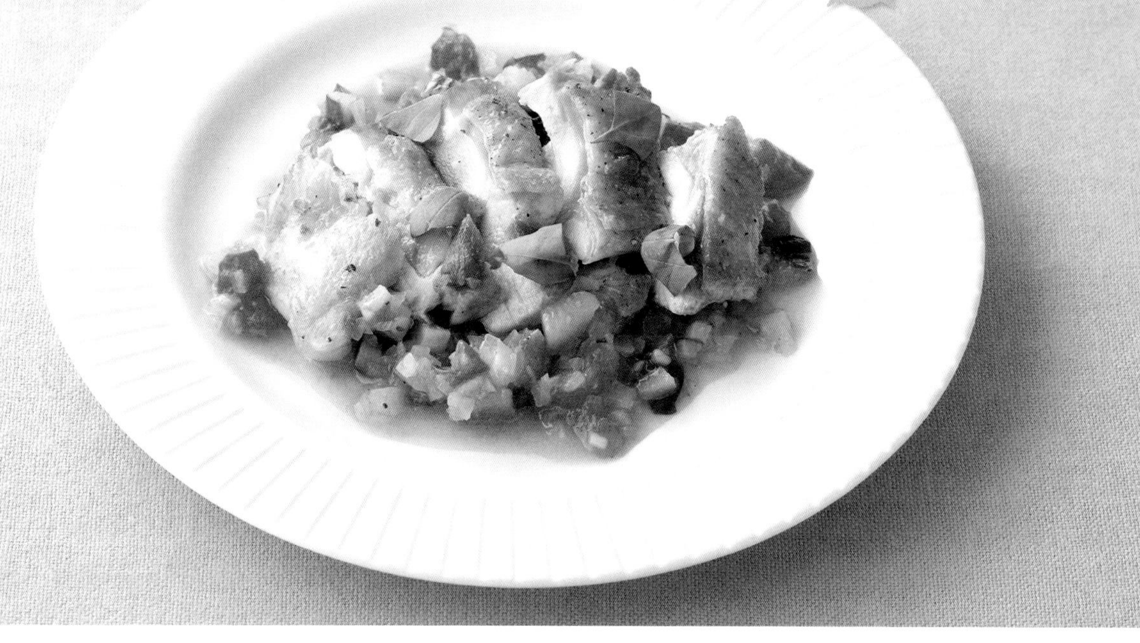

材料(2人分)	たんぱく質1日60gの人	たんぱく質1日50gの人	たんぱく質1日35gの人
鶏もも肉(皮つき)	160g	140g	120g
塩・こしょう	各少々	各少々	各少々
トマト	1個(150g)	1個(150g)	⅔個(100g)
玉ねぎ	¼個(50g)	¼個(50g)	¼個(50g)
きゅうり	½本(50g)	½本(50g)	½本(50g)
サラダ油	小さじ2	小さじ2	小さじ2
バジル(生)	2～3枚	2～3枚	2～3枚
A フレンチドレッシング(市販)	大さじ1	大さじ1	大さじ1
A 黒こしょう	少々	少々	少々

この料理の栄養価(1人分)

	たんぱく質1日60gの人	たんぱく質1日50gの人	たんぱく質1日35gの人
たんぱく質	14.4g	12.7g	10.9g
エネルギー	241kcal	222kcal	198kcal
塩分	1.2g	1.1g	1.1g
カリウム	489mg	460mg	379mg
リン	174mg	157mg	133mg

作り方

1. 鶏肉は肉たたきや麺棒などで厚さを均等に広げ、塩、こしょうをまぶして、常温に20～30分置いておく。トマトは粗みじん切りに、玉ねぎときゅうりはみじん切りにする。
2. フライパンにサラダ油を入れて中火で熱し、鶏肉の水けをふき、皮目を下にして置く。
3. 弱めの中火で8分ほど火を入れ、中心部分まで白っぽくなったら、裏返す。さらに3～4分焼いて火を止め、そのまま5分ほど置いてから、薄切りにする。
4. 3のフライパンに、トマト、玉ねぎ、きゅうりを入れて強火で炒める。Aとちぎったバジルを加えて炒め、トマトソースにする。皿にこのソースを敷き、その上に3の鶏肉を盛り、バジル（分量外）を散らす。

食べごたえアップのヒケツ

鶏肉は皮つきの部位を選ぶ

鶏肉の皮の部分にはたんぱく質があまり含まれていません。皮つきの部位を選ぶと比較的たくさん食べられ、エネルギー確保に役立ちます。

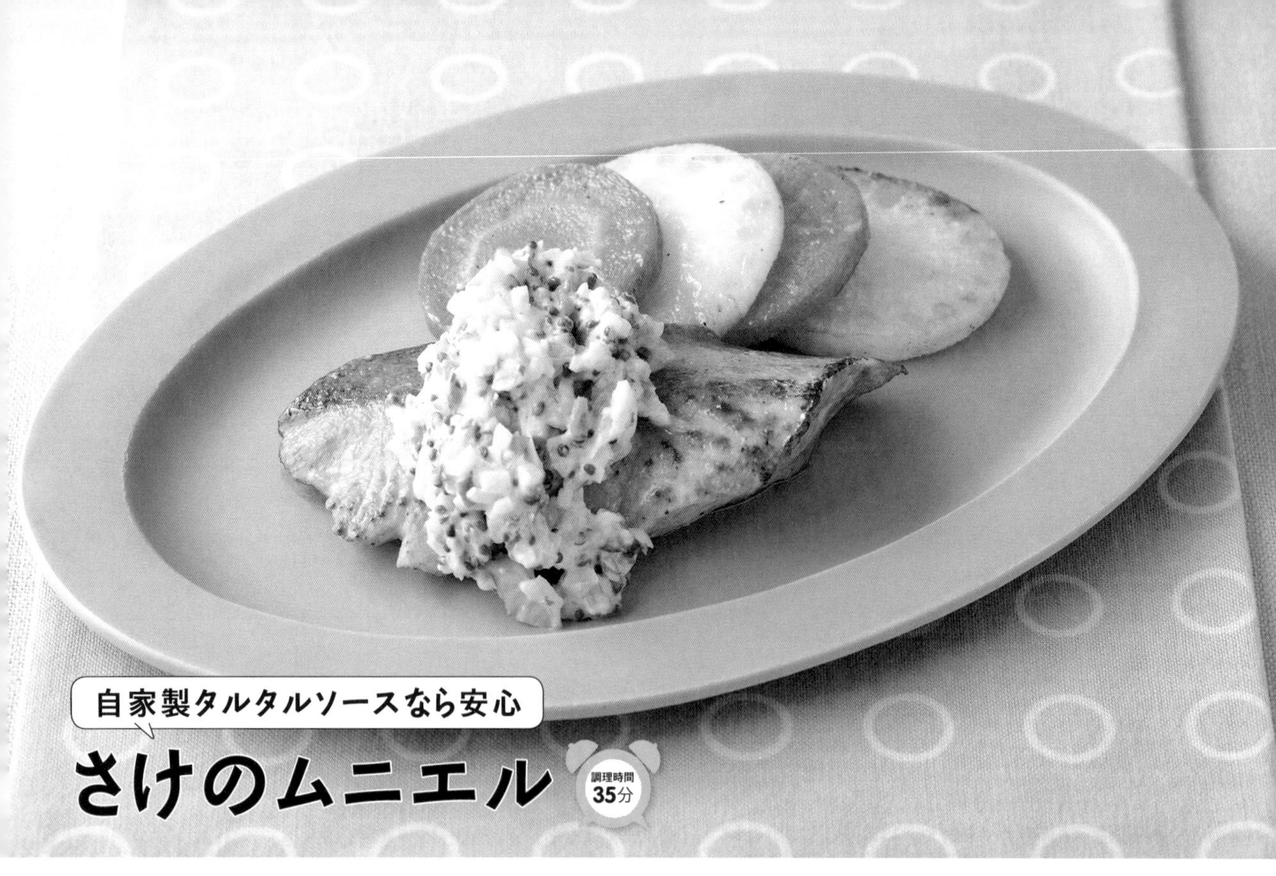

自家製タルタルソースなら安心

さけのムニエル

調理時間 35分

材料(2人分)	たんぱく質 1日60gの人	たんぱく質 1日50gの人	たんぱく質 1日35gの人
生ざけ	1切れ(120g)	¾切れ(90g)	⅔切れ(80g)
塩・こしょう	各少々	各少々	各少々
小麦粉	少々	少々	少々
かぶ	1個(70g)	½個強(40g)	½個強(40g)
にんじん	¼本弱(40g)	¼本弱(40g)	¼本弱(40g)
オリーブ油	小さじ2	小さじ2	小さじ2
バター(無塩)	小さじ2(8g)	小さじ2(8g)	小さじ2(8g)
白ワイン	大さじ1	大さじ1	大さじ1
うずらの卵(水煮)	2個(20g)	1個(10g)	1個(10g)
玉ねぎ	¼個(50g)	¼個(50g)	¼個(50g)
A ピクルス(みじん切り)	30g	30g	30g
粒マスタード	大さじ½	小さじ1	小さじ1
マヨネーズ	小さじ2	小さじ2	小さじ2
こしょう	少々	少々	少々
パセリ(みじん切り)	少々	少々	少々

作り方

1. さけは厚さを半分にするように切り、塩、こしょうを軽くふり、小麦粉を薄くまぶす。かぶ、にんじんは5㎜幅の輪切りにして水から5分下ゆでする。玉ねぎはみじん切りにして、電子レンジ(600W)で2分加熱する。
2. フライパンにオリーブ油を入れて中火で熱し、かぶとにんじんを両面こんがり焼き、皿に盛る。
3. 2のフライパンにバターを入れて中火にかけ、さけを入れる。両面こんがり焼き、白ワインをふり入れて香りづけし、水分をとばす。かぶ、にんじんと盛り合わせる。
4. 細かく刻んだうずらの卵、1の玉ねぎ、Aをボウルに入れて混ぜ合わせ、3にかける。

この料理の栄養価(1人分)

	たんぱく質 1日60gの人	たんぱく質 1日50gの人	たんぱく質 1日35gの人
たんぱく質	16.0g	11.8g	10.7g
エネルギー	230kcal	198kcal	191kcal
塩分	1.1g	1.0g	1.0g
カリウム	440mg	339mg	322mg
リン	208mg	153mg	141mg

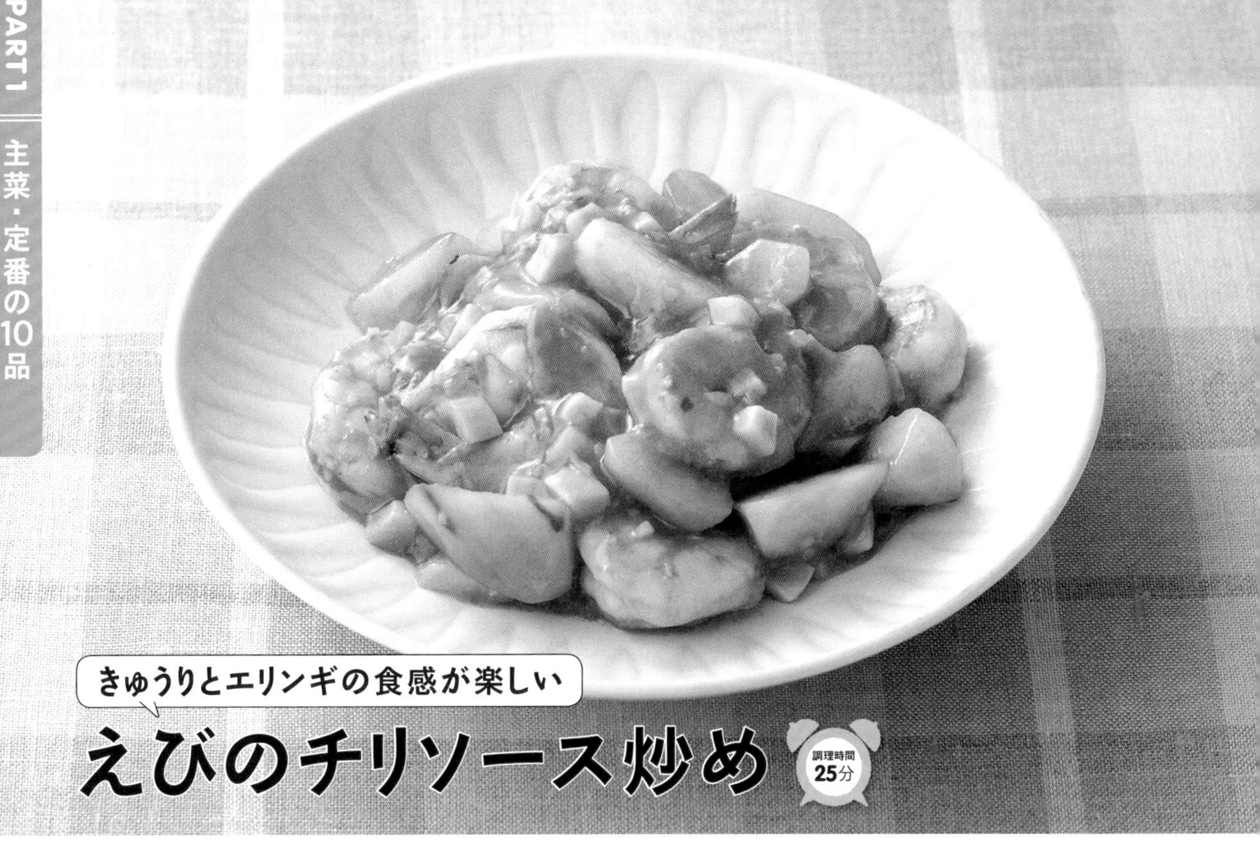

きゅうりとエリンギの食感が楽しい

えびのチリソース炒め

調理時間 25分

材料(2人分)	たんぱく質1日60gの人	たんぱく質1日50gの人	たんぱく質1日35gの人
えび(ブラックタイガー)	小14尾(126g)	小10尾(90g)	小8尾(80g)
A 酒	小さじ2	小さじ2	小さじ2
片栗粉	小さじ1	小さじ1	小さじ1
きゅうり	1本(100g)	½本(50g)	½本(50g)
エリンギ	1本(40g)	½本(20g)	½本(20g)
にんにく(みじん切り)	1片(5g)	1片(5g)	1片(5g)
しょうが(みじん切り)	15g	15g	15g
長ねぎ	⅓本弱(30g)	⅓本弱(30g)	⅓本弱(30g)
ごま油	大さじ1	大さじ1	大さじ1
トウバンジャン	小さじ½	小さじ½	小さじ½
B 水	大さじ3	大さじ3	大さじ3
トマトケチャップ	大さじ1	大さじ1	大さじ1
酒	小さじ2	小さじ2	小さじ2
しょうゆ	小さじ1	小さじ½	小さじ½
片栗粉	小さじ1	小さじ1	小さじ1
ラー油	小さじ½	小さじ½	小さじ½

作り方

1 えびは尾を残して殻と背わたを取り除き、よく洗ってAをからませる。きゅうりは皮をむいて乱切りにし、エリンギは5㎜角に、長ねぎはみじん切りにする。

2 フライパンに、ごま油とにんにく、しょうが、トウバンジャンを入れて弱火で炒める。香りが出てきたらえびを加え、えびの色が変わってきたら、エリンギ、きゅうり、長ねぎも加える。

3 2に混ぜ合わせたBを加え、全体にからまるように炒める。

この料理の栄養価(1人分)

	たんぱく質1日60gの人	たんぱく質1日50gの人	たんぱく質1日35gの人
たんぱく質	13.5g	9.6g	8.6g
エネルギー	161kcal	140kcal	136kcal
塩分	1.3g	1.0g	0.9g
カリウム	421mg	290mg	278mg
リン	188mg	130mg	120mg

シャキシャキ食感のキャベツを皮に

キャベツシュウマイ

調理時間 35分

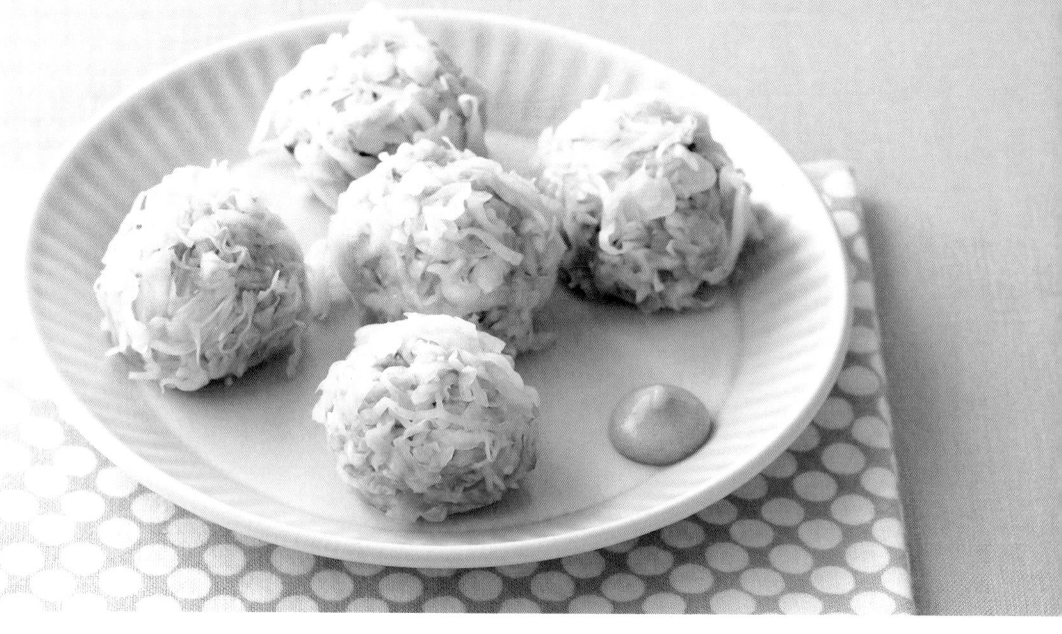

材料(2人分)	たんぱく質1日60gの人	たんぱく質1日50gの人	たんぱく質1日35gの人
豚ひき肉	110g	70g	60g
玉ねぎ	¼個(50g)	¼個(50g)	¼個(50g)
しいたけ	2枚(30g)	2枚(30g)	2枚(30g)
キャベツ	2枚半(200g)	2枚(160g)	2枚(160g)
塩	少々	少々	少々
A みそ	大さじ½	大さじ½	小さじ1
ごま油	小さじ2	小さじ2	小さじ2
酒	小さじ2	小さじ2	小さじ2
片栗粉	小さじ1	小さじ1	小さじ1
しょうゆ	小さじ⅓	小さじ⅓	小さじ⅓
砂糖	1つまみ	1つまみ	1つまみ
練りからし	適宜	適宜	適宜

作り方

1. 玉ねぎとしいたけは粗みじん切りに、キャベツはせん切りにする。ボウルにキャベツを入れて塩をふってもみ、10分ほど置いてからよく水けを絞り、バットなどに広げる。
2. ボウルに豚ひき肉、玉ねぎ、しいたけ、Aを入れてよく練り混ぜる。10等分にして丸め、表面に1のキャベツをまぶして手で軽く握る。
3. 蒸し器にオーブンシートを敷き、2をくっつかないように並べる。蒸気が上がっている状態で12分蒸す。電子レンジ（600W）の場合は7～8分加熱する。好みでからしを添える。

この料理の栄養価(1人分)

	たんぱく質1日60gの人	たんぱく質1日50gの人	たんぱく質1日35gの人
たんぱく質	12.6g	8.8g	7.7g
エネルギー	209kcal	163kcal	150kcal
塩分	1.3g	1.2g	1.0g
カリウム	468mg	370mg	350mg
リン	128mg	98mg	90mg

たんぱく質を抑えるワザ

キャベツを皮の代わりにする

シュウマイの皮には、1枚(約4g)に約0.3gのたんぱく質が含まれます。5個食べると、皮だけで約1.7gに。皮をキャベツで代用すると、その分たんぱく質をカットできます。

トマトの酸味でさっぱり食べやすい

マーボー豆腐

調理時間 25分

材料(2人分)	たんぱく質 1日60gの人	たんぱく質 1日50gの人	たんぱく質 1日35gの人
絹ごし豆腐	½丁(150g)	⅓丁(100g)	⅓丁(100g)
トマト	1個(150g)	1個(150g)	1個(150g)
豚ひき肉	90g	80g	65g
にんにく	1片(5g)	1片(5g)	1片(5g)
しょうが	10g	10g	10g
長ねぎ	½本弱(40g)	½本弱(40g)	½本弱(40g)
にんにくの芽	½束(50g)	½束(50g)	½束(50g)
ごま油	大さじ1	大さじ1	大さじ1
トウバンジャン	小さじ⅔	小さじ⅔	小さじ⅔
A 酒	小さじ1	小さじ1	小さじ1
しょうゆ	小さじ2	大さじ½	大さじ½
トマトケチャップ	小さじ2	大さじ½	大さじ½
白練りごま	小さじ2	小さじ1	小さじ1
砂糖	1つまみ	1つまみ	1つまみ
水溶き片栗粉*	小さじ2	小さじ2	小さじ2

＊片栗粉小さじ１を同量の水で溶く。

作り方

1. 豆腐は 1.5㎝角に切り、沸騰させた湯で２分ゆでる。トマトは乱切りに、にんにく、しょうが、長ねぎはみじん切りにする。にんにくの芽は 1.5㎝幅に切る。
2. フライパンにごま油、にんにく、しょうが、トウバンジャンを入れて、弱火で香りが出るまで炒める。そこに豚ひき肉とにんにくの芽を加え、強火にして、パラパラになるまで炒める。
3. Ａを加えて２～３分中火で煮込み、豆腐、トマト、長ねぎを加える。水溶き片栗粉でとろみをつけ、さらに１～２分煮る。

この料理の栄養価(1人分)

	たんぱく質 1日60gの人	たんぱく質 1日50gの人	たんぱく質 1日35gの人
たんぱく質	15.2g	12.3g	11.0g
エネルギー	285kcal	238kcal	222kcal
塩分	1.5g	1.3g	1.3g
カリウム	587mg	509mg	488mg
リン	197mg	151mg	142mg

れんこんの食感で食べごたえ抜群

鶏ひき肉のれんこんはさみ煮

調理時間 40分

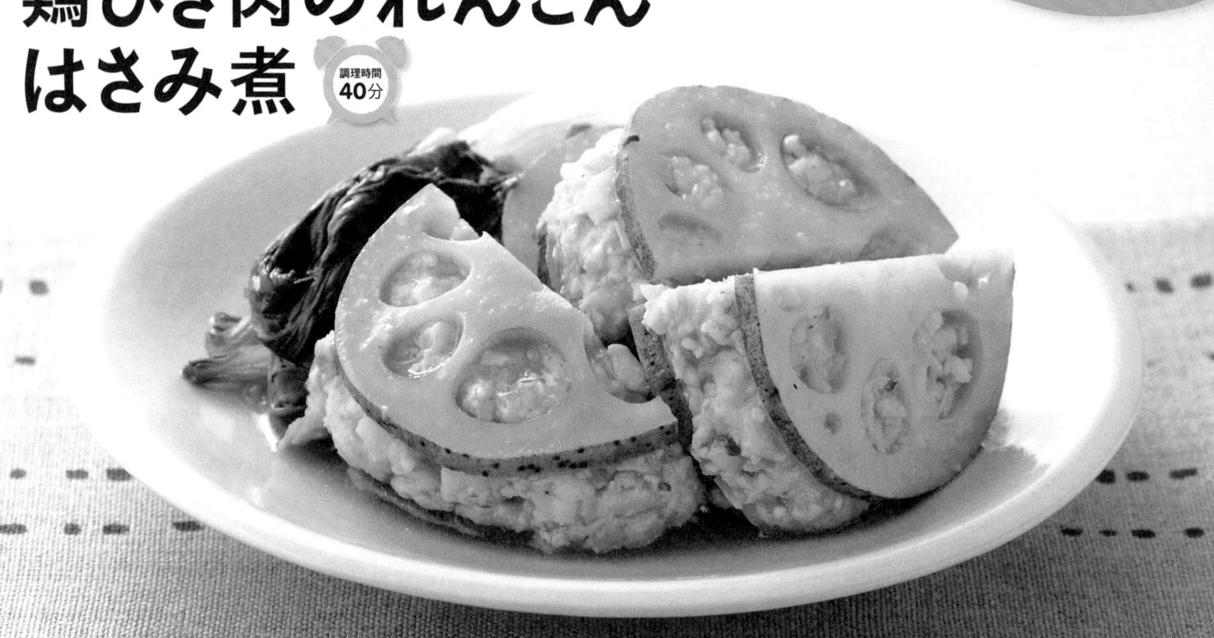

材料（2人分）	たんぱく質 1日60gの人	たんぱく質 1日50gの人	たんぱく質 1日35gの人
鶏ひき肉	100g	100g	80g
れんこん	1節（200g）	1節弱（180g）	1節弱（180g）
しょうが	10g	10g	10g
セロリ	¼本（30g）	¼本（30g）	¼本（30g）
しいたけ	2枚（30g）	2枚（30g）	2枚（30g）
片栗粉	少々	少々	少々
A ごま油	小さじ2	小さじ2	小さじ2
片栗粉	小さじ2	小さじ2	小さじ2
塩	1つまみ	1つまみ	1つまみ
B 水	1カップ	1カップ	1カップ
酒	大さじ1	大さじ1	大さじ1
オイスターソース	小さじ2	小さじ2	小さじ2
鶏ガラスープの素（顆粒）	小さじ½	小さじ½	小さじ½
チンゲン菜	1株（100g）	1株（100g）	1株（100g）

	たんぱく質 1日60gの人	たんぱく質 1日50gの人	たんぱく質 1日35gの人
たんぱく質	12.1g	11.9g	10.1g
エネルギー	228kcal	221kcal	204kcal
塩分	1.1g	1.1g	1.1g
カリウム	832mg	788mg	763mg
リン	173mg	165mg	154mg

◀この料理の栄養価（1人分）

作り方

1. しょうがとセロリはみじん切りに、しいたけは粗みじん切りにする。れんこんは皮ごと⅓量をみじん切りにし、残りの⅔量から、3～4㎜幅の輪切りを6枚作る。輪切りのれんこんは水から5分ほど下ゆでし、ペーパータオルで水けをふき取る。チンゲン菜は縦4等分に切って長さを半分に切る。
2. ボウルに鶏ひき肉、しょうが、セロリ、しいたけ、みじん切りにしたれんこん、Aを入れて練り混ぜ、3等分にする。
3. 1のれんこんの片面に片栗粉をふり、片栗粉をつけた面を内側にして、2枚で2をはさむ。
4. 鍋に3とBを入れて中火にかけ、沸騰したら落としぶたをして、10分ほど煮る。チンゲン菜を加え、さらに2～3分煮て、器に盛る。

ひじきがたっぷり入って栄養バランス満点

ピーマンの肉詰め

調理時間 35分

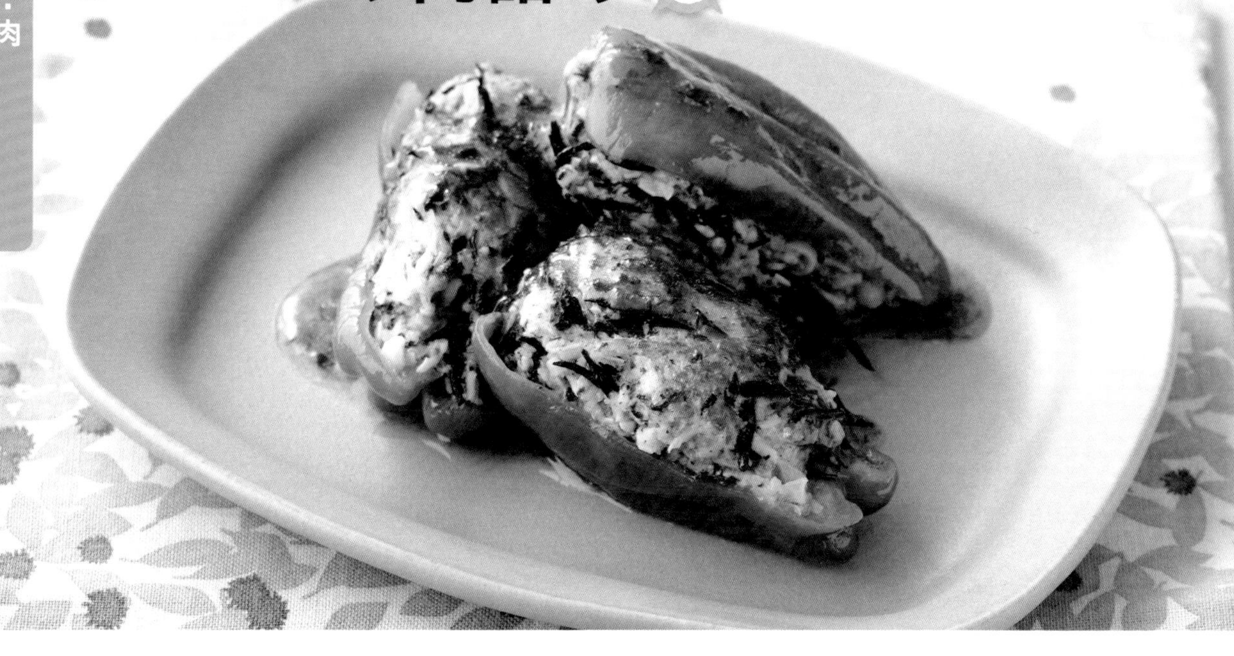

材料(2人分)	たんぱく質 1日60gの人	たんぱく質 1日50gの人	たんぱく質 1日35gの人
豚ひき肉	100g	100g	80g
ピーマン	3個(90g)	3個(90g)	3個(90g)
小麦粉	少々	少々	少々
ひじき(乾燥)	6g	6g	6g
長ねぎ	⅓本弱(30g)	⅓本弱(30g)	⅓本弱(30g)
えのきたけ	½袋弱(40g)	½袋弱(40g)	½袋弱(40g)
A 酒	小さじ2	小さじ2	小さじ2
みそ	小さじ2	小さじ2	大さじ½
片栗粉	小さじ1	小さじ1	小さじ1
サラダ油	大さじ1	大さじ1	大さじ1
B だし汁	180㎖	180㎖	180㎖
ポン酢しょうゆ	小さじ1	小さじ1	小さじ1
青のり	小さじ1	小さじ1	小さじ1

作り方

1. ピーマンは縦半分に切って、中をくりぬき、薄く小麦粉をふる。ひじきは水でもどし、沸騰した湯でゆでてざるにあげる。長ねぎはみじん切りに、えのきたけは細かく刻む。
2. ボウルに豚ひき肉、ひじき、長ねぎ、えのきたけ、Aを入れてよく練り合わせる。
3. 2を1のピーマンに等分に詰めて、表面にも薄く小麦粉をまぶす。フライパンを中火にかけてサラダ油を入れて熱し、両面に焼き色をつける。
4. Bを加えふたをして、中火で3分ほど蒸し焼きにする。皿に盛り、煮汁をかける。

この料理の栄養価(1人分)

	たんぱく質 1日60gの人	たんぱく質 1日50gの人	たんぱく質 1日35gの人
たんぱく質	11.8g	11.8g	9.8g
エネルギー	209kcal	209kcal	186kcal
塩分	1.3g	1.3g	1.1g
カリウム	635mg	635mg	600mg
リン	128mg	128mg	113mg

食べごたえアップのヒケツ

かみごたえのある食材でかさ増し

ひじきやえのきたけはかみごたえがあり、満腹感が得られます。ただし、ひじきはカリウムを多く含みます。調理前にゆでこぼすと、カリウムを減らせて安心です。

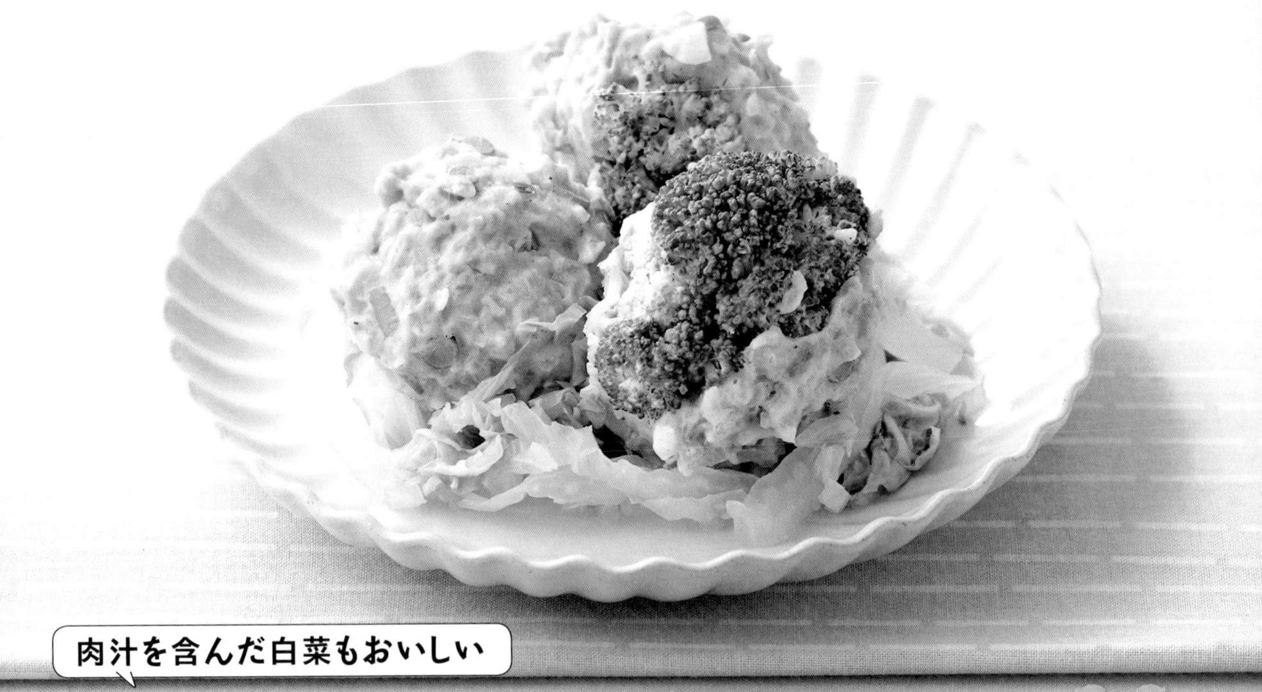

肉汁を含んだ白菜もおいしい

ブロッコリーの鶏ひき肉包み蒸し

調理時間 25分

材料(2人分)	たんぱく質 1日60gの人	たんぱく質 1日50gの人	たんぱく質 1日35gの人
鶏ひき肉	90g	90g	70g
ブロッコリー	6房(100g)	6房(100g)	中6房(80g)
小麦粉	少々	少々	少々
玉ねぎ	¼個(50g)	¼個(50g)	¼個(50g)
にんじん	2㎝(20g)	2㎝(20g)	2㎝(20g)
にんにくの芽	⅓束弱(30g)	⅓束弱(30g)	⅓束弱(30g)
A 酒	小さじ2	小さじ2	小さじ2
中濃ソース	小さじ2	小さじ2	小さじ2
しょうゆ	小さじ2	小さじ2	小さじ2
片栗粉	小さじ1	小さじ1	小さじ1
黒こしょう	少々	少々	少々
白菜	1枚(100g)	1枚(100g)	1枚(100g)

作り方

1. ブロッコリーは大きめの6房に分け、表面に小麦粉をまぶす。玉ねぎ、にんじんはみじん切りにし、にんにくの芽は細かく刻む。白菜は太めのせん切りにする。
2. ボウルに鶏ひき肉、玉ねぎ、にんじん、にんにくの芽、Aを入れてよく練り合わせ、6等分にして、ブロッコリーの軸の部分を中心に、おおいかぶせるようにつける。
3. 蒸し器に白菜を敷き詰め、その上に2をのせ、蒸気の上がった状態で8～9分蒸す。電子レンジ(600W)の場合は、8分加熱する。

この料理の栄養価(1人分)

	たんぱく質 1日60gの人	たんぱく質 1日50gの人	たんぱく質 1日35gの人
たんぱく質	12.2g	12.2g	9.9g
エネルギー	142kcal	142kcal	121kcal
塩分	1.3g	1.3g	1.3g
カリウム	584mg	584mg	513mg
リン	149mg	149mg	127mg

たんぱく質を抑えるワザ

脂身の多いひき肉を使う

鶏胸肉(皮なし)が100gあたりたんぱく質23.3gなのに対して、鶏ひき肉は脂身を含むため、100gあたりたんぱく質17.5gと少なめです。ひき肉はうまみやコクも強いので、おすすめの食材です。

ひき肉と大豆でバランスよく栄養がとれる

大豆入りつくねのおろし煮

調理時間 30分

材料(2人分)	たんぱく質 1日60gの人	たんぱく質 1日50gの人	たんぱく質 1日35gの人
鶏ひき肉	80g	70g	60g
大豆(水煮)	70g	50g	50g
しょうが	15g	15g	15g
たけのこ(水煮)	¼個弱(40g)	¼個弱(40g)	⅒個(20g)
にら	¼束(25g)	¼束(25g)	¼束(25g)
A 酒	小さじ2	小さじ2	小さじ2
片栗粉	小さじ2	小さじ2	小さじ2
粉山椒	少々	少々	少々
B だし汁	1½カップ	1½カップ	1½カップ
酒	大さじ1	大さじ1	大さじ1
みりん	大さじ1	大さじ1	大さじ1
しょうゆ	大さじ¾	大さじ¾	小さじ2
春菊	⅘袋(80g)	⅗袋(60g)	½袋(50g)
にんじん(輪切り)	2枚(20g)	2枚(20g)	2枚(20g)
大根(おろす)	100g	100g	80g

作り方

1 大豆は手で粗くつぶす。しょうがはみじん切り、たけのこは粗みじん切りにする。にらは細かく刻む。にんじんは好みで花形に抜き、春菊は根を切り落として4㎝長さに切る。

2 ボウルに鶏ひき肉、大豆、しょうが、たけのこ、にら、Aを入れてよく練り合わせる。

3 鍋にBとにんじんを入れて中火にかけ、沸騰したところに、2をスプーンでひと口大に落としながら加える。5～6分煮たら春菊を加え、さらに2～3分煮て器に盛る。

4 鍋に残った煮汁を温め、水けをきった大根おろしを加え、再び温まったらつくねにかける。

この料理の栄養価(1人分)

	たんぱく質 1日60gの人	たんぱく質 1日50gの人	たんぱく質 1日35gの人
たんぱく質	14.7g	12.2g	10.8g
エネルギー	171kcal	149kcal	134kcal
塩分	1.5g	1.4g	1.3g
カリウム	743mg	660mg	590mg
リン	179mg	152mg	137mg

ごはんにかけて食べてもおいしい

豚ひき肉と納豆のピリ辛炒め レタス包み

調理時間 25分

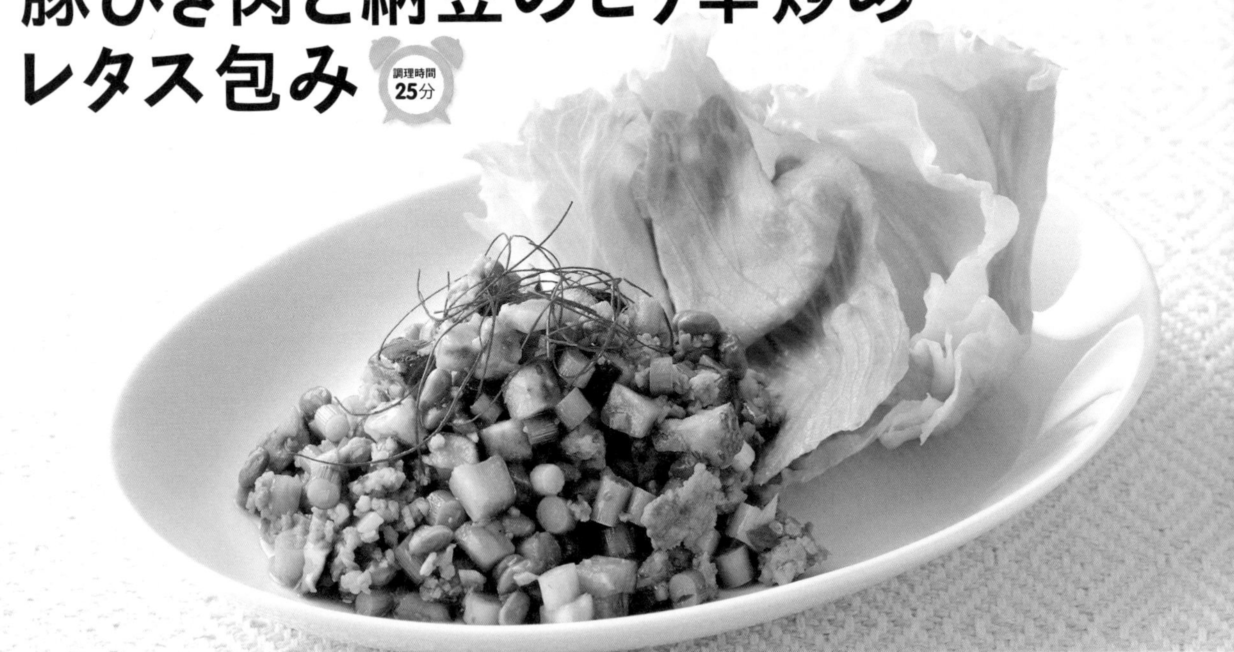

材料（2人分）

	たんぱく質1日60gの人	たんぱく質1日50gの人	たんぱく質1日35gの人
豚ひき肉	90g	80g	70g
納豆	1パック（50g）	小1パック（30g）	小1パック（30g）
しょうが	15g	15g	15g
にんにく	1片（5g）	1片（5g）	1片（5g）
なす	1本（80g）	1本（80g）	1本（80g）
にんにくの芽	½束強（60g）	½束強（60g）	½束弱（40g）
ごま油	大さじ1	大さじ1	大さじ1
トウバンジャン	小さじ½	小さじ½	小さじ½
A 酒	大さじ2	大さじ2	大さじ2
しょうゆ	大さじ½	大さじ½	小さじ1
オイスターソース	小さじ1	小さじ1	小さじ⅔
黒こしょう	少々	少々	少々
レタス	4枚（60g）	4枚（60g）	大1枚（20g）
糸とうがらし	少々	少々	少々

作り方

1. しょうが、にんにくはみじん切りにする。なすは5㎜角に切り、にんにくの芽は2～3㎜幅に切る。
2. フライパンにごま油、トウバンジャン、しょうが、にんにくを入れて弱火にかける。香りが立ってきたら、なすとにんにくの芽を加え、中火でしんなりするまで炒める。豚ひき肉と納豆も加えて炒め、豚ひき肉がパラパラになってきたら、Aを加える。
3. 調味料が全体にからみ、水分がとんだら、レタスとともに器に盛り、好みで糸とうがらしをのせる。

この料理の栄養価（1人分）

	たんぱく質1日60gの人	たんぱく質1日50gの人	たんぱく質1日35gの人
たんぱく質	14.3g	11.7g	10.5g
エネルギー	236kcal	207kcal	188kcal
塩分	1.4g	1.4g	1.3g
カリウム	573mg	492mg	419mg
リン	150mg	125mg	110mg

骨つき肉でボリューム満点！

スペアリブと根菜のトマト煮

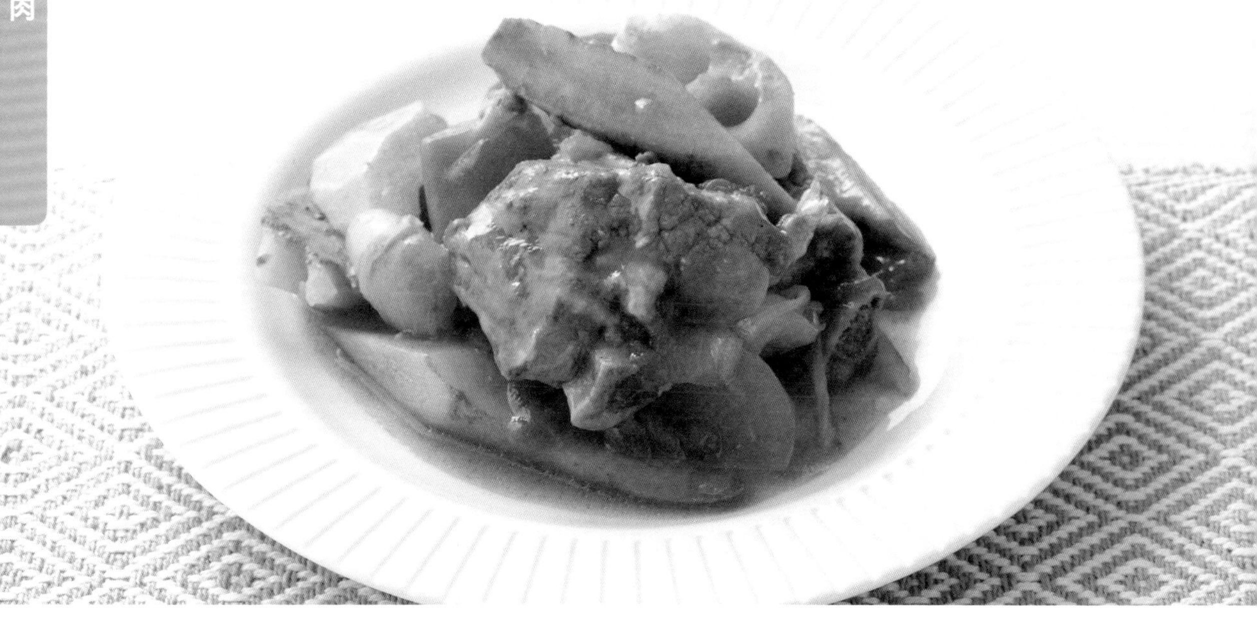

材料(2人分)	たんぱく質 1日60gの人	たんぱく質 1日50gの人	たんぱく質 1日35gの人
スペアリブ	小4本(120g)	小4本弱(110g)	小4本弱(110g)
片栗粉	少々	少々	少々
玉ねぎ	¼個(50g)	¼個(50g)	⅕個(40g)
にんじん	⅓本(60g)	⅓本(60g)	⅓本弱(50g)
ごぼう	½本(80g)	½本(80g)	⅓本(50g)
れんこん	½節弱(80g)	½節弱(80g)	¼節(50g)
A 水	½カップ	½カップ	½カップ
トマト水煮(ホールタイプ)	100g	100g	80g
トマトケチャップ	大さじ2	大さじ2	小さじ4
中濃ソース	小さじ1	小さじ1	小さじ1
コンソメ(顆粒)	小さじ½	小さじ½	小さじ½
黒こしょう	少々	少々	少々

作り方

1. スペアリブは片栗粉を薄くまぶす。玉ねぎはくし形切りにする。にんじん、ごぼう、れんこんは大きめの乱切りにし、沸騰した湯で7～8分下ゆでして、ざるにあげる。
2. 鍋に玉ねぎ、にんじん、ごぼう、れんこんとAを入れて中火にかける。沸騰したら、落としぶたをして5分ほど煮る。
3. スペアリブを加え、落としぶたをしてさらに15分ほど煮込む。

この料理の栄養価(1人分)

	たんぱく質 1日60gの人	たんぱく質 1日50gの人	たんぱく質 1日35gの人
たんぱく質	12.6g	11.8g	11.0g
エネルギー	277kcal	262kcal	232kcal
塩分	1.2g	1.2g	1.0g
カリウム	793mg	779mg	597mg
リン	181mg	174mg	146mg

カリウムを減らすワザ

野菜類を下ゆでする

野菜を生の状態から煮込むとカリウムが煮汁に流れ出ますが、このレシピのように下ゆですると、カリウムを減らすことができ、煮汁までおいしくいただけます。さらに、煮込み時間の短縮にもなります。

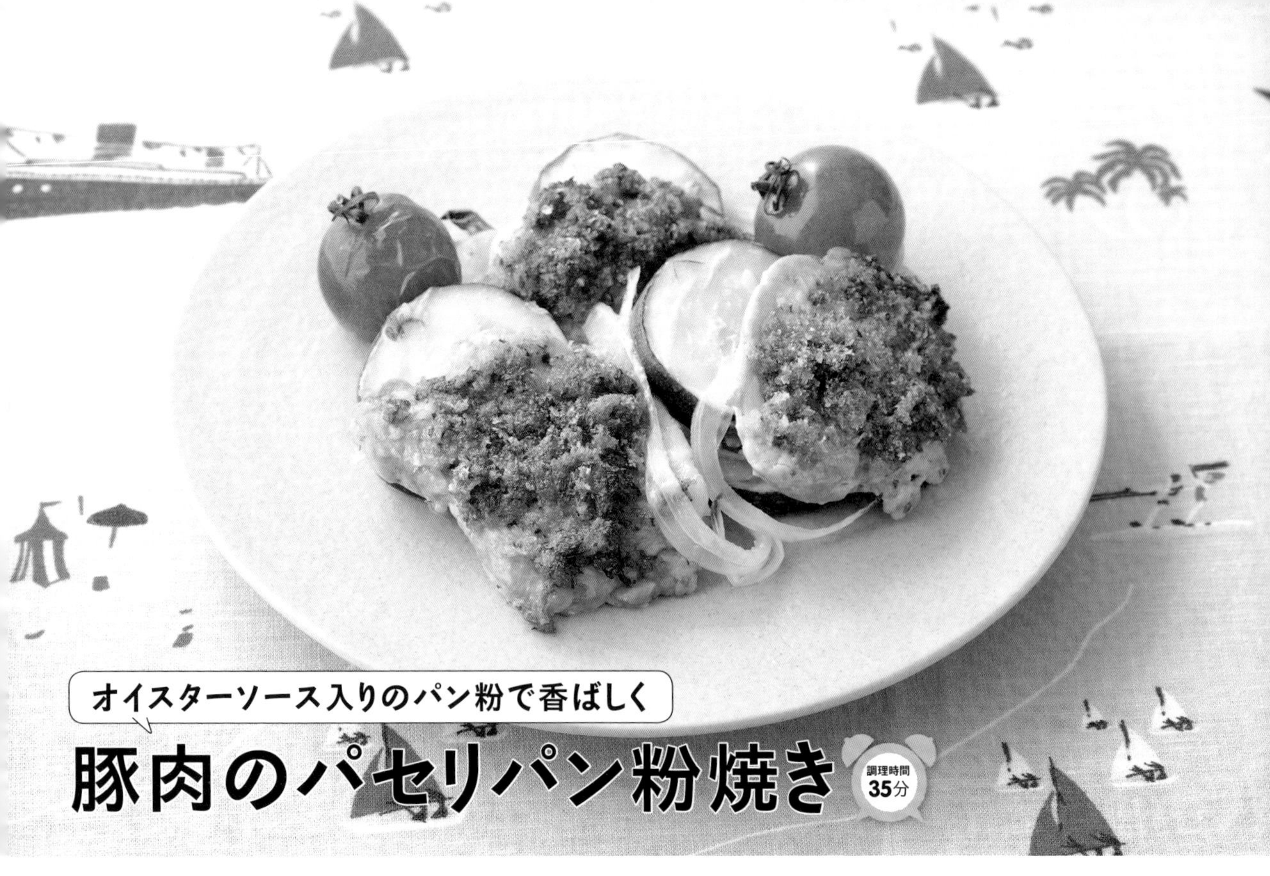

オイスターソース入りのパン粉で香ばしく

豚肉のパセリパン粉焼き

調理時間 35分

材料（2人分）

	たんぱく質 1日60gの人	たんぱく質 1日50gの人	たんぱく質 1日35gの人
豚ヒレ肉（ブロック）	120g	100g	80g
A パン粉	大さじ2	大さじ2	大さじ2
パセリ（みじん切り）	大さじ1	大さじ1	大さじ1
オリーブ油	小さじ2	小さじ2	小さじ2
オイスターソース	小さじ1	小さじ1	小さじ1
塩	小さじ1/5	小さじ1/5	小さじ1/5
玉ねぎ	1/4個（50g）	1/4個（50g）	1/8個（25g）
ズッキーニ	1/2本（100g）	1/2本（100g）	1/4本（50g）
オリーブ油	大さじ1	大さじ1	大さじ1
ミニトマト	4個（60g）	4個（60g）	大2個（40g）

作り方

1. ボウルにAを混ぜ合わせる。豚肉は6等分に切って、肉たたきや麺棒などでたたいて厚さを均等にする。玉ねぎは縦に薄く切り、ズッキーニは7～8㎜幅の輪切りにする。
2. オーブンの天板にオーブンシートを敷き、玉ねぎ、ズッキーニを均等にのせて、オリーブ油をかける。その上に豚肉をのせて混ぜ合わせたAをかけ、180℃に温めたオーブンで10分焼く。
3. やけどに注意しながら天板をいったん取り出し、ミニトマトを豚肉のまわりに並べる。再び180℃に温めたオーブンでさらに5分加熱する。

この料理の栄養価（1人分）

	たんぱく質 1日60gの人	たんぱく質 1日50gの人	たんぱく質 1日35gの人
たんぱく質	15.3g	13.1g	10.3g
エネルギー	200kcal	189kcal	166kcal
塩分	1.1g	1.1g	1.0g
カリウム	571mg	528mg	357mg
リン	182mg	159mg	120mg

食べごたえアップのヒケツ

かたまり肉は薄くのばす

豚ヒレ肉などのかたまり肉は、薄切り肉よりも見た目のボリュームがさびしくなりがち。たたいて薄くのばすと、見た目のボリュームがアップし、火もすばやく均等に通ります。

かみごたえがあって大満足!

肉巻きこんにゃくの揚げ出し

調理時間 30分

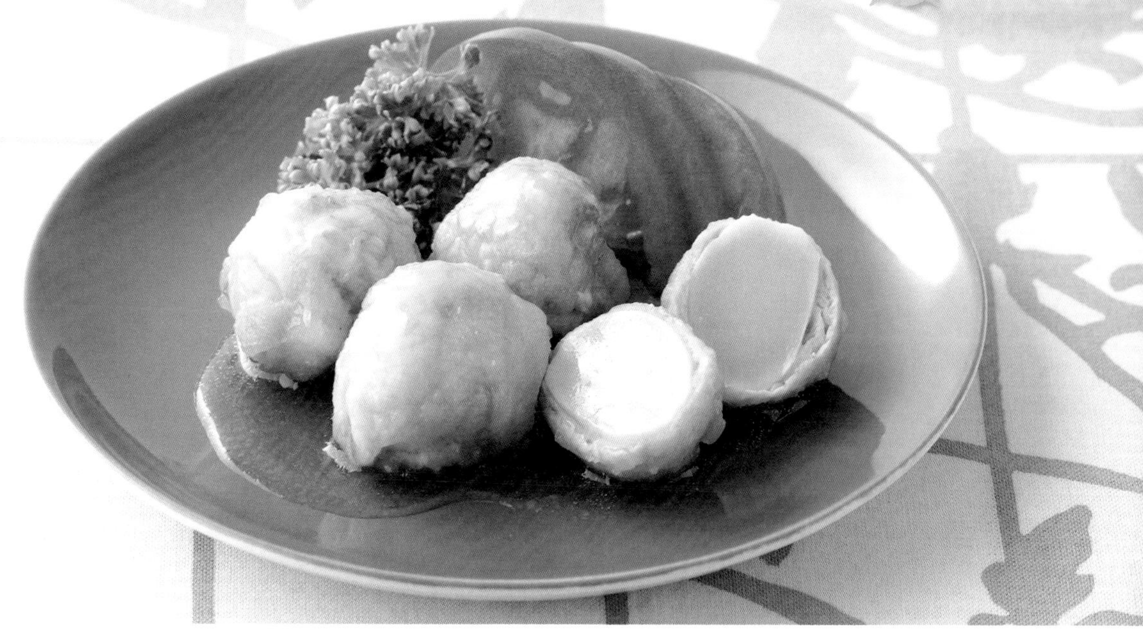

材料(2人分)	たんぱく質 1日60gの人	たんぱく質 1日50gの人	たんぱく質 1日35gの人
豚肩ロース薄切り肉	100g	100g	100g
玉こんにゃく	8個(120g)	8個(120g)	8個(120g)
A だし汁	¾カップ	¾カップ	¾カップ
めんつゆ(三倍濃縮)	大さじ1	大さじ1	大さじ1
B 小麦粉	小さじ2	小さじ2	小さじ2
片栗粉	小さじ2	小さじ2	小さじ2
水	大さじ1	大さじ1	大さじ1
揚げ油	適量	適量	適量
トマト	½個(75g)	½個(75g)	½個(75g)
パセリ	少々	少々	少々

作り方

1. 鍋に玉こんにゃくとAを入れて、中火で10分ほど下煮する。煮汁はとっておく。
2. 豚肉を広げ、豚肉1枚につき玉こんにゃくを1個のせて、丸く包み込む。
3. 小さめのボウルにBを混ぜ合わせる。2を入れて全体にからめ、170℃に熱した揚げ油で揚げる。
4. 1の鍋の煮汁を温めて、3とからめる。器に盛り、薄切りにしたトマトとパセリを添える。

この料理の栄養価(1人分)

	たんぱく質 1日60gの人	たんぱく質 1日50gの人	たんぱく質 1日35gの人
たんぱく質	9.8g	9.8g	9.8g
エネルギー	227kcal	227kcal	227kcal
塩分	1.0g	1.0g	1.0g
カリウム	330mg	330mg	330mg
リン	114mg	114mg	114mg

たんぱく質を抑えるワザ

こんにゃくで肉をかさ増しする

こんにゃくはかみごたえがあり肉の食感に近いため、かさ増ししたいときにおすすめです。しっかりと下煮することで、味がなじんでよりおいしく食べられます。

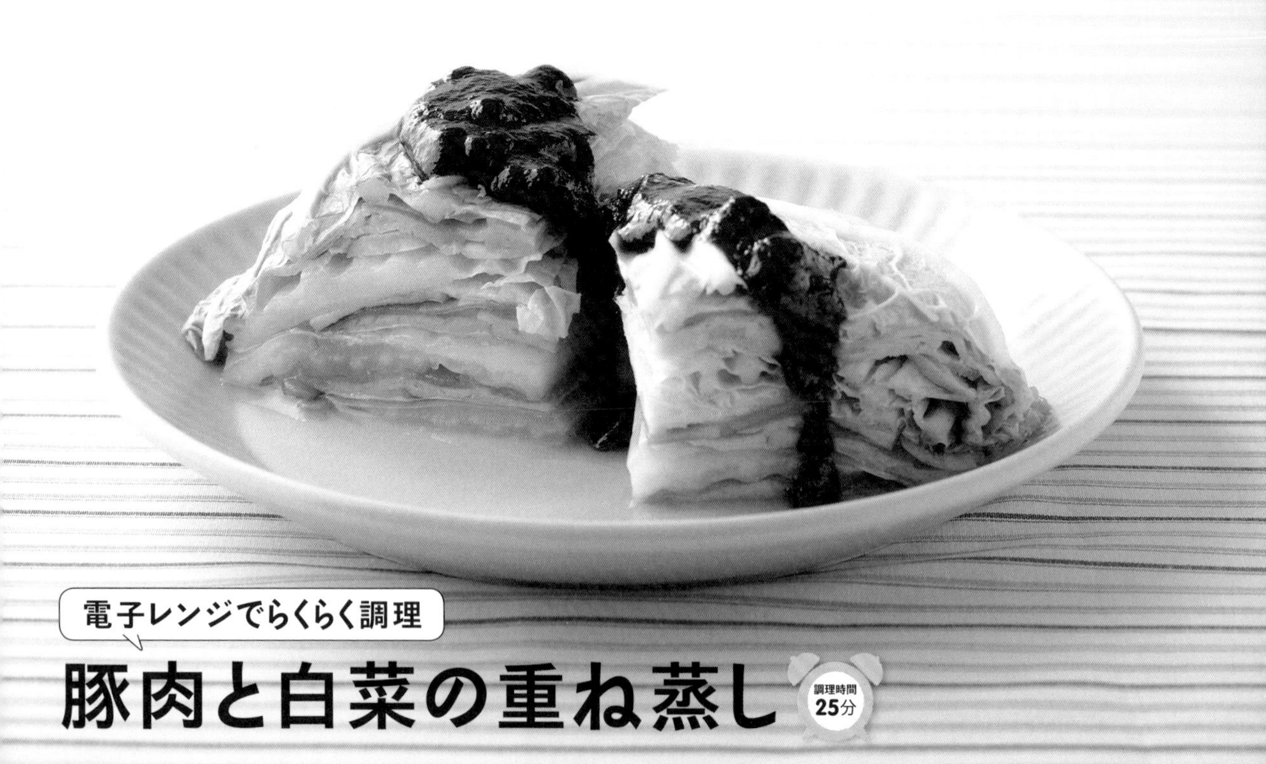

電子レンジでらくらく調理

豚肉と白菜の重ね蒸し

調理時間 25分

材料(2人分)

	たんぱく質1日60gの人	たんぱく質1日50gの人	たんぱく質1日35gの人
豚ロース薄切り肉	100g	70g	60g
白菜	4枚(400g)	4枚(400g)	4枚(400g)
にんじん	¼本(45g)	¼本(45g)	¼本(45g)
エリンギ	2本(80g)	1本(40g)	1本(40g)
片栗粉	少々	少々	少々
酒	大さじ2	大さじ2	大さじ2
A 赤みそ	大さじ1	小さじ2	小さじ2
ごま油	小さじ1	小さじ1	小さじ1
みりん	小さじ1	小さじ1	小さじ1
粉山椒	少々	少々	少々

作り方

1. 豚肉は食べやすい大きさに、白菜は縦半分に切る。にんじんはピーラーで薄くスライスし、エリンギは縦に薄く切る。
2. 耐熱皿に白菜の ¼ 量を敷き、片栗粉を薄くふり、にんじん、エリンギ、豚肉を ⅓ 量ずつ順にのせ、その上に白菜を重ねる。これをくり返す。
3. 酒をふりかけ、軽くラップをして電子レンジ(600W)で5分加熱し、そのまま1分ほど置いてなじませる。
4. 適当な大きさに切って器に盛り、蒸し汁と A を混ぜ合わせて、かける。

この料理の栄養価(1人分)

	たんぱく質1日60gの人	たんぱく質1日50gの人	たんぱく質1日35gの人
たんぱく質	13.8g	10.0g	9.0g
エネルギー	219kcal	170kcal	157kcal
塩分	1.3g	0.9g	0.9g
カリウム	839mg	711mg	670mg
リン	217mg	166mg	157mg

食べごたえアップのヒケツ

食感の異なる食材を合わせる

白菜に豚肉やにんじんやエリンギをはさむことで、ぐんとボリュームアップ。根菜やきのこなどさまざまな食材を使っているので、それぞれの異なる食感が楽しめます。

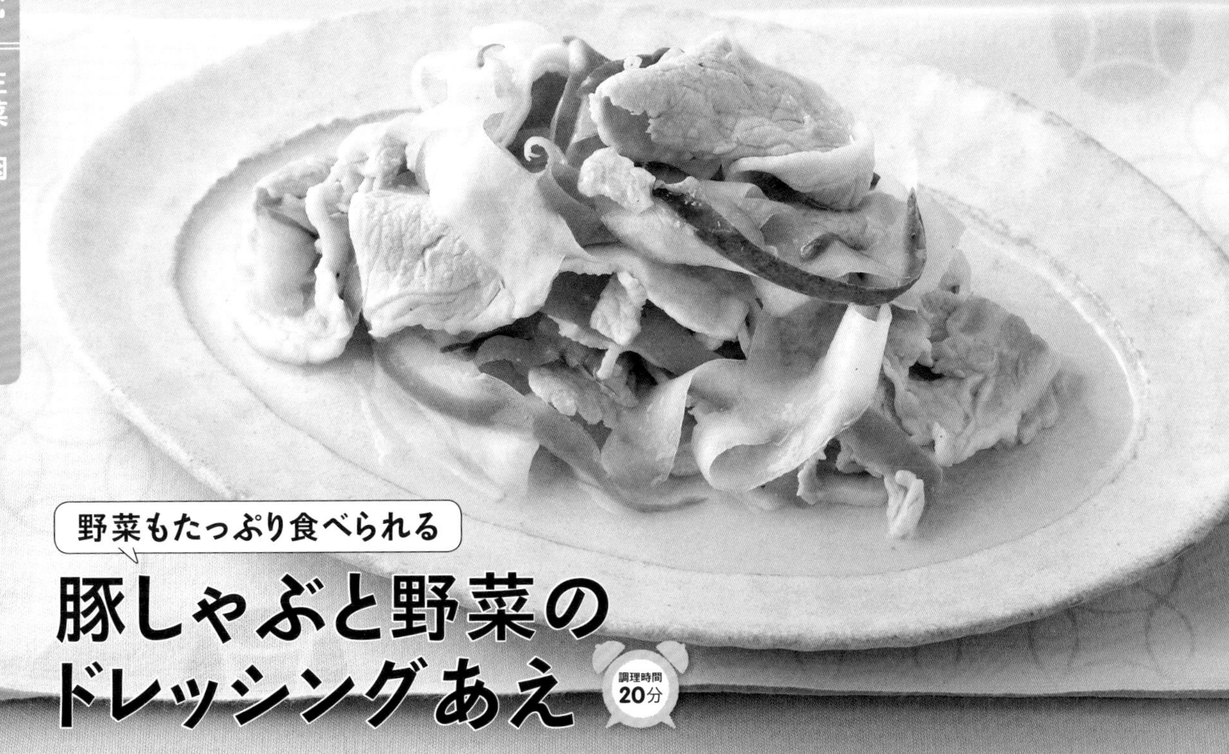

野菜もたっぷり食べられる

豚しゃぶと野菜のドレッシングあえ

調理時間 20分

材料(2人分)	たんぱく質1日60gの人	たんぱく質1日50gの人	たんぱく質1日35gの人
豚肩ロース薄切り肉(しゃぶしゃぶ用)	120g	80g	80g
大根	4cm弱(90g)	4cm弱(90g)	3cm弱(60g)
きゅうり	1本(100g)	½本(50g)	½本(50g)
にんじん	⅓本弱(50g)	⅙本(30g)	⅙本(30g)
塩	少々	少々	少々
A レモン汁	大さじ2	大さじ2	大さじ2
オリーブ油	大さじ1	大さじ1½	大さじ1½
はちみつ	小さじ1	小さじ1	小さじ1
レモンの皮	少々	少々	少々
塩・こしょう	各少々	各少々	各少々

作り方

1. 大根、きゅうり、にんじんはピーラーで薄切りにし、ボウルに入れて塩をふり、5分ほど置いてから、軽くもんで水けを絞る。Aはレモンの皮を飾り用に少し取り分け、残りを混ぜ合わせる。
2. 鍋に水を入れ、沸騰したら、少し水を加えて温度を下げ、豚肉をゆでて、氷水で冷やす。
3. 混ぜ合わせたAで1と2をあえ、器に盛る。飾り用に取り分けたレモンの皮をのせる。

この料理の栄養価(1人分)

	たんぱく質1日60gの人	たんぱく質1日50gの人	たんぱく質1日35gの人
たんぱく質	11.3g	7.5g	7.5g
エネルギー	228kcal	176kcal	174kcal
塩分	0.9g	0.9g	0.9g
カリウム	476mg	339mg	304mg
リン	130mg	87mg	84mg

おいしい減塩のポイント

生野菜を塩もみして味のなじみをよくする

塩もみすると野菜から余分な水分が出て、調味料がなじみやすくなり、塩分控えめの味つけでもおいしく食べられます。塩もみ後は水けをしっかり絞るのがポイントです。

豚肉を巻いて揚げたトマトがジューシー

豚肉とミニトマトのくし揚げ

調理時間 25分

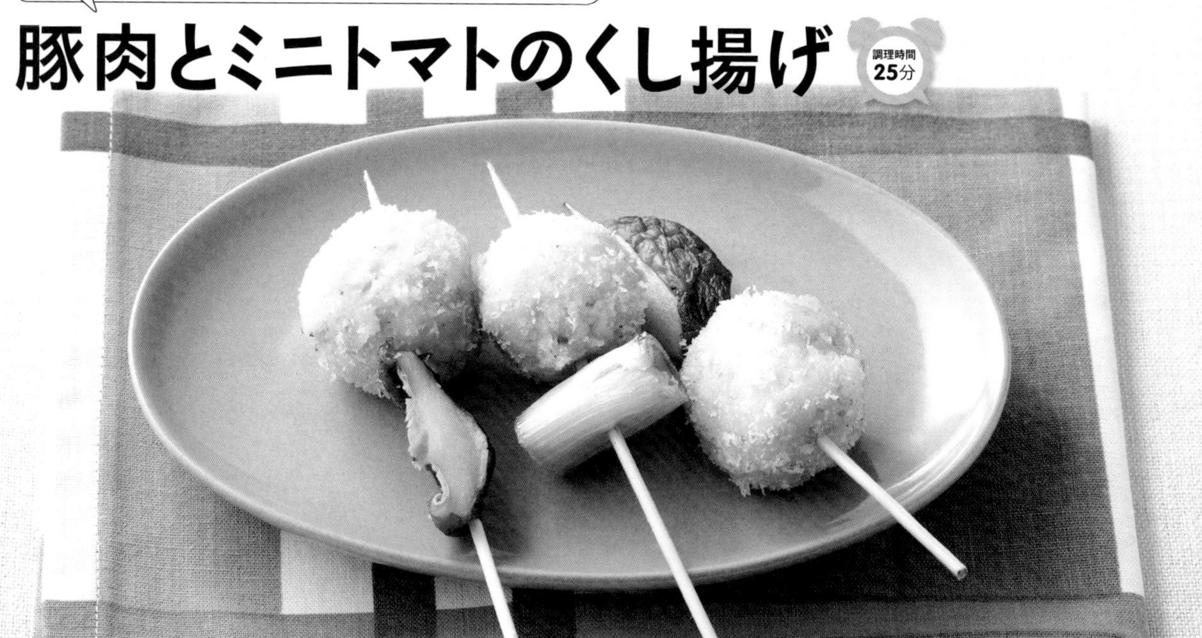

材料(2人分)	たんぱく質1日60gの人	たんぱく質1日50gの人	たんぱく質1日35gの人
豚肩ロース薄切り肉	90g	90g	80g
ミニトマト	6個(90g)	6個(90g)	5個(75g)
A 中濃ソース	小さじ2	小さじ2	小さじ2
からし	少々	少々	少々
長ねぎ	½本弱(40g)	½本弱(40g)	½本弱(40g)
しいたけ	2枚(30g)	2枚(30g)	2枚(30g)
B 小麦粉	大さじ1	大さじ1	大さじ1
水	小さじ2	小さじ2	小さじ2
塩	少々	少々	少々
パン粉	20g	20g	15g
揚げ油	適量	適量	適量

作り方

1. 長ねぎは縦に切り込みを入れ、2㎝幅に切る。しいたけは半分に切る。
2. 豚肉の片面に薄くAを塗り、塗ったほうを内側にしてへたを取ったミニトマトを巻き包む。
3. 小さなボウルにBを混ぜ合わせて2にからませ、パン粉をまぶす。
4. 竹串に3と長ねぎ、しいたけをそれぞれ刺し、170℃に熱した揚げ油で揚げる。

この料理の栄養価(1人分)

	たんぱく質1日60gの人	たんぱく質1日50gの人	たんぱく質1日35gの人
たんぱく質	10.9g	10.9g	9.6g
エネルギー	292kcal	292kcal	256kcal
塩分	1.1g	1.1g	1.1g
カリウム	384mg	384mg	344mg
リン	122mg	122mg	108mg

たんぱく質を抑えるワザ

衣に卵を使わない

たんぱく質を抑えるために、衣に卵を使っていません。パン粉をまぶして揚げるフライは、卵を使わなくても味があまり変わらないので、天ぷらよりもおすすめです。

ウーロン茶で煮るのがポイント

ローストビーフ

調理時間 50分 （牛肉を常温に置く時間は除く）

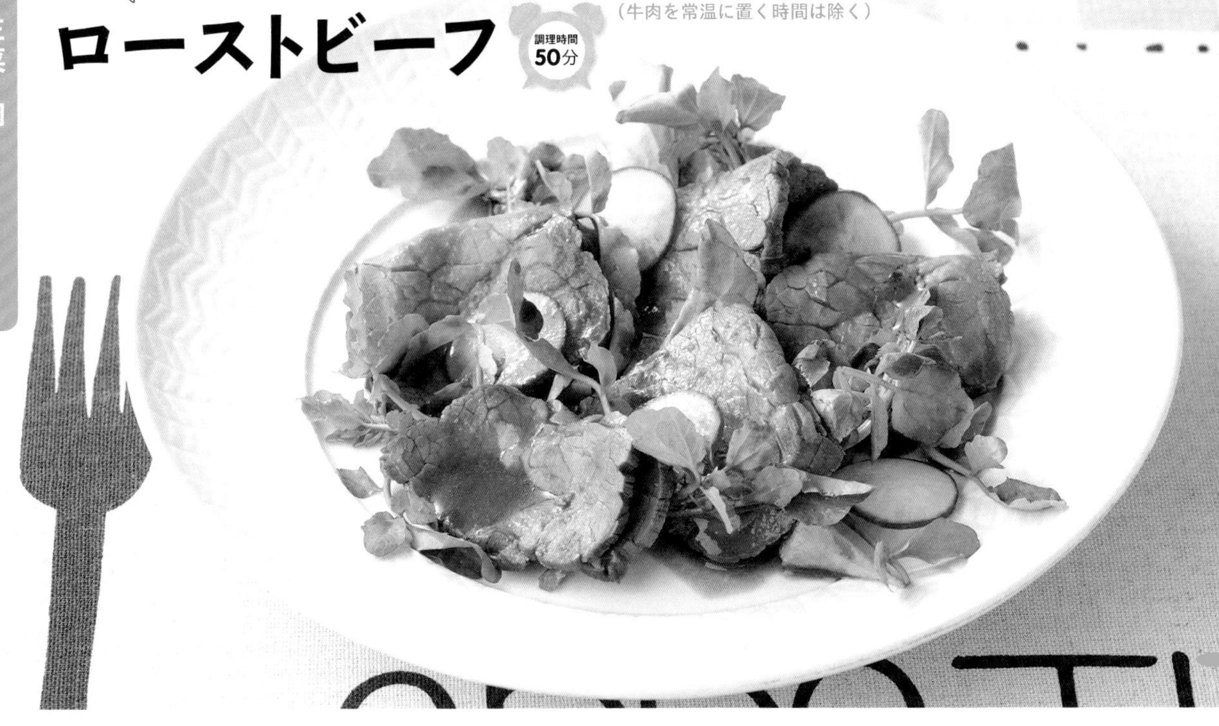

材料（4人分）[*1]

	たんぱく質1日60gの人	たんぱく質1日50gの人	たんぱく質1日35gの人
牛もも肉（かたまり）	300g	250g	200g
塩・こしょう	各少々	各少々	各少々
サラダ油	小さじ2	小さじ2	小さじ2
ウーロン茶	1½カップ	1½カップ	1½カップ
A ウーロン茶	¼カップ	¼カップ	¼カップ
バター（無塩）	大さじ1（12g）	大さじ1（12g）	大さじ1（12g）
しょうゆ	大さじ1	大さじ1	小さじ2
トマトケチャップ	小さじ2	小さじ2	小さじ2
水溶き片栗粉[*2]	小さじ2	小さじ2	小さじ2
クレソン	1束（40g）	1束（40g）	½束（20g）
ラディッシュ	2個（20g）	2個（20g）	2個（20g）

＊1 かたまり肉で作るため、4人分が作りやすい。
＊2 片栗粉小さじ1を同量の水で溶く。

この料理の栄養価（1人分）

	たんぱく質1日60gの人	たんぱく質1日50gの人	たんぱく質1日35gの人
たんぱく質	15.3g	12.9g	10.2g
エネルギー	198kcal	174kcal	147kcal
塩分	1.3g	1.3g	1.1g
カリウム	326mg	285mg	221mg
リン	153mg	130mg	102mg

作り方

1. 牛肉を30分ほど常温に置き、塩、こしょうをすり込む。クレソンは葉先を食べやすい大きさにちぎり、ラディッシュは薄切りにする。
2. フライパンにサラダ油を入れて熱し、中火で牛肉の表面に焼き色がつくまで、転がしながら焼く。焼き色がついたらウーロン茶を加えて7～8分、転がしながら煮る。
3. 火を止めて牛肉をいったん取り出し、アルミホイルで包む。2のフライパンのウーロン茶のなかに入れて、そのまま30分ほど置く。
4. 3の牛肉をスライスして器に盛り、1のクレソン、ラディッシュを散らす。
5. 鍋にAを入れて、かき混ぜながら中火にかける。沸騰したら、水溶き片栗粉でとろみをつけて、4にかける。

野菜ときのこの食感で満足感がアップ

牛肉巻き野菜蒸し

調理時間 25分

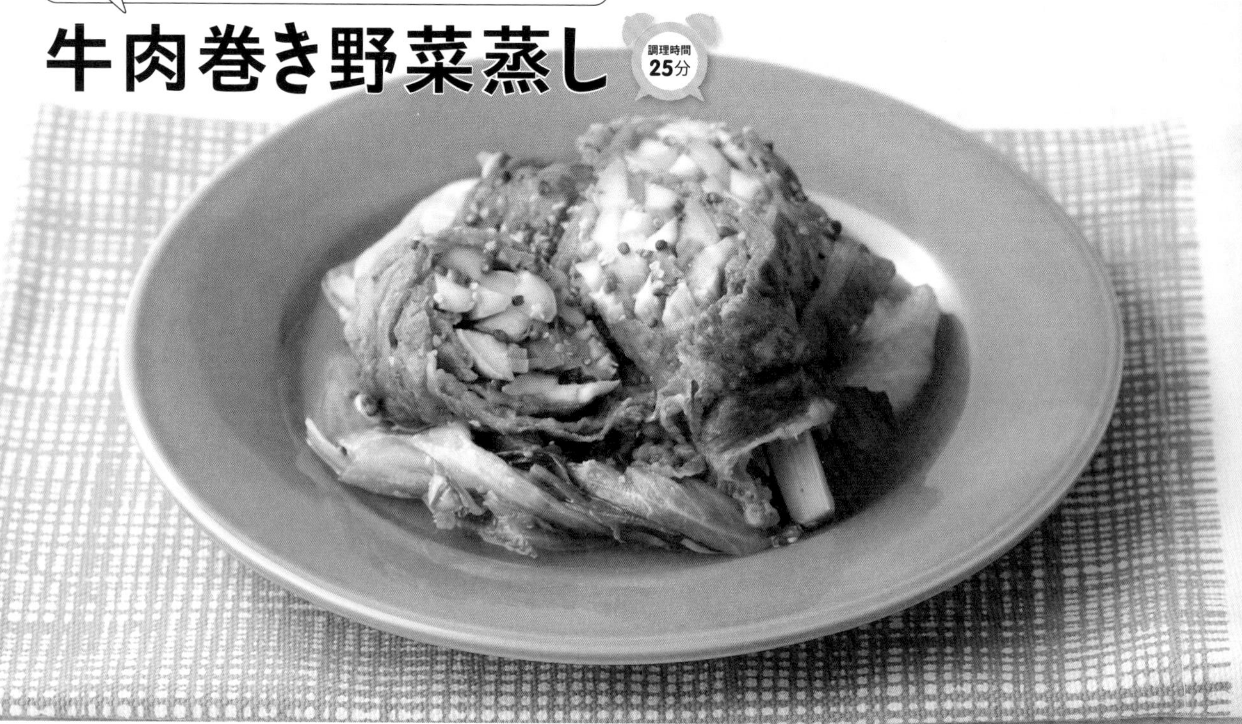

材料（2人分）

	たんぱく質1日60gの人	たんぱく質1日50gの人	たんぱく質1日35gの人
牛もも薄切り肉	120g	100g	90g
小麦粉	少々	少々	少々
アスパラガス	2本（40g）	2本（40g）	2本（40g）
にんじん	1/8本強（25g）	1/8本強（25g）	1/8本強（25g）
エリンギ	1本（40g）	1本（40g）	1/2本（20g）
レタス	5枚強（80g）	5枚強（80g）	5枚強（80g）
A 酒	大さじ1	大さじ1	大さじ1
ポン酢しょうゆ	大さじ1	大さじ1	大さじ1
粒マスタード	大さじ1	大さじ1	小さじ2
黒こしょう	少々	少々	少々

作り方

1 アスパラガスは根元のかたい部分を切り落として長さを３等分にし、さらに４つ割りに切る。にんじんは４㎝長さのせん切りにする。エリンギは縦に細く裂く。

2 牛肉に小麦粉を薄くまぶし、1のアスパラガス、にんじん、エリンギを等分にのせて、巻く。

3 耐熱皿に食べやすい大きさにちぎったレタスを敷き、2を均等に間隔をあけてのせる。混ぜ合わせたAを回しかけてラップをし、電子レンジ（600W）で４分ほど加熱する。

4 3を半分に切って、レタスとともに器に盛り、蒸し汁をかける。

この料理の栄養価（1人分）

	たんぱく質1日60gの人	たんぱく質1日50gの人	たんぱく質1日35gの人
たんぱく質	14.2g	12.3g	10.8g
エネルギー	165kcal	146kcal	126kcal
塩分	1.0g	1.0g	0.9g
カリウム	479mg	446mg	390mg
リン	181mg	163mg	137mg

カリウムを減らすワザ

軽く下ゆでし、調理時間を調整

さらにカリウムを減らしたい場合は、作り方2の前にアスパラガスとにんじんをサッと下ゆでします。ただし、食感を損なわないよう、作り方3の電子レンジの加熱時間をアスパラガスは２分半、にんじんは２分ほどに。

キムチの辛みが牛肉とベストマッチ

牛カルビ焼き サンチュ添え

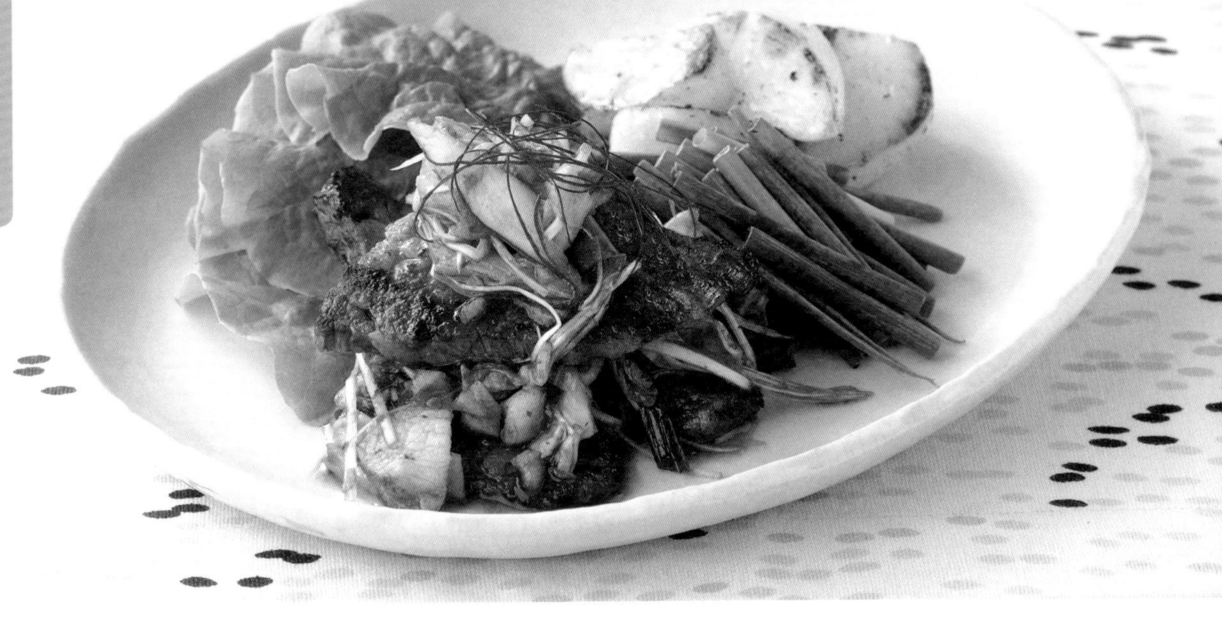

材料(2人分)	たんぱく質 1日60gの人	たんぱく質 1日50gの人	たんぱく質 1日35gの人
牛カルビ肉	120g	120g	120g
かぶ	2個(140g)	2個(140g)	2個(140g)
小ねぎ	⅓束(30g)	⅓束(30g)	⅓束(30g)
白菜キムチ	80g	80g	80g
サンチュ	6枚(60g)	6枚(60g)	6枚(60g)
A りんご酢	小さじ2	小さじ2	小さじ2
ごま油	小さじ½	小さじ½	小さじ½
しょうゆ	小さじ½	小さじ½	小さじ½
長ねぎ	少々	少々	少々
糸とうがらし	少々	少々	少々

作り方

1 かぶはくし形切りにする。小ねぎは4㎝長さに切る。Aの長ねぎは白髪ねぎにする。白菜キムチはざく切りにしてAと混ぜ合わせる。

2 フライパンを中火で熱し、牛肉を入れて両面こんがり焼いて、取り出す。

3 2のフライパンにかぶを入れて牛肉から出た脂でこんがり焼き上げる。

4 器にサンチュを敷き、牛肉、かぶ、小ねぎを盛る。牛肉の上に1の白菜キムチをかけて、糸とうがらしをのせる。

この料理の栄養価(1人分)

	たんぱく質 1日60gの人	たんぱく質 1日50gの人	たんぱく質 1日35gの人
たんぱく質	10.0g	10.0g	10.0g
エネルギー	276kcal	276kcal	276kcal
塩分	1.5g	1.5g	1.5g
カリウム	627mg	627mg	627mg
リン	125mg	125mg	125mg

おいしい減塩のポイント

キムチを調味料として生かす

キムチは、とうがらしの辛みだけでなく、酸味もあるのが特徴です。調味料の塩分は少しのしょうゆだけですが、キムチと合わせて食べることで、しっかりとした味が感じられます。

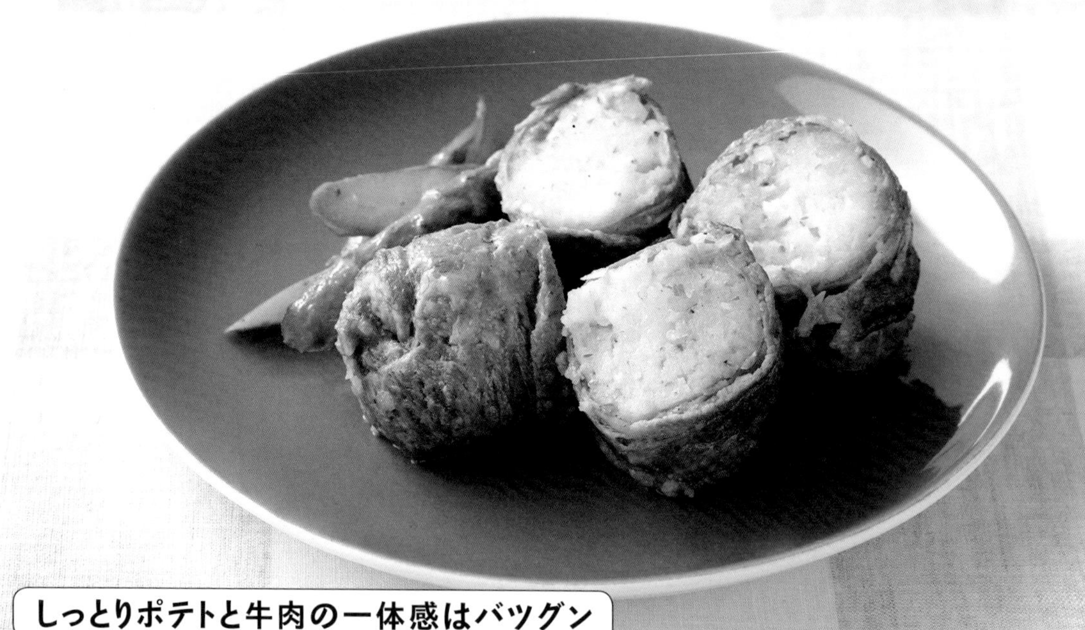

しっとりポテトと牛肉の一体感はバツグン

牛肉のマッシュポテト包み焼き

調理時間 35分

材料(2人分)

	たんぱく質 1日60gの人	たんぱく質 1日50gの人	たんぱく質 1日35gの人
牛もも薄切り肉	120g	100g	90g
じゃがいも	小2個(100g)	大⅔個弱(80g)	大⅔個弱(80g)
玉ねぎ	¼個(50g)	¼個(50g)	⅛個(25g)
パセリ(みじん切り)	大さじ1	大さじ1	大さじ1
A バター(無塩)	小さじ1(4g)	小さじ1(4g)	小さじ1(4g)
コンソメ(顆粒)	小さじ½	小さじ½	小さじ½
ガーリックパウダー	小さじ½	小さじ½	小さじ½
黒こしょう	少々	少々	少々
小麦粉	少々	少々	少々
オリーブ油	小さじ2	小さじ2	小さじ2
アスパラガス	2本(40g)	2本(40g)	1本(20g)
白ワイン	大さじ1	大さじ1	大さじ1
塩・こしょう	各少々	各少々	各少々

作り方

1. じゃがいもはゆでて皮をむき、ボウルに入れ、なめらかになるまでつぶす。玉ねぎはみじん切りにする。アスパラガスは斜め切りにする。
2. 1のじゃがいものボウルに玉ねぎ、パセリ、Aを加えて混ぜ合わせ、4等分にする。
3. 牛肉を広げ、2を等分にのせて巻き、表面に薄く小麦粉をまぶす。
4. フライパンにオリーブ油を入れ、中火で熱し、3とアスパラガスを加えて炒める。牛肉は時々転がす。白ワインを回しかけて、塩、こしょうをふる。

この料理の栄養価(1人分)

	たんぱく質 1日60gの人	たんぱく質 1日50gの人	たんぱく質 1日35gの人
たんぱく質	13.8g	11.7g	10.3g
エネルギー	220kcal	195kcal	179kcal
塩分	0.9g	0.9g	0.9g
カリウム	524mg	450mg	387mg
リン	157mg	134mg	115mg

ピリリとした山椒の風味がおいしさの決め手

牛肉とブロッコリーの山椒炒め

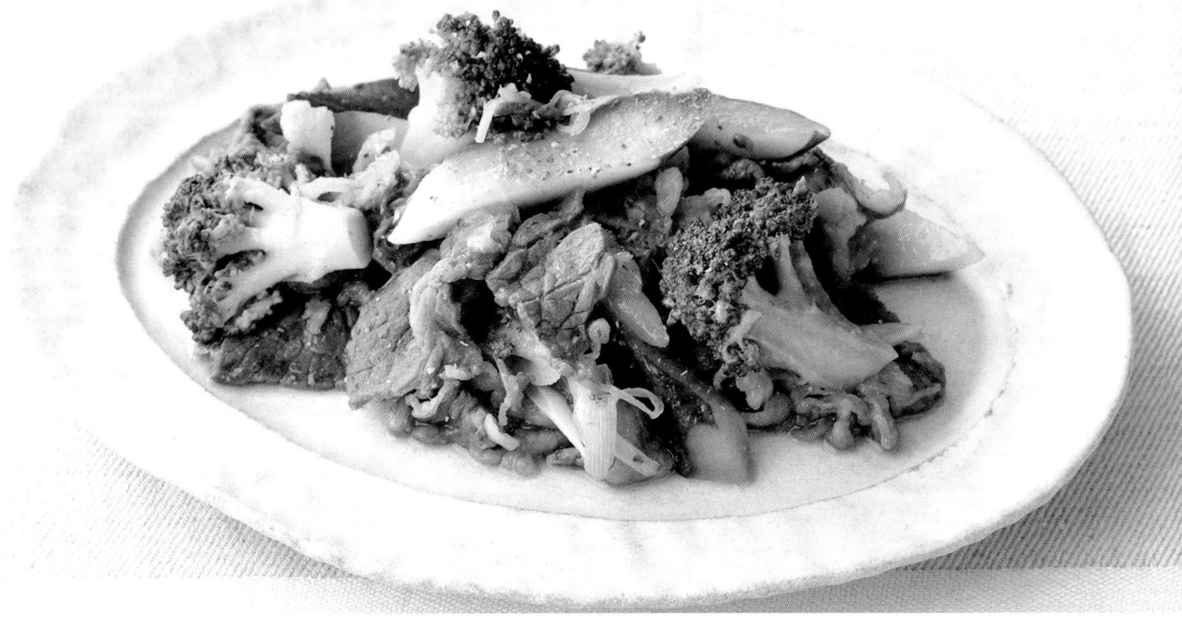

材料(2人分)	たんぱく質1日60gの人	たんぱく質1日50gの人	たんぱく質1日35gの人
牛こま切れ肉	120g	100g	90g
ブロッコリー	5~6房(90g)	5~6房(90g)	5~6房(90g)
きゅうり	1本(100g)	1本(100g)	1本(100g)
しょうが(せん切り)	10g	10g	10g
長ねぎ	⅓本弱(30g)	⅓本弱(30g)	⅓本弱(30g)
サラダ油	大さじ1	大さじ1	大さじ1
A だし汁	¼カップ	¼カップ	¼カップ
酒	大さじ1	大さじ1	大さじ1
しょうゆ	大さじ1	大さじ1	小さじ2
みりん	小さじ2	小さじ2	小さじ2
粉山椒	少々	少々	少々

作り方

1. ブロッコリーは小房に分け、きゅうりは長めの乱切り、長ねぎは斜め切りにする。
2. フライパンにサラダ油、しょうが、長ねぎを入れて弱火にかける。香りが立ってきたら、強火にして牛肉、ブロッコリー、きゅうりを加えて炒める。
3. 牛肉の色が変わってきたら、Aを回し入れ、ふたをして中火で2分ほど蒸し焼きにする。ふたを取り、水分をとばすように炒め、山椒をふって炒め合わせる。器に盛り、仕上げにも再度、山椒をふる。

この料理の栄養価(1人分)

	たんぱく質1日60gの人	たんぱく質1日50gの人	たんぱく質1日35gの人
たんぱく質	13.8g	12.1g	11.1g
エネルギー	278kcal	248kcal	231kcal
塩分	1.4g	1.4g	1.0g
カリウム	566mg	540mg	516mg
リン	176mg	162mg	150mg

食べごたえアップのヒケツ

野菜を大きめに切る

たんぱく質を抑えるために牛肉をたくさん使えない分、大きく切ったブロッコリーときゅうりを加えて食べごたえをアップ。特にきゅうりは、たんぱく質が少なく、おすすめです。

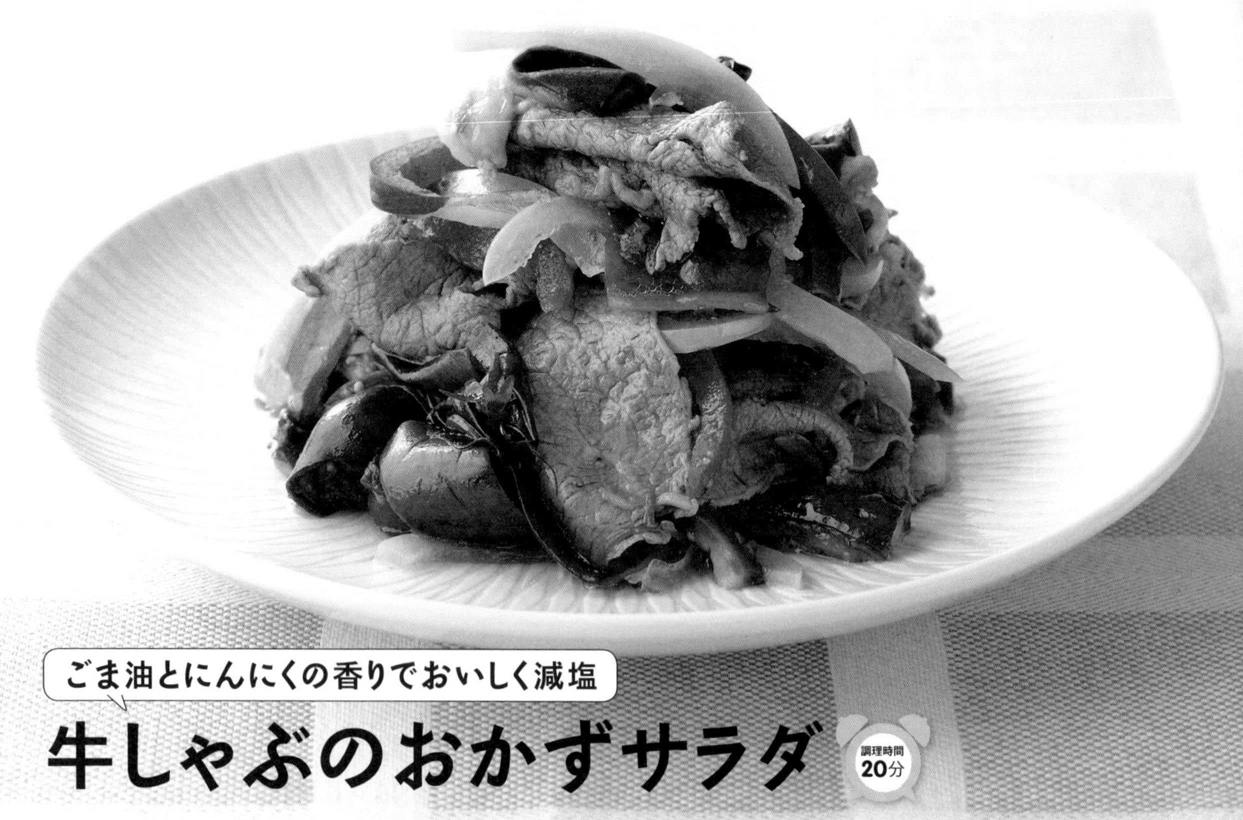

ごま油とにんにくの香りでおいしく減塩

牛しゃぶのおかずサラダ

調理時間 20分

材料(2人分)

	たんぱく質1日60gの人	たんぱく質1日50gの人	たんぱく質1日35gの人
牛もも薄切り肉	120g	100g	80g
赤パプリカ	½個(60g)	½個(60g)	½個(60g)
黄パプリカ	½個(60g)	½個(60g)	½個(60g)
なす	2本(160g)	2本(160g)	2本(160g)
海藻ミックス(乾燥)	4g	4g	4g
A ごま油	大さじ1	大さじ1	大さじ1
しょうゆ	大さじ1	大さじ1	大さじ1
おろしにんにく	小さじ1	小さじ1	小さじ1
ラー油	小さじ1	小さじ1	小さじ1
砂糖	小さじ⅔	小さじ⅔	小さじ⅔

作り方

1. 牛肉は半分に切り、パプリカはせん切りにする。なすは包丁で数か所切り込みを入れてラップに包み、電子レンジ(600W)で3分加熱し、手で粗く裂く。海藻ミックスは水でもどす。Aはよく混ぜておく。
2. 沸騰した湯でパプリカを20秒ほどゆでて取り出し、ざるにあげる。同じ湯で、牛肉を1枚ずつゆで、氷水で冷やす。
3. ボウルに水けをよくきった野菜と牛肉、海藻ミックスを入れて混ぜ合わせ、Aを加えてあえる。

この料理の栄養価(1人分)

	たんぱく質1日60gの人	たんぱく質1日50gの人	たんぱく質1日35gの人
たんぱく質	14.3g	12.3g	10.4g
エネルギー	231kcal	216kcal	194kcal
塩分	1.4g	1.4g	1.4g
カリウム	548mg	515mg	482mg
リン	164mg	146mg	128mg

おいしい減塩のポイント

風味豊かな油を使う

ごま油やオリーブ油など、香り豊かな油の風味を生かすようにすると、味つけを控えめにでき、減塩にもつながります。さらに、ごま油には血中のコレステロール値を下げる効果、オリーブ油には動脈硬化を防ぐ効果などが期待できます。

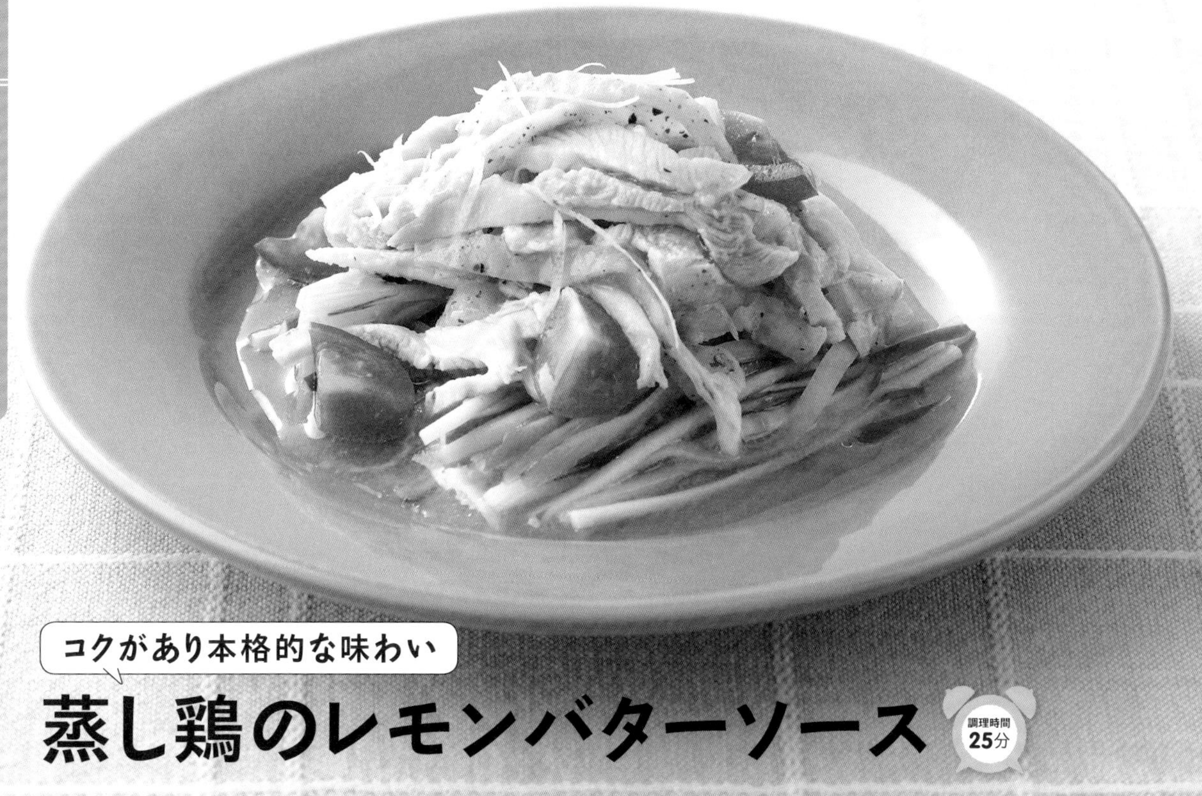

コクがあり本格的な味わい

蒸し鶏のレモンバターソース

調理時間 25分

材料(2人分)

	たんぱく質1日60gの人	たんぱく質1日50gの人	たんぱく質1日35gの人
鶏もも肉(皮つき)	140g	120g	120g
黒こしょう	少々	少々	少々
白ワイン	大さじ2	大さじ2	大さじ2
A バター(無塩)	小さじ2(8g)	小さじ2(8g)	小さじ2(8g)
しょうゆ	小さじ2	小さじ2	大さじ½
レモン汁	小さじ2	小さじ2	小さじ2
レモン果肉	¼個分	¼個分	¼個分
きゅうり	⅔本弱(60g)	⅔本弱(60g)	½本弱(40g)
ミニトマト	4個(60g)	4個(60g)	2個(30g)
レモンの皮(飾り用)	少々	少々	少々

この料理の栄養価(1人分)

	たんぱく質1日60gの人	たんぱく質1日50gの人	たんぱく質1日35gの人
たんぱく質	12.9g	11.2g	10.9g
エネルギー	188kcal	169kcal	162kcal
塩分	1.0g	1.0g	0.8g
カリウム	370mg	340mg	300mg
リン	152mg	135mg	124mg

作り方

1. 鶏肉は肉たたきや麺棒などでたたいて、厚さを均等に広げる。きゅうりはせん切りに、ミニトマトは乱切りにする。
2. 耐熱皿に鶏肉をのせて、黒こしょうをすり込み、白ワインを回しかける。軽くラップをして、電子レンジ(600W)で2分半加熱し、そのまま1分ほど置いてなじませる。
3. 2の鶏肉を細く切り、きゅうり、ミニトマトとともに器に盛る。
4. 2の耐熱皿に残った蒸し汁にAを加えて混ぜ、電子レンジで30秒加熱し、3にかける。せん切りにしたレモンの皮を散らす。

おいしい減塩のポイント 6

レモンを丸ごと使いこなす

市販のレモン汁は手軽で便利ですが、生のレモンもぜひ使ってみて。果汁だけでなく、皮をすりおろして使ったり、丸ごと刻んで入れたりとさまざまな料理に使うことができ、風味もぐんとアップします。皮を使う場合は、できれば無農薬のものを選びましょう。

冷めてもおいしいので作りおきしても

のし鶏

調理時間 25分

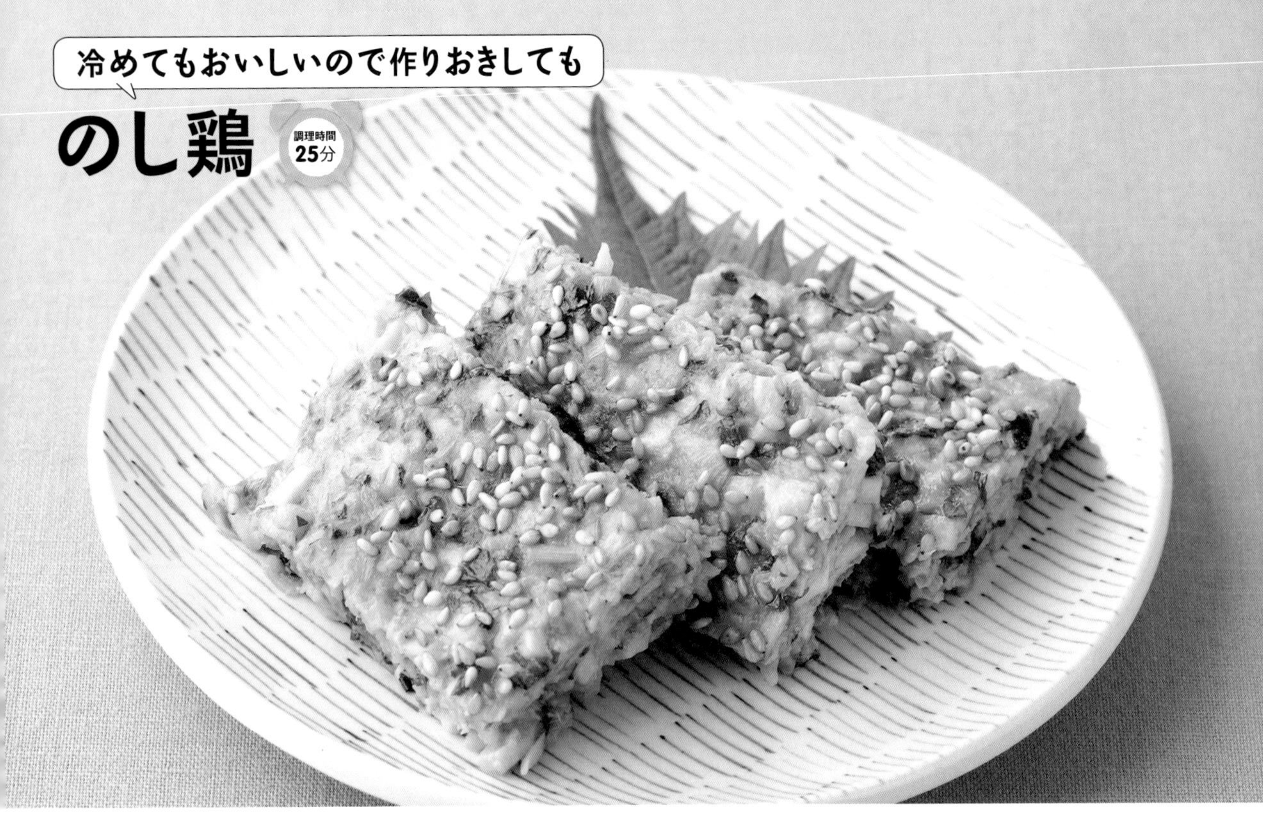

材料(2人分)

	たんぱく質1日60gの人	たんぱく質1日50gの人	たんぱく質1日35gの人
鶏ひき肉	120g	100g	100g
しょうが	15g	15g	15g
みょうが	2個(20g)	2個(20g)	2個(20g)
エリンギ	1本(40g)	1本(40g)	1本(40g)
糸三つ葉	40g	40g	40g
A 酒	大さじ1	大さじ1	大さじ1
みそ	大さじ1	大さじ1	小さじ2
ごま油	大さじ1	大さじ1	大さじ1
片栗粉	小さじ1	小さじ1	小さじ1
サラダ油	少々	少々	少々
白いりごま	小さじ1	小さじ1	小さじ1
青じそ	2枚	2枚	2枚

作り方

1 しょうがとみょうがはみじん切りにする。エリンギは3～4㎜の角切りにする。糸三つ葉は細かく刻む。

2 ボウルに鶏ひき肉、1、Aを入れてよく練り混ぜる。

3 オーブントースターの天板にアルミホイルを敷き、サラダ油を薄く塗る。その上に2を1㎝ほどの厚さになるようにのばして四角く形を整え、表面に白ごまをふる。

4 オーブントースターで10～12分焼く。途中焦げるようであれば、上にアルミホイルをかぶせる。適当な大きさに切り分け、青じそを敷いた器に盛る。

この料理の栄養価(1人分)

	たんぱく質1日60gの人	たんぱく質1日50gの人	たんぱく質1日35gの人
たんぱく質	12.8g	11.0g	10.7g
エネルギー	197kcal	180kcal	174kcal
塩分	1.2g	1.2g	0.8g
カリウム	403mg	378mg	367mg
リン	119mg	108mg	103mg

もっとおいしく

冷蔵で2～3日保存できる

のし鶏は、松風焼きとも呼ばれ、もともとはおせち料理として食べられてきました。冷蔵で2～3日ほど保存できるので、作りおきのおかずとしてもおすすめです。

お手ごろ食材の鶏胸肉がしっとりやわらかに

バジル風味の鶏ハム

調理時間 40分（漬け込む時間を除く）

材料（4人分）*	たんぱく質 1日60gの人	たんぱく質 1日50gの人	たんぱく質 1日35gの人
鶏胸肉	大1枚（300g）	中1枚（220g）	1枚（200g）
A オリーブ油	大さじ1	大さじ1	大さじ1
はちみつ	大さじ1	大さじ1	大さじ1
塩	小さじ⅔	小さじ⅔	小さじ⅔
バジル（乾燥）	小さじ1	小さじ1	小さじ1
黒こしょう	少々	少々	少々
大根	⅕本弱（180g）	⅒本（100g）	3㎝弱（60g）
ラディッシュ	3個（30g）	3個（30g）	3個（30g）
フレンチドレッシング（市販）	大さじ2	大さじ2	大さじ2

＊鶏胸肉１枚分＝４人分が作りやすい。

この料理の栄養価（１人分）

	たんぱく質 1日60gの人	たんぱく質 1日50gの人	たんぱく質 1日35gの人
たんぱく質	16.4g	12.0g	10.9g
エネルギー	179kcal	149kcal	141kcal
塩分	1.6g	1.5g	1.5g
カリウム	398mg	284mg	244mg
リン	164mg	120mg	108mg

作り方

1. 鶏肉は肉たたきや麺棒などでたたき、厚さを均等に広げて、半分に切る。ポリ袋に鶏肉を入れ、Ａを加えてよくもみ混ぜ、ひと晩漬け込む。
2. ラップの上に鶏肉を広げ、片面にバジルと黒こしょうをまんべんなくふる。ロール状に巻き込み、ラップの両端を結ぶ。
3. 沸騰した湯に２を入れて火を止め、そのまま 30 分ほど漬けておく。氷水で冷やし、粗熱がとれたらラップを取りはずして薄く切る。
4. せん切りにした大根とラディッシュをボウルに入れて、フレンチドレッシングであえ、一緒に盛り合わせる。

おいしい減塩のポイント

乾燥ハーブを常備する

バジルやパセリなどのハーブを味つけのアクセントにすると、塩分控えめでもおいしく食べられます。乾燥させたものは日もちするので、常備しておくと便利です。

好みの野菜にチェンジすればバリエーションが広がる

鶏肉とかぼちゃの治部煮

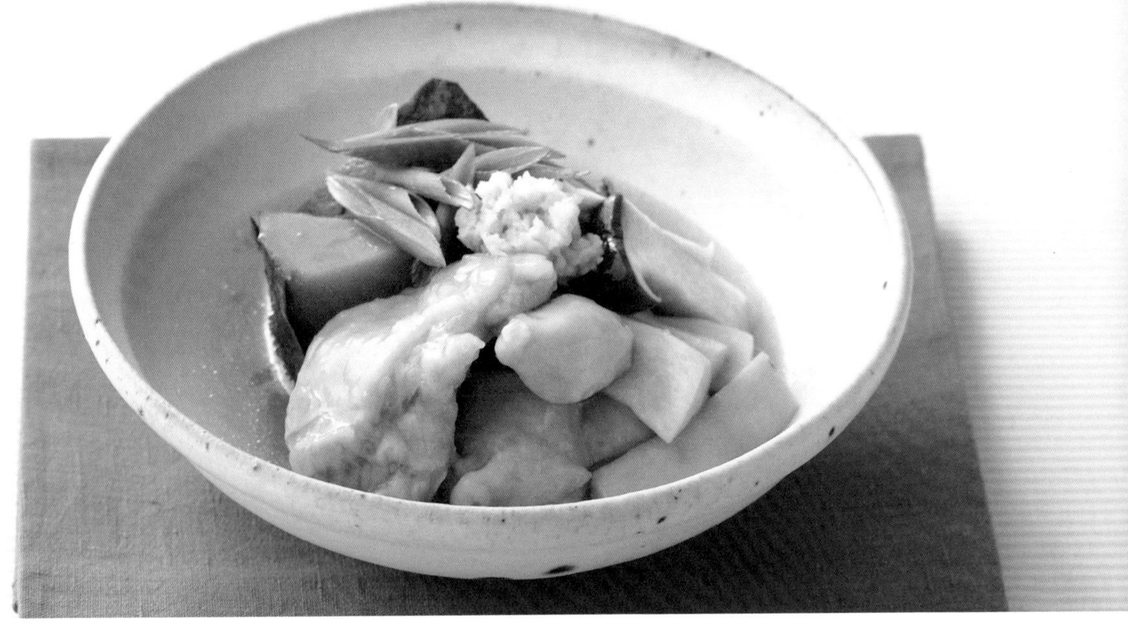

材料(2人分)	たんぱく質 1日60gの人	たんぱく質 1日50gの人	たんぱく質 1日35gの人
鶏もも肉	1/2枚(100g)	1/2枚(100g)	1/2枚(100g)
片栗粉	少々	少々	少々
かぼちゃ	1/8個強(140g)	1/8個強(140g)	1/12個(100g)
エリンギ	2本(80g)	2本(80g)	1本(40g)
Aだし汁	1カップ	1カップ	1カップ
酒	大さじ1	大さじ1	大さじ1
みりん	大さじ1	大さじ1	大さじ1
しょうゆ	小さじ2	小さじ2	小さじ2
塩	少々	少々	少々
小ねぎ	1~2本(10g)	1~2本(10g)	1~2本(10g)
おろししょうが	小さじ2	小さじ2	小さじ2

作り方

1 鶏肉はそぎ切りにして、薄く片栗粉をまぶす。かぼちゃはひと口大に切り、エリンギは縦4等分にして、横半分に切る。

2 鍋にAを入れて中火にかけ、かぼちゃを加えて8分ほど煮込む。かぼちゃがやわらかくなってきたら、鶏肉を加えて4分ほど煮る。さらにエリンギも加えて2分ほど煮る。

3 器に2の具材を盛り、煮汁をかけて、斜め切りにした小ねぎ、おろししょうがを添える。

この料理の栄養価(1人分)

	たんぱく質 1日60gの人	たんぱく質 1日50gの人	たんぱく質 1日35gの人
たんぱく質	11.7g	11.7g	10.8g
エネルギー	186kcal	186kcal	164kcal
塩分	1.5g	1.5g	1.5g
カリウム	716mg	716mg	558mg
リン	178mg	178mg	151mg

もっとおいしく

旬の野菜でアレンジしてもOK

今回はかぼちゃを使いましたが、とうがんなどでもおいしくできます(かぼちゃは100gあたりたんぱく質1.9g、とうがんは100gあたりたんぱく質0.5g)。野菜は、旬のものほどおいしく、ビタミンなどの栄養も豊富なので、旬に合わせて楽しむとよいでしょう。

高たんぱくなささみは控えめにして野菜でボリュームアップ

鶏ささみ巻き野菜蒸し

調理時間 25分

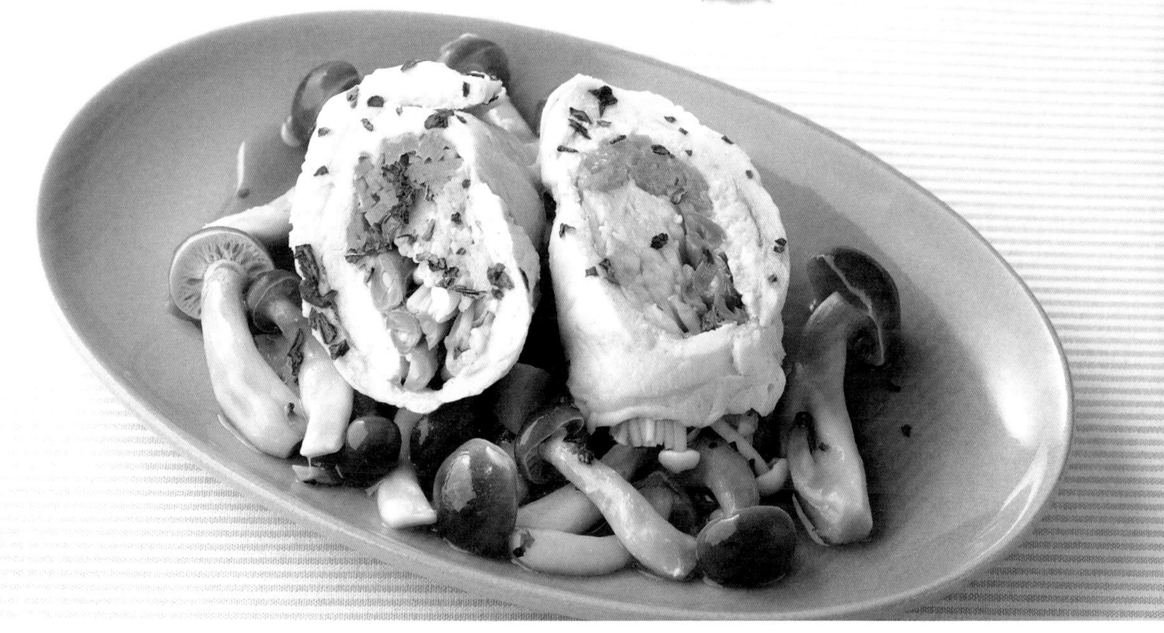

材料(2人分)

	たんぱく質1日60gの人	たんぱく質1日50gの人	たんぱく質1日35gの人
鶏ささみ	2本(90g)	小2本(80g)	小2本(80g)
小麦粉	少々	少々	少々
にんじん	2cm(20g)	2cm(20g)	2cm(20g)
さやいんげん	2本(14g)	2本(14g)	2本(14g)
えのきたけ	½袋弱(40g)	⅕袋(20g)	⅕袋(20g)
しめじ	1パック(100g)	½パック(50g)	なし
A 水	大さじ2	大さじ2	大さじ2
白ワイン	大さじ1	大さじ1	大さじ1
B バター(無塩)	小さじ2(8g)	小さじ2(8g)	小さじ2(8g)
しょうゆ	小さじ2	大さじ½	大さじ½
バジル(乾燥)	少々	少々	少々

この料理の栄養価(1人分)

	たんぱく質1日60gの人	たんぱく質1日50gの人	たんぱく質1日35gの人
たんぱく質	13.6g	11.6g	10.9g
エネルギー	106kcal	94kcal	89kcal
塩分	1.0g	0.7g	0.7g
カリウム	532mg	413mg	320mg
リン	197mg	159mg	135mg

作り方

1. 鶏ささみは肉たたきや麺棒などでたたいてのばし、小麦粉を薄くまぶす。にんじんは4cm長さのせん切りに、さやいんげんは縦半分に切る。えのきたけとしめじはほぐす。
2. 鶏ささみににんじん、さやいんげん、えのきたけを等分にのせて巻く。
3. 耐熱皿にしめじを並べ、その上に2をのせる(たんぱく質1日35gの人は、2を皿に直接並べる)。Aを回しかけ、軽くラップをして、電子レンジ(600W)で3分加熱する。いったん皿を取り出し、鶏ささみ巻きを裏返してさらに2分加熱する。
4. 3の鶏ささみ巻きを半分に切って、しめじとともに器に盛り、蒸し汁とBを混ぜ合わせたソースをかける。

食べごたえアップのヒケツ

鶏ささみで野菜を巻けばまるでかたまり肉

鶏ささみは薄くのばして野菜を巻くことで、量が少なくてもかたまり肉のような食べごたえに。野菜はエリンギや小ねぎもおすすめ。

2種のハーブでしっかりとした味わい

いわしの香草焼き

調理時間 20分

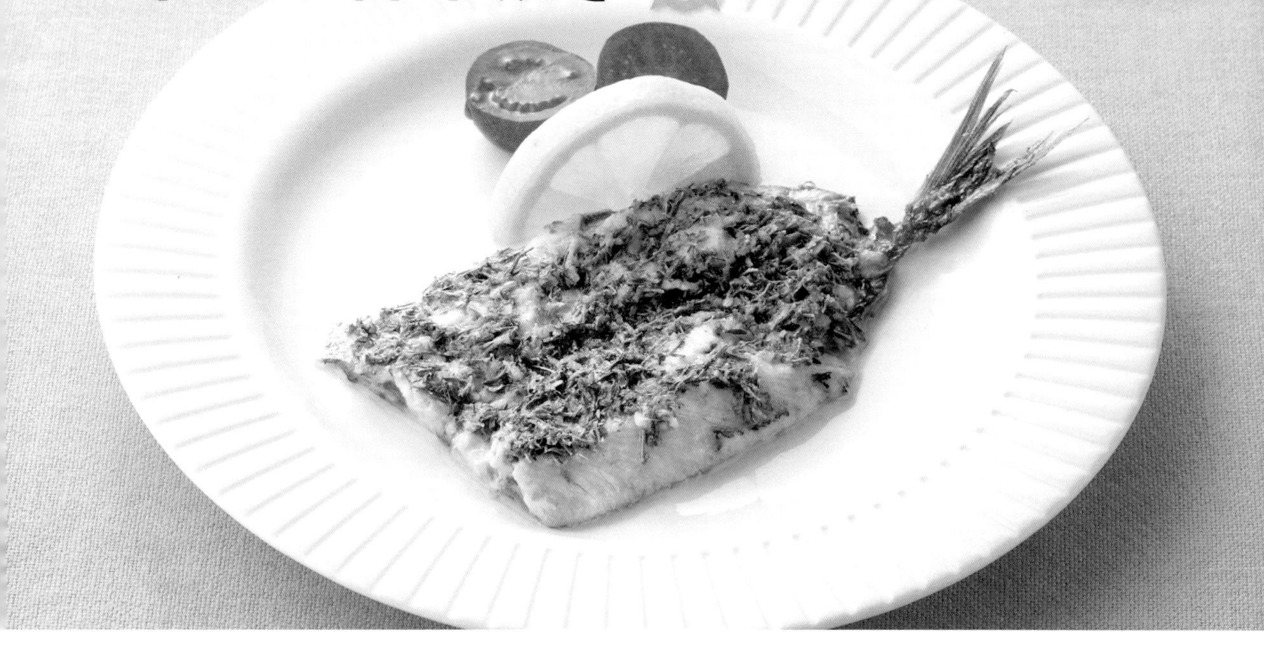

材料(2人分)	たんぱく質1日60gの人	たんぱく質1日50gの人	たんぱく質1日35gの人
いわし	2尾(120g)	小2尾(100g)	小2尾(100g)
A パセリ(みじん切り)	大さじ1	大さじ1	大さじ1
バター(無塩)	小さじ2(8g)	小さじ2(8g)	小さじ2(8g)
タイム(乾燥)	小さじ1	小さじ1	小さじ1
おろしにんにく	1片分(5g)	1片分(5g)	1片分(5g)
塩	小さじ⅓	小さじ⅓	小さじ⅓
こしょう	少々	少々	少々
ミニトマト	2個(30g)	2個(30g)	2個(30g)
レモン(半月切り)	2切れ	2切れ	2切れ

作り方

1. いわしは手開きにする。ボウルにAを入れ、混ぜ合わせる。
2. いわしの皮目に混ぜ合わせたAを塗り、オーブントースター(もしくは魚焼きグリル)で7～8分焼く。好みで半分に切ったミニトマトとレモンを添える。

この料理の栄養価(1人分)

	たんぱく質1日60gの人	たんぱく質1日50gの人	たんぱく質1日35gの人
たんぱく質	12.2g	10.3g	10.3g
エネルギー	142kcal	127kcal	127kcal
塩分	1.1g	1.1g	1.1g
カリウム	270mg	243mg	243mg
リン	152mg	129mg	129mg

もっとおいしく

魚は開いて、減塩&ボリュームアップ

一尾の魚は、開いたり、三枚におろしたりすることで、調理のレパートリーが広がります。開くと見た目のボリュームがアップして、少量の塩分でも広い面積にまんべんなく味がつき、もの足りなさを感じにくくなるのも利点です。スーパーの鮮魚売り場などで、さばいてもらうこともできます。

レモン果汁で酢よりもまろやかな酸味に

かつおのカルパッチョ

調理時間 15分

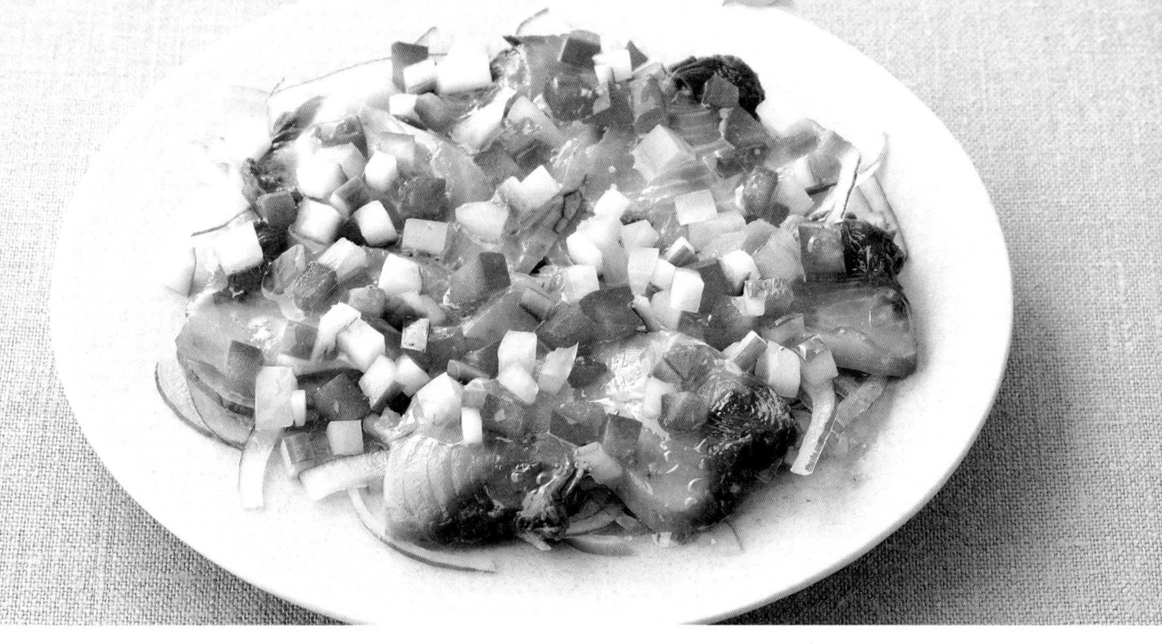

材料(2人分)

	たんぱく質1日60gの人	たんぱく質1日50gの人	たんぱく質1日35gの人
かつお(刺身用さく)	100g	80g	70g
紫玉ねぎ	¼個弱(40g)	¼個弱(40g)	¼個弱(40g)
きゅうり	½本(50g)	½本(50g)	½本(50g)
赤パプリカ	¼個(30g)	¼個(30g)	¼個(30g)
黄パプリカ	¼個(30g)	¼個(30g)	¼個(30g)
A オリーブ油	大さじ1	大さじ1	大さじ1
レモン汁	大さじ1	大さじ1	大さじ1
砂糖	小さじ1	小さじ1	小さじ1
おろしにんにく	小さじ½	小さじ½	小さじ½
塩	小さじ⅓	小さじ⅓	小さじ⅓
こしょう	少々	少々	少々

作り方

1. かつおは薄いそぎ切りにする。紫玉ねぎは薄切りにする。きゅうり、パプリカは3～4㎜の角切りにする。
2. 沸騰した湯に、パプリカを入れて10秒ほどゆでてざるにあげ、水けをきる。
3. 器に紫玉ねぎを敷き、かつおを盛る。きゅうり、パプリカを散らし、混ぜ合わせたAをかける。

この料理の栄養価(1人分)

	たんぱく質1日60gの人	たんぱく質1日50gの人	たんぱく質1日35gの人
たんぱく質	13.8g	11.2g	9.9g
エネルギー	137kcal	127kcal	121kcal
塩分	1.1g	1.1g	1.1g
カリウム	378mg	335mg	314mg
リン	166mg	138mg	124mg

カリウムを減らすワザ

玉ねぎは水にさらす

カリウムを減らそうとして、玉ねぎを下ゆでですると、シャキシャキの食感が損なわれてしまいます。生で食べる場合は、15分程度水にさらすだけでもカリウムを減らせます。

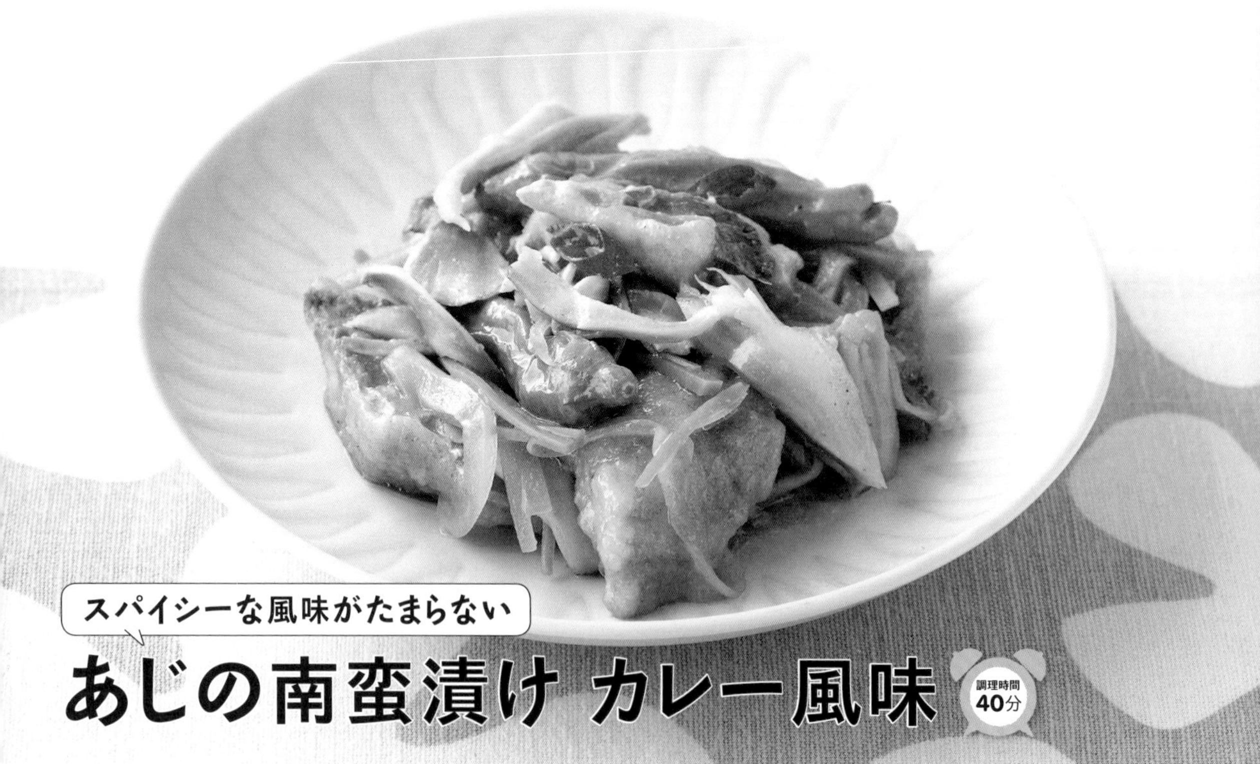

スパイシーな風味がたまらない

あじの南蛮漬け カレー風味

調理時間 40分

材料(2人分)	たんぱく質 1日60gの人	たんぱく質 1日50gの人	たんぱく質 1日35gの人
あじ	小2尾(120g)	中1尾(90g)	80g
A カレー粉	小さじ1	小さじ1	小さじ1
片栗粉	小さじ1	小さじ1	小さじ1
揚げ油	適量	適量	適量
玉ねぎ	¼個(50g)	⅛個(25g)	⅛個(25g)
にんじん	¼本弱(40g)	2cm(20g)	2cm(20g)
まいたけ	½パック(50g)	⅓パック弱(30g)	⅓パック弱(30g)
ししとう	6本(36g)	4本(24g)	4本(24g)
B だし汁	½カップ	½カップ	½カップ
酢	大さじ2	大さじ2	大さじ2
しょうゆ	小さじ2	大さじ½	大さじ½
砂糖	小さじ1	小さじ1	小さじ1
カレー粉	小さじ1	小さじ½	小さじ½
赤とうがらし(輪切り)	½本	½本	½本

作り方

1. あじは三枚におろしてひと口大に切り、Aを薄くまぶす。玉ねぎは薄切りに、にんじんはせん切りにする。まいたけは小房に分ける。ししとうは包丁で数か所切り込みを入れる。
2. 沸騰した湯で、玉ねぎ、にんじん、まいたけを20秒ほどゆでてざるにあげ、よく水けをきってバットなどに入れる。
3. 鍋にBを入れて中火にかけ、沸騰したら火からおろし、2に加える。
4. 170℃に熱した揚げ油で、ししとうを素揚げにし、その後、あじを揚げる。3のバットに入れ、20分ほど漬け込む。

この料理の栄養価(1人分)

	たんぱく質 1日60gの人	たんぱく質 1日50gの人	たんぱく質 1日35gの人
たんぱく質	14.1g	10.5g	9.5g
エネルギー	175kcal	137kcal	123kcal
塩分	1.1g	0.9g	0.9g
カリウム	530mg	381mg	363mg
リン	197mg	146mg	135mg

しょうが風味のあんが減塩のコツ

かじきとかぶの重ね蒸し

調理時間 25分

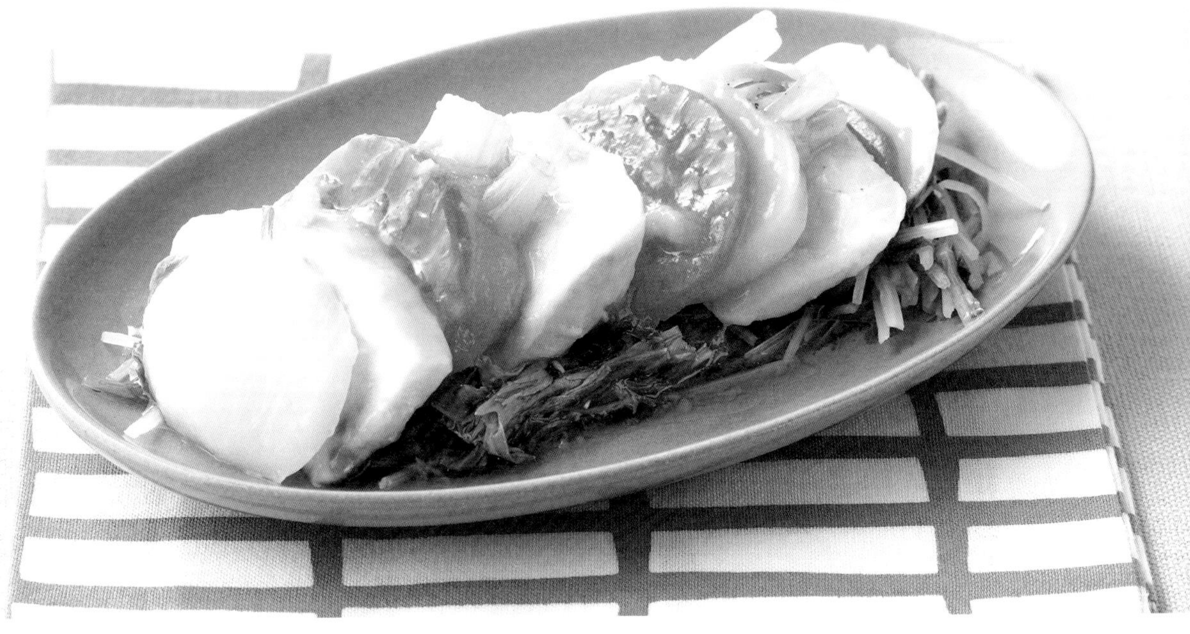

材料（2人分）

	たんぱく質1日60gの人	たんぱく質1日50gの人	たんぱく質1日35gの人
かじき	大1切れ(100g)	1切れ(70g)	1切れ弱(60g)
片栗粉	少々	少々	少々
かぶ	小2個(120g)	小1個(60g)	小1個(60g)
にんじん	¼本弱(40g)	¼本弱(40g)	¼本弱(40g)
水菜	2株(40g)	1株(20g)	1株(20g)
酒	大さじ1	大さじ1	大さじ1
A だし汁	80㎖	80㎖	80㎖
酒	小さじ2	小さじ2	小さじ2
しょうゆ	小さじ2	大さじ½	大さじ½
みりん	小さじ2	小さじ2	小さじ2
おろししょうが	小さじ2	小さじ2	小さじ2
水溶き片栗粉*	小さじ2	小さじ2	小さじ2

＊片栗粉小さじ１を同量の水で溶く。

作り方

1. かじきはそぎ切りにし、薄く片栗粉をまぶす。かぶは葉の部分を２㎝ほど残して、１㎝幅の輪切りにする。にんじんは薄い輪切りにし、水菜は４㎝長さに切る。
2. 耐熱皿に水菜を敷き、かじき、かぶ、にんじんを交互に重ねて並べ、酒を回しかける。
3. 蒸気の上がった蒸し器で５分蒸し、器に盛る。電子レンジ（600W）の場合は６～７分加熱する。
4. 鍋にAを入れて中火にかけ、沸騰したら、水溶き片栗粉でとろみをつけて3にかける。

この料理の栄養価（1人分）

	たんぱく質1日60gの人	たんぱく質1日50gの人	たんぱく質1日35gの人
たんぱく質	11.2g	7.8g	6.9g
エネルギー	115kcal	85kcal	78kcal
塩分	1.1g	0.8g	0.8g
カリウム	586mg	391mg	369mg
リン	181mg	125mg	112mg

おいしい減塩のポイント

調味料にとろみをつける

調味料にとろみをつけて、あんにすると舌の上にとどまるため、しっかりと塩味を感じやすくなります。ふだんの炒めものなどでも、片栗粉でとろみをつけると、薄味でもおいしくできておすすめです。

香ばしい焼きさばをおろし酢でさっぱりと

焼きさばのねぎおろしあえ

調理時間 15分

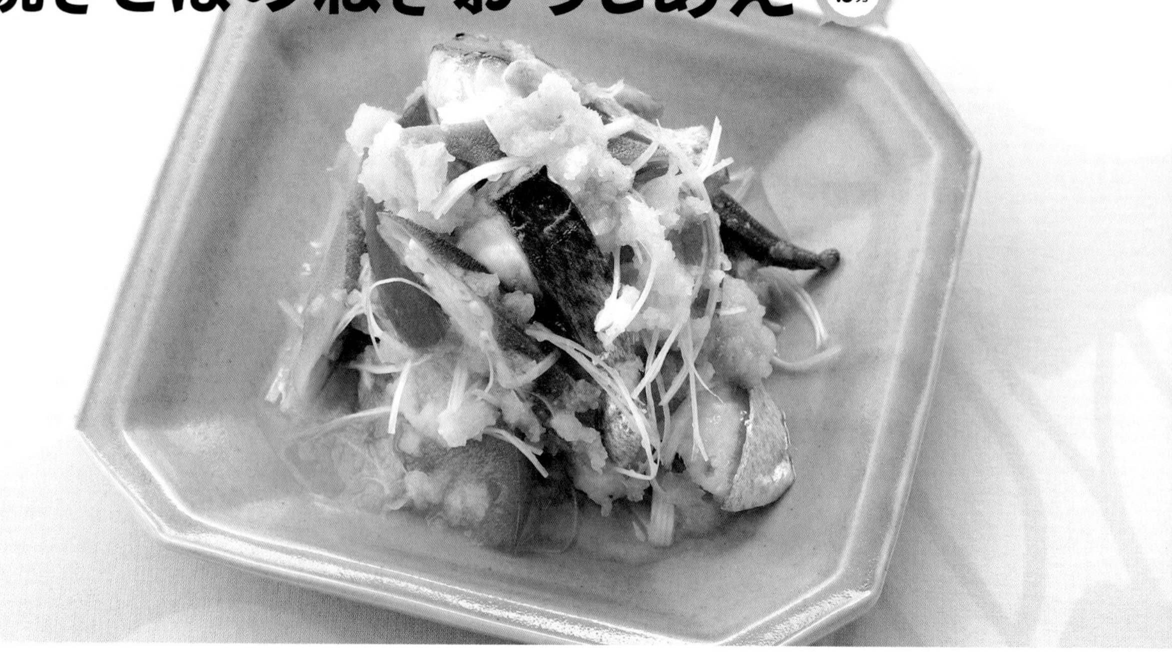

材料(2人分)

	たんぱく質 1日60gの人	たんぱく質 1日50gの人	たんぱく質 1日35gの人
さば	小2切れ(120g)	大1切れ(100g)	中1切れ(90g)
長ねぎ	¼本(25g)	¼本(25g)	¼本(25g)
オクラ	4本(32g)	4本(32g)	2本(16g)
トマト	½個(75g)	½個(75g)	⅓個(50g)
大根(おろす)	100g	100g	100g
A 和風ドレッシング(市販)	大さじ1½	大さじ1½	大さじ1
ごま油	小さじ2	小さじ2	小さじ2
りんご酢	小さじ2	小さじ2	小さじ2

作り方

1. さばは1㎝厚さのそぎ切りにする。長ねぎは白髪ねぎにする。オクラはがくを切り落とし、下ゆでして斜め切りにする。トマトは乱切りにする。
2. 魚焼きグリルでさばをこんがり焼く。
3. ボウルにAと軽く水けをきった大根おろしを入れて混ぜる。ほかの材料も加えてあえ、器に盛る。

この料理の栄養価(1人分)

	たんぱく質 1日60gの人	たんぱく質 1日50gの人	たんぱく質 1日35gの人
たんぱく質	13.7g	11.7g	10.3g
エネルギー	197kcal	176kcal	158kcal
塩分	1.0g	1.0g	0.7g
カリウム	476mg	443mg	375mg
リン	170mg	148mg	127mg

おすすめ食材

青背魚で血管を健康に保つ

さばなどの青背の魚に多く含まれるDHA(ドコサヘキサエン酸)やEPA(エイコサペンタエン酸)といった良質な脂は、動脈硬化を予防する効果が期待できます。また、さばを薄いそぎ切りにして、枚数を多くすることで見た目の満足度がアップします。

サクサクの衣でおいしい！

たらのレモン風味フリッター

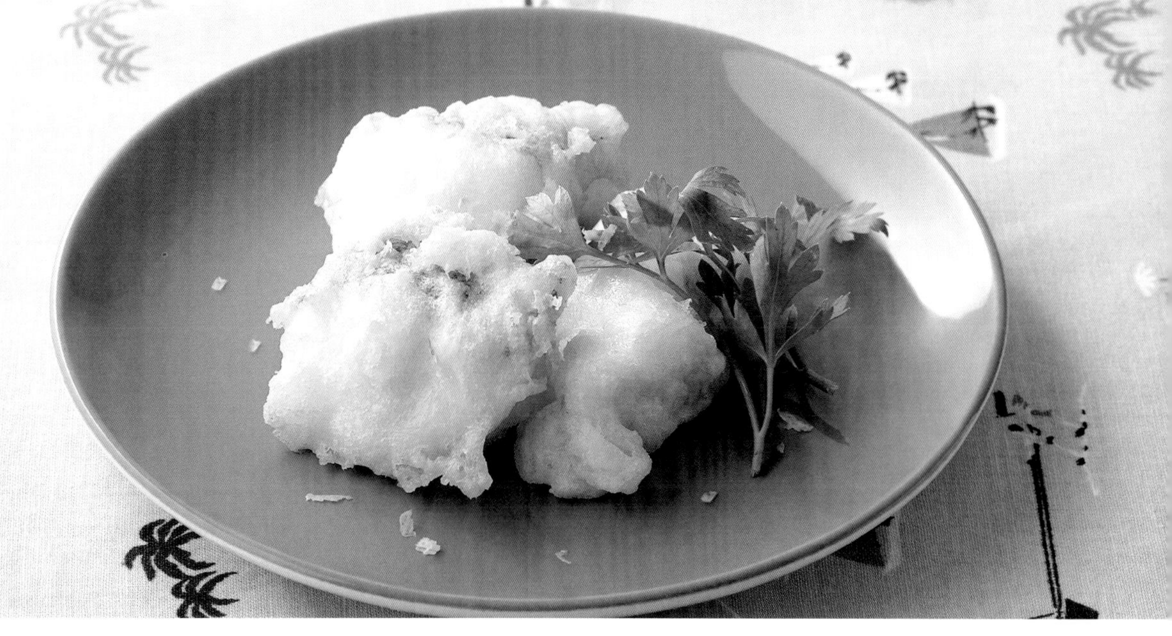

材料(2人分)	たんぱく質1日60gの人	たんぱく質1日50gの人	たんぱく質1日35gの人
たら	小2切れ(140g)	大1切れ(100g)	大1切れ(100g)
小麦粉	少々	少々	少々
A 卵	½個(25g)	⅓個弱(15g)	⅓個弱(15g)
小麦粉	大さじ1⅔(15g)	大さじ1⅓(12g)	大さじ1⅓(12g)
炭酸水	20mℓ	20mℓ	20mℓ
レモン汁	小さじ2	小さじ2	小さじ2
塩	少々	少々	少々
レモンの皮	¼個分	¼個分	¼個分
揚げ油	適量	適量	適量
イタリアンパセリ	少々	少々	少々

作り方

1 たらはひと口大に切り、小麦粉を薄くまぶす。レモンの皮は飾り用に少し取り分けておく。

2 ボウルにAとレモンの皮を入れてさっくりと混ぜ、衣を作る。

3 たらに2の衣をつけ、170℃に熱した揚げ油で揚げる。器に盛り、飾り用のレモンの皮を散らし、パセリを添える。

この料理の栄養価(1人分)

	たんぱく質1日60gの人	たんぱく質1日50gの人	たんぱく質1日35gの人
たんぱく質	14.7g	10.4g	10.4g
エネルギー	191kcal	138kcal	138kcal
塩分	0.7g	0.6g	0.6g
カリウム	290mg	212mg	212mg
リン	189mg	134mg	134mg

もっとおいしく

衣には水ではなく炭酸水がおすすめ

フリッターの衣に炭酸水を使うのが、サクサクに仕上げるコツです。冷めても衣がベタッとしません。衣を作るときは、炭酸が抜けてしまわないよう、軽くかき混ぜる程度に。

北海道の郷土料理を自宅でも

さけのちゃんちゃん焼き

調理時間 20分

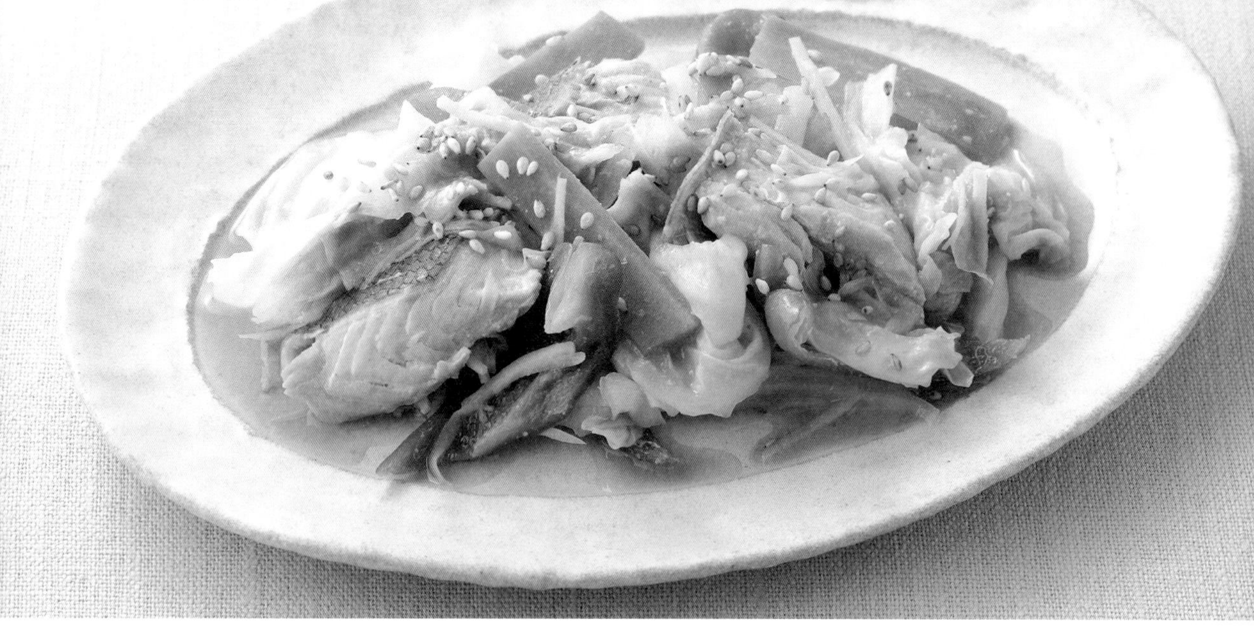

材料(2人分)	たんぱく質1日60gの人	たんぱく質1日50gの人	たんぱく質1日35gの人
生ざけ	大1切れ(100g)	中1切れ(70g)	小1切れ(60g)
キャベツ	2枚(160g)	1枚半(100g)	1枚半(100g)
にんじん	¼本弱(40g)	¼本弱(40g)	¼本弱(40g)
ピーマン	2個(60g)	2個(60g)	2個(60g)
しょうが	15g	15g	15g
A だし汁	80mℓ	80mℓ	80mℓ
酒	大さじ1	大さじ1	大さじ1
みそ	小さじ2	大さじ½	大さじ½
ポン酢しょうゆ	小さじ2	小さじ2	小さじ2
ごま油	大さじ1	大さじ1	大さじ1
白いりごま	少々	少々	少々

作り方

1. さけはひと口大のそぎ切りにする。キャベツはひと口大にちぎる。にんじんは短冊切りにし、ピーマンは乱切りにする。しょうがはせん切りにする。
2. フライパンに1をすべて均等に並べ、Aを混ぜ合わせて回しかけ、ごま油をかける。
3. ふたをして中火にかけ、沸騰してきたら5分ほど蒸し焼きにする。よく混ぜ合わせて器に盛り、白ごまを散らす。

この料理の栄養価(1人分)

	たんぱく質1日60gの人	たんぱく質1日50gの人	たんぱく質1日35gの人
たんぱく質	14.0g	10.1g	9.0g
エネルギー	168kcal	140kcal	134kcal
塩分	1.3g	1.1g	1.1g
カリウム	535mg	417mg	400mg
リン	181mg	134mg	122mg

カリウムを減らすワザ

野菜は下ごしらえの段階で水に漬けておく

キャベツやにんじんなどの野菜を切った後、15分ほど水に漬けてから、流水でよく洗うと、カリウムを減らせます。蒸し汁にもカリウムが流れ出ているので、蒸し汁は残します。

脂ののったサーモンはたんぱく質が少なめ

サーモンのロールキャベツ

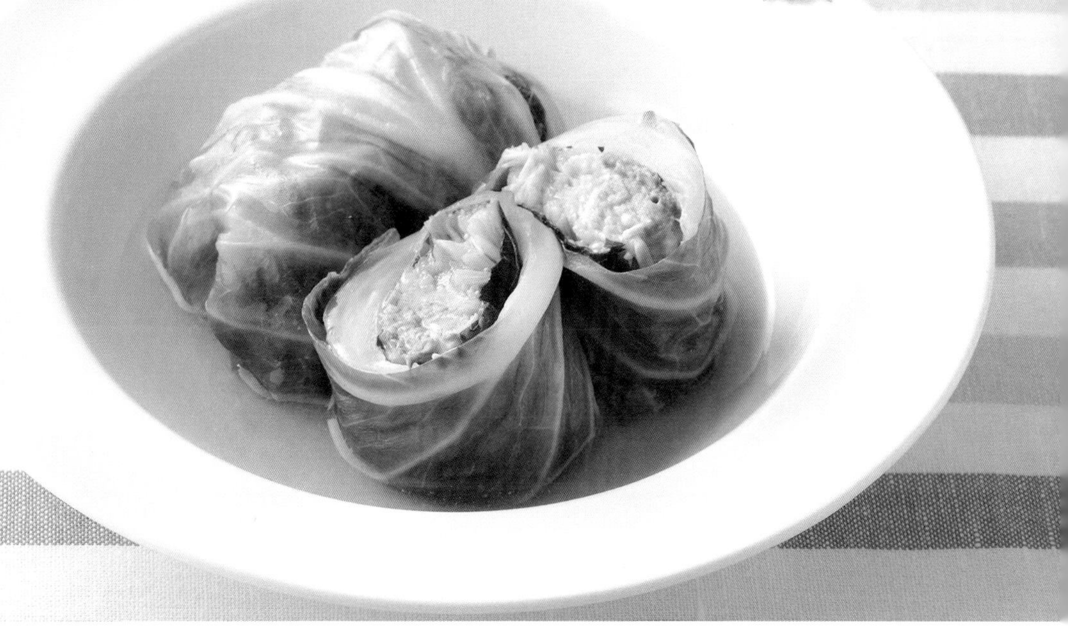

材料(2人分)	たんぱく質1日60gの人	たんぱく質1日50gの人	たんぱく質1日35gの人
サーモン	大1切れ(100g)	中1切れ(80g)	中1切れ弱(70g)
キャベツ	4枚(320g)	4枚(320g)	3枚半(280g)
小麦粉	少々	少々	少々
えのきたけ	¾袋(80g)	¾袋(80g)	½袋(50g)
青じそ	6枚	6枚	6枚
A だし汁	1¼カップ	1¼カップ	1¼カップ
ポン酢しょうゆ	大さじ2	大さじ2	大さじ1
酒	大さじ1	大さじ1	大さじ1

作り方

1 サーモンは薄切りにする。キャベツは下ゆでして軸のかたい部分をそぎ落とす。えのきたけはほぐす。

2 キャベツの水けをふき取って広げ、薄く小麦粉をふる。キャベツの上に青じそを敷き、サーモン、キャベツの軸、えのきたけをのせて包む。

3 鍋に2とAを入れ、落としぶたをして中火にかけ、沸騰したら10分ほど煮込む。

4 ロールキャベツを器に盛り、煮汁をかける。

この料理の栄養価(1人分)

	たんぱく質1日60gの人	たんぱく質1日50gの人	たんぱく質1日35gの人
たんぱく質	14.4g	12.4g	10.4g
エネルギー	172kcal	150kcal	126kcal
塩分	1.2g	1.2g	0.7g
カリウム	786mg	749mg	615mg
リン	239mg	215mg	175mg

たんぱく質を抑えるワザ

脂ののった魚を選ぶ

サーモンはさけよりも脂を多く含むため、たんぱく質が少なめで、エネルギーが確保しやすい優秀食材。キャベツで包むことで、さらに食べごたえのあるメニューになっています。

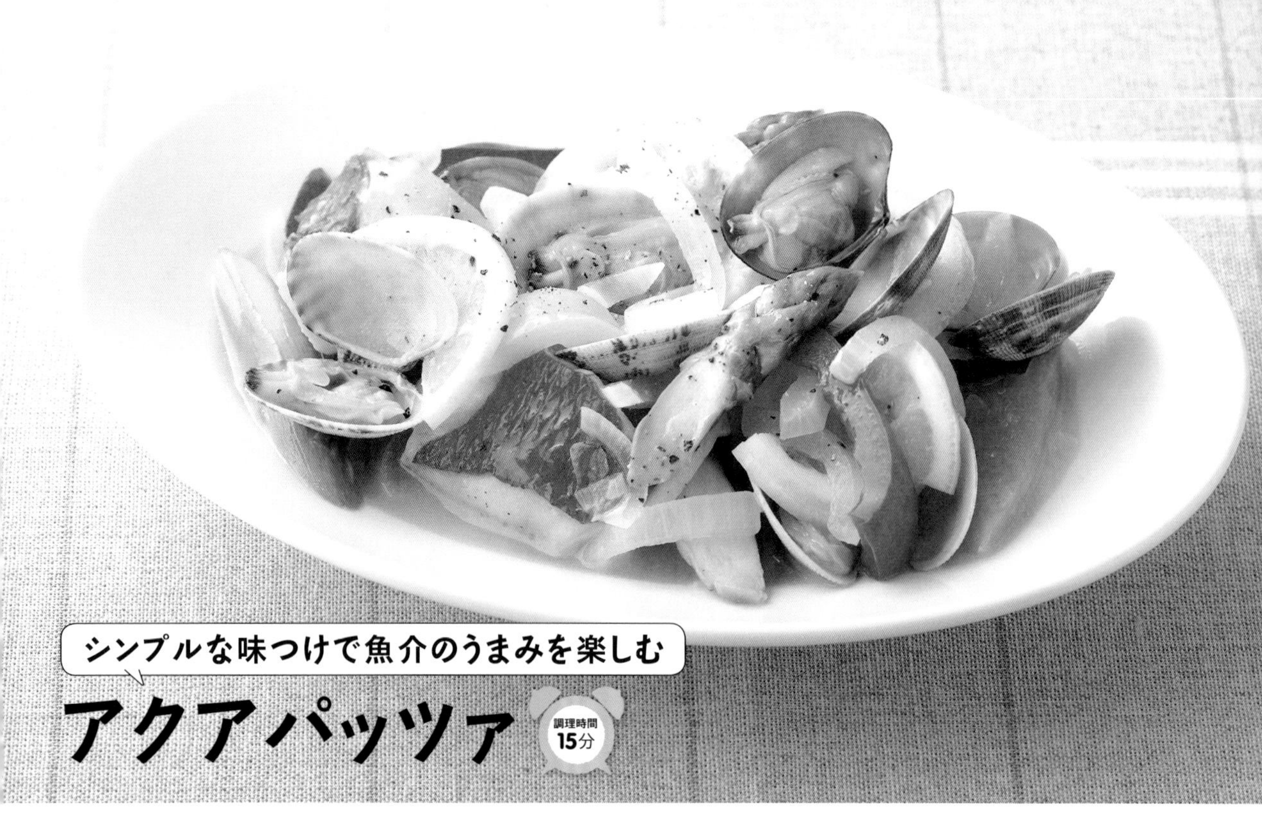

シンプルな味つけで魚介のうまみを楽しむ

アクアパッツァ

調理時間 15分

材料(2人分)

	たんぱく質 1日60gの人	たんぱく質 1日50gの人	たんぱく質 1日35gの人
きんめだい	1½切れ(120g)	小1切れ(70g)	小1切れ(70g)
あさり(殻つき)	150g	75g	75g
玉ねぎ	½個(100g)	½個(100g)	⅕個(40g)
赤パプリカ	¼個(30g)	¼個(30g)	⅙個(20g)
黄パプリカ	¼個(30g)	¼個(30g)	⅙個(20g)
アスパラガス	4本(80g)	2本(40g)	1本半(30g)
A 白ワイン	大さじ3	大さじ3	大さじ3
A オリーブ油	大さじ1	大さじ1	大さじ1
レモン	½個	½個	½個
塩・こしょう	各少々	各少々	各少々
黒こしょう	適宜	適宜	適宜

作り方

1. きんめだいはひと口大に切る。あさりは5%の塩水(分量外)で砂抜きする。玉ねぎは横に薄く切り、パプリカは細めの乱切りにする。アスパラガスは根元のかたい部分を切り落とし、乱切りにする。レモンは皮ごと半月切りにする。
2. フライパンに1の野菜を広げる。その上にきんめだい、あさりを並べてレモンをのせ、Aを回しかけて、塩、こしょうをふる。
3. ふたをして強火で5分ほど蒸し煮にする。あさりの殻が開いたらふたを開け、全体を混ぜ合わせて蒸し汁ごと器に盛る。好みで黒こしょうをふる。

この料理の栄養価(1人分)

	たんぱく質 1日60gの人	たんぱく質 1日50gの人	たんぱく質 1日35gの人
たんぱく質	14.6g	8.7g	8.2g
エネルギー	196kcal	151kcal	137kcal
塩分	1.2g	0.9g	0.9g
カリウム	521mg	364mg	285mg
リン	370mg	223mg	208mg

おいしい減塩のポイント

食材のうまみを逃がさない

魚介のうまみが詰まった蒸し汁を、捨てずに具材にからめることで、少なめの塩分でもおいしく食べられます。きんめだいの代わりにたいなどもおすすめです。

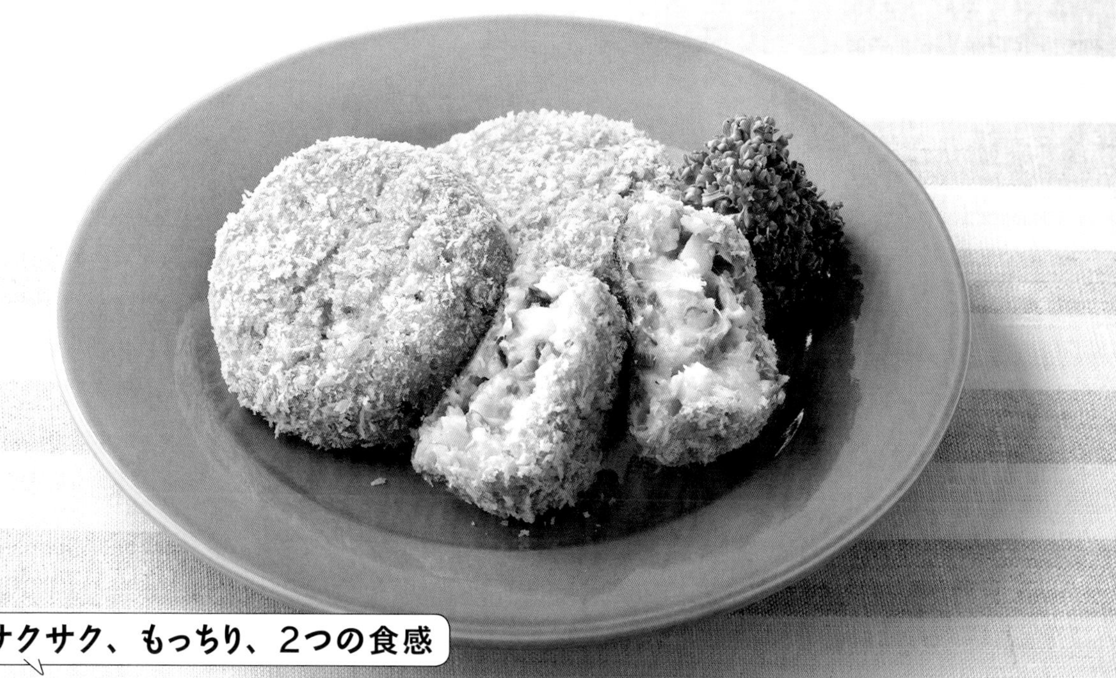

サクサク、もっちり、2つの食感

ツナとれんこんの焼きコロッケ

調理時間 25分

材料(2人分)	たんぱく質 1日60gの人	たんぱく質 1日50gの人	たんぱく質 1日35gの人
ツナ水煮缶	1缶(70g)	1缶(70g)	⅔缶強(50g)
れんこん	150g	120g	120g
じゃがいも	大1個(135g)	中1個(120g)	中1個(120g)
玉ねぎ	¼個(50g)	¼個(50g)	¼個(50g)
小ねぎ	2~3本(25g)	2~3本(25g)	2~3本(25g)
A 小麦粉	大さじ2	大さじ2	大さじ2
しょうゆ	小さじ2	小さじ2	小さじ2
パン粉	30g	20g	20g
サラダ油	大さじ1	大さじ1	大さじ1
パセリ(飾り用)	少々	少々	少々

作り方

1 ツナは缶汁をきる。れんこんは半分をすりおろし、半分は粗みじん切りにする。玉ねぎはみじん切りに、小ねぎは小口切りにする。

2 じゃがいもをゆで、皮をむいてボウルに入れて、温かいうちになめらかになるまでつぶす。1とAを加えて混ぜる。

3 2を6等分にし、丸く平たい形に整え、表面にパン粉をまぶす。

4 オーブントースターの天板にアルミホイルを敷き、3を並べてサラダ油をかけ、10分ほど焼く。焦げつくようであれば、アルミホイルをかぶせる。器に盛り、パセリを添える。

この料理の栄養価(1人分)

	たんぱく質 1日60gの人	たんぱく質 1日50gの人	たんぱく質 1日35gの人
たんぱく質	12.2g	11.1g	9.5g
エネルギー	270kcal	238kcal	231kcal
塩分	1.3g	1.3g	1.2g
カリウム	831mg	727mg	704mg
リン	191mg	170mg	154mg

おいしい減塩のポイント

缶詰の塩分を生かして味つけする

ツナ水煮缶には塩分が含まれています。その塩味を生かしましょう。調味料は少ししか使いません。減塩タイプの缶詰を使うと、さらに塩分を減らせます。

コーンクリーム缶の甘みとコクを生かす

えびのコーンクリーム煮込み

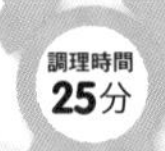

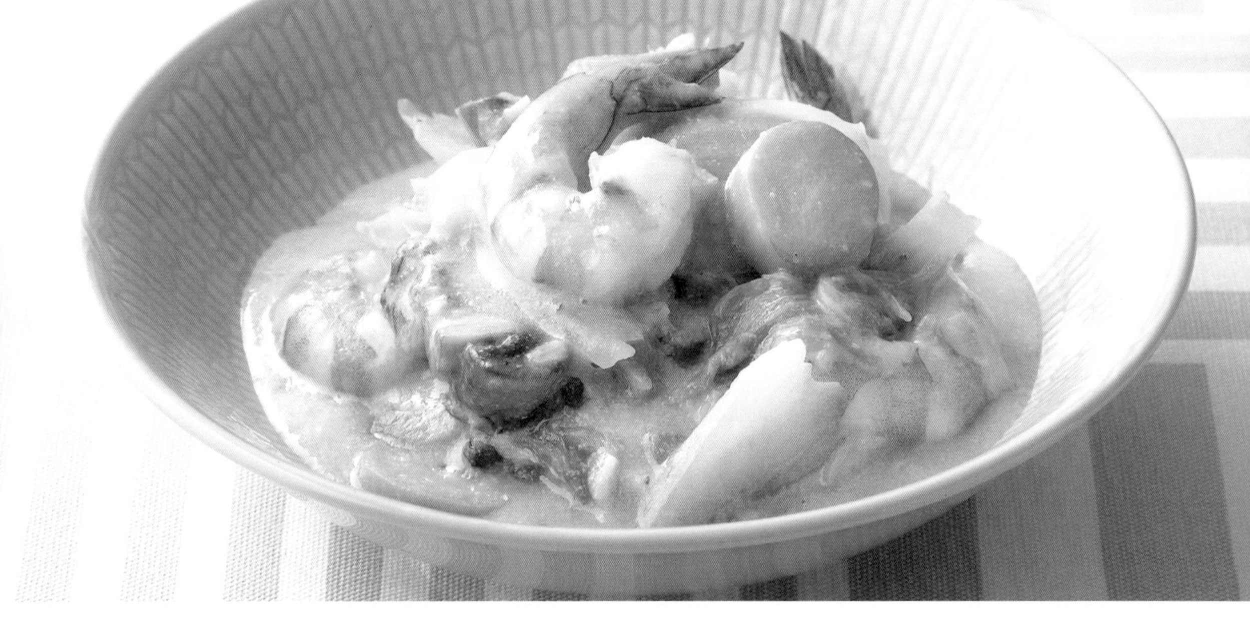

材料（2人分）

	たんぱく質1日60gの人	たんぱく質1日50gの人	たんぱく質1日35gの人
えび（ブラックタイガー）	大6~7尾（100g）	大4~5尾（80g）	大3~4尾（70g）
片栗粉	小さじ2	小さじ2	小さじ2
白菜	2枚（200g）	2枚（200g）	2枚（200g）
マッシュルーム	4個（40g）	4個（40g）	4個（40g）
エリンギ	2本（80g）	1本（40g）	1本（40g）
オリーブ油	小さじ2	小さじ2	小さじ2
A 水	⅔カップ	⅔カップ	⅔カップ
コーンクリーム缶	60g	60g	40g
コンソメ（顆粒）	小さじ⅔	小さじ⅔	小さじ⅔
牛乳	½カップ	½カップ	80mℓ
塩・こしょう	各少々	各少々	各少々

作り方

1. えびは尾を残して殻をむき、背わたを取り除いて、片栗粉を薄くまぶす。白菜は３㎝幅のそぎ切りにする。マッシュルームは半分に切り、エリンギは１㎝幅の輪切りにする。
2. フライパンにオリーブ油を入れて中火で熱し、白菜、マッシュルーム、エリンギを加えて炒める。少ししんなりしてきたら、Aを加えて５～６分煮る。
3. 牛乳を加え、再度温まったら、えびを１尾ずつ加えて２～３分、混ぜながら煮る。
4. 塩、こしょうをふって混ぜ合わせ、器に盛る。

この料理の栄養価（1人分）

	たんぱく質1日60gの人	たんぱく質1日50gの人	たんぱく質1日35gの人
たんぱく質	14.0g	11.6g	10.2g
エネルギー	172kcal	158kcal	140kcal
塩分	1.4g	1.4g	1.3g
カリウム	667mg	576mg	534mg
リン	258mg	219mg	194mg

おいしい減塩のポイント

味見をして仕上げの塩は慎重に

市販のコーンクリーム缶には塩分が含まれているので、塩を控えめにしても、しっかりとした味になります。味見をしてもの足りなくなければ、仕上げの塩はなくてもよいでしょう。

貝類は魚よりも低たんぱくで使いやすい

あさりとほたての酒蒸し

調理時間 15分

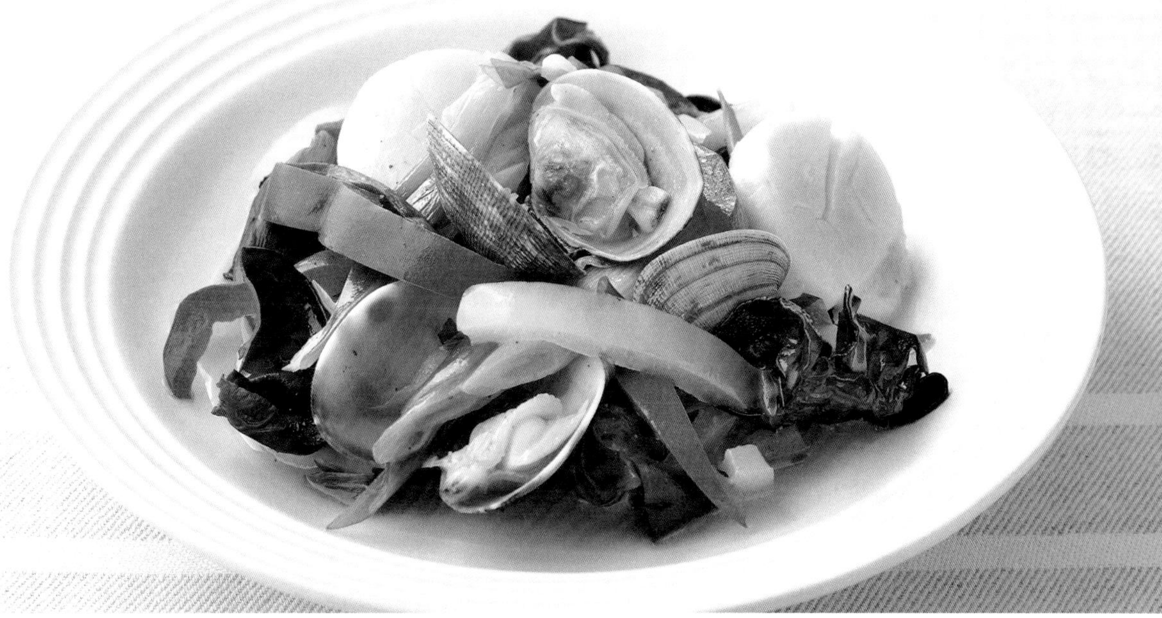

材料（2人分）

	たんぱく質1日60gの人	たんぱく質1日50gの人	たんぱく質1日35gの人
あさり（殻つき）	200g	200g	200g
ほたて貝柱	3〜4個(60g)	3〜4個(60g)	3〜4個(60g)
赤パプリカ	½個(60g)	½個(60g)	½個(60g)
黄パプリカ	½個(60g)	½個(60g)	½個(60g)
きくらげ（乾燥）	6g	6g	6g
わけぎ	2本(60g)	2本(60g)	2本(60g)
A 酒	大さじ2	大さじ2	大さじ2
ごま油	大さじ1	大さじ1	大さじ1
黒こしょう	少々	少々	少々

作り方

1 あさりは5％の塩水（分量外）で砂抜きする。ほたては厚さを半分に切る。パプリカは1㎝幅に切る。きくらげは水でもどしてかたい部分を切り落とし、半分に切る。わけぎは3㎝長さの斜め切りにする。

2 フライパンに1の材料を並べ入れ、Aを回しかけ、ふたをして中火にかける。

3 あさりの殻が開くまで3分ほど蒸し煮にして、汁ごと器に盛る。

この料理の栄養価（1人分）

	たんぱく質1日60gの人	たんぱく質1日50gの人	たんぱく質1日35gの人
たんぱく質	7.8g	7.8g	7.8g
エネルギー	120kcal	120kcal	120kcal
塩分	1.1g	1.1g	1.1g
カリウム	377mg	377mg	377mg
リン	125mg	125mg	125mg

たんぱく質を抑えるワザ

殻つきの貝類は主菜におすすめ

あさりやほたてなどの貝類は、肉や魚よりもたんぱく質が少ない食材です。あさりは殻つきを選び、ほたては厚さを半分に切ることで、見た目のボリューム感が増します。

豆苗と切り干し大根の食感がにんにく風味とよく合う

ほたるいかと豆苗のガーリック炒め

調理時間 15分

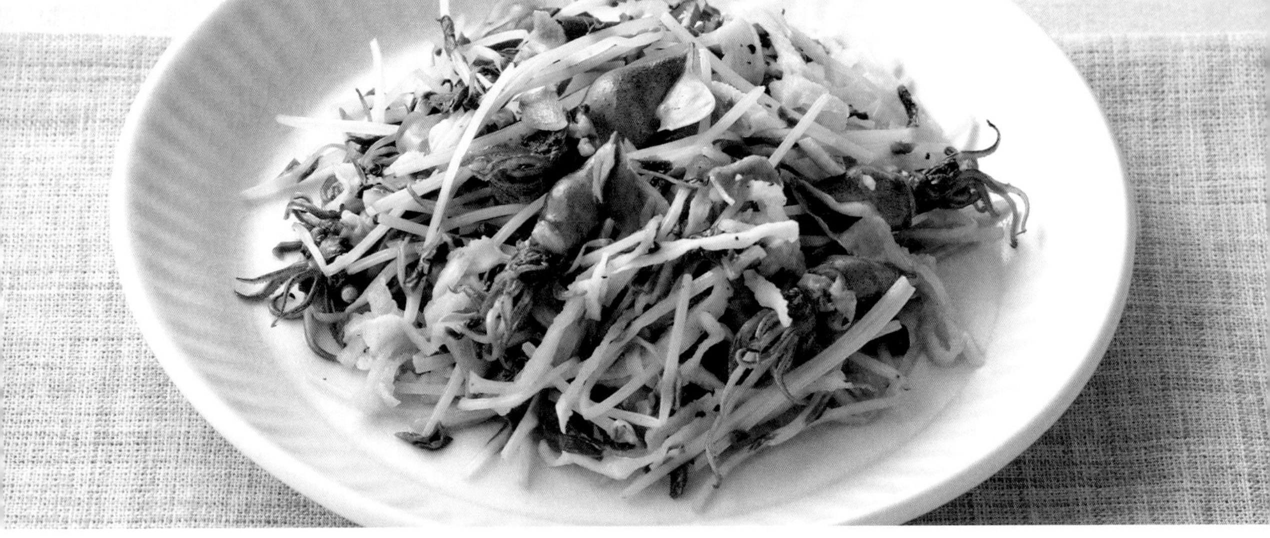

材料（2人分）

	たんぱく質1日60gの人	たんぱく質1日50gの人	たんぱく質1日35gの人
ほたるいか	120g	120g	100g
豆苗	1パック（100g）	1パック（100g）	1パック（100g）
切り干し大根	20g	20g	20g
にんにく	2片（10g）	2片（10g）	2片（10g）
サラダ油	大さじ1	大さじ1	大さじ1
酒	大さじ1	大さじ1	大さじ1
塩	小さじ1/5	小さじ1/5	小さじ1/5
黒こしょう	少々	少々	少々

作り方

1. 豆苗は根を切り落とし、半分の長さに切る。切り干し大根は水でもどし、水けをきって食べやすい長さに切る。にんにくは薄切りにする。
2. フライパンにサラダ油とにんにくを入れて、弱火にかける。香りが立ち、にんにくが色づいてきたら中火にし、切り干し大根を加えて炒める。
3. 豆苗とほたるいかを加えて炒め、酒を回しかける。豆苗がしんなりしたら、塩、黒こしょうで味を調える。

この料理の栄養価（1人分）

	たんぱく質1日60gの人	たんぱく質1日50gの人	たんぱく質1日35gの人
たんぱく質	10.3g	10.3g	9.2g
エネルギー	148kcal	148kcal	141kcal
塩分	1.1g	1.1g	1.0g
カリウム	621mg	621mg	592mg
リン	156mg	156mg	139mg

たんぱく質を抑えるワザ

ほたるいかはたんぱく質が少なめ

ほたるいかは、するめいかよりたんぱく質が34%も少ないので、その分、多く食べられます。するめいかで作る場合は、たんぱく質1日60g、50gの人は2人分で80g、たんぱく質1日35gの人は2人分で65gが目安です。

ぷりぷりの食感を楽しめる

かきの蒸し焼き カレー風味

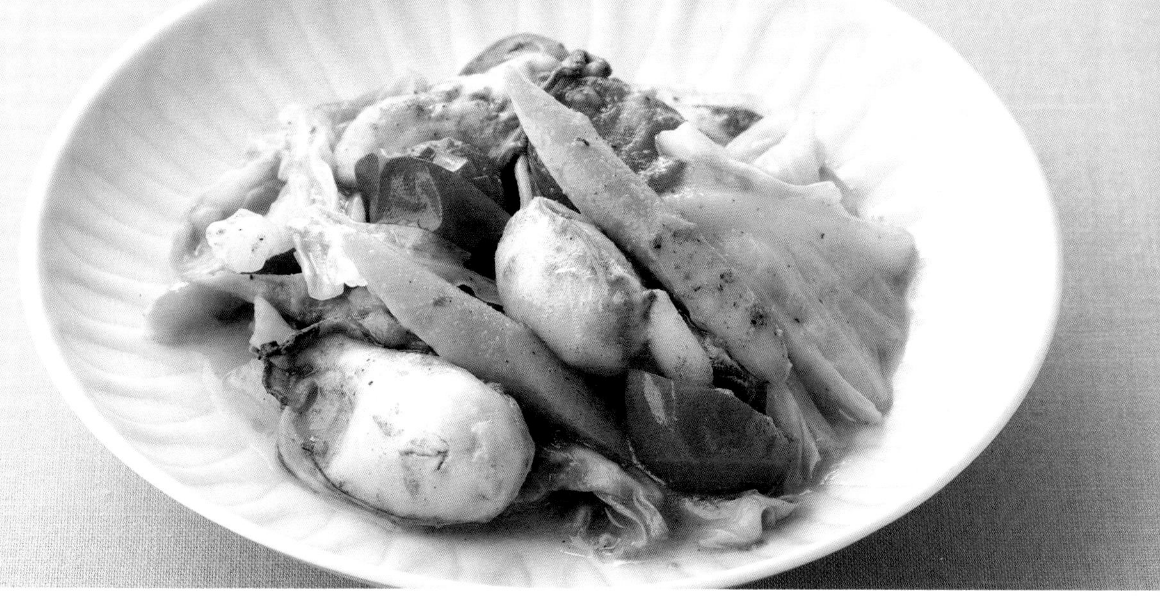

材料(2人分)	たんぱく質1日60gの人	たんぱく質1日50gの人	たんぱく質1日35gの人
かき	6~7個(180g)	6~7個(180g)	6~7個(180g)
カレー粉	大さじ1	大さじ1	大さじ1
キャベツ	2枚(160g)	2枚(160g)	2枚(160g)
アスパラガス	2本(40g)	2本(40g)	2本(40g)
ミニトマト	4個(60g)	4個(60g)	4個(60g)
A 白ワイン	大さじ3	大さじ3	大さじ3
オリーブ油	小さじ2	小さじ2	小さじ2
砂糖	小さじ½	小さじ½	小さじ½
塩・こしょう	各少々	各少々	各少々
バター(無塩)	大さじ1(12g)	大さじ1(12g)	大さじ1(12g)

作り方

1. かきは大根おろし(分量外)でよく洗い、サッと水洗いする。水けをしっかりふき取り、カレー粉を薄くまぶす。キャベツはざく切りに、アスパラガスは根元のかたい部分を切り落とし、1.5cmほどの斜め切りにする。ミニトマトはへたを取って半分に切る。
2. フライパンにキャベツとアスパラガスを並べ入れ、かき、ミニトマトをのせる。混ぜ合わせたAを回しかけ、ふたをして中火にかけて5分ほど蒸し煮にする。
3. バターを加えて混ぜ、器に盛る。

この料理の栄養価(1人分)

	たんぱく質1日60gの人	たんぱく質1日50gの人	たんぱく質1日35gの人
たんぱく質	8.6g	8.6g	8.6g
エネルギー	177kcal	177kcal	177kcal
塩分	1.5g	1.5g	1.5g
カリウム	528mg	528mg	528mg
リン	146mg	146mg	146mg

もっとおいしく

かきは下処理をしっかりする

かきを調理するときは、くさみを取るために表面のぬめりを落とす必要があります。大根おろしで洗うと、ぬめりが簡単に取れ、ひだの奥の汚れまで落とすことができて、おいしく食べられます。

ごろごろ野菜でボリュームたっぷり

スパニッシュオムレツ

調理時間 20分

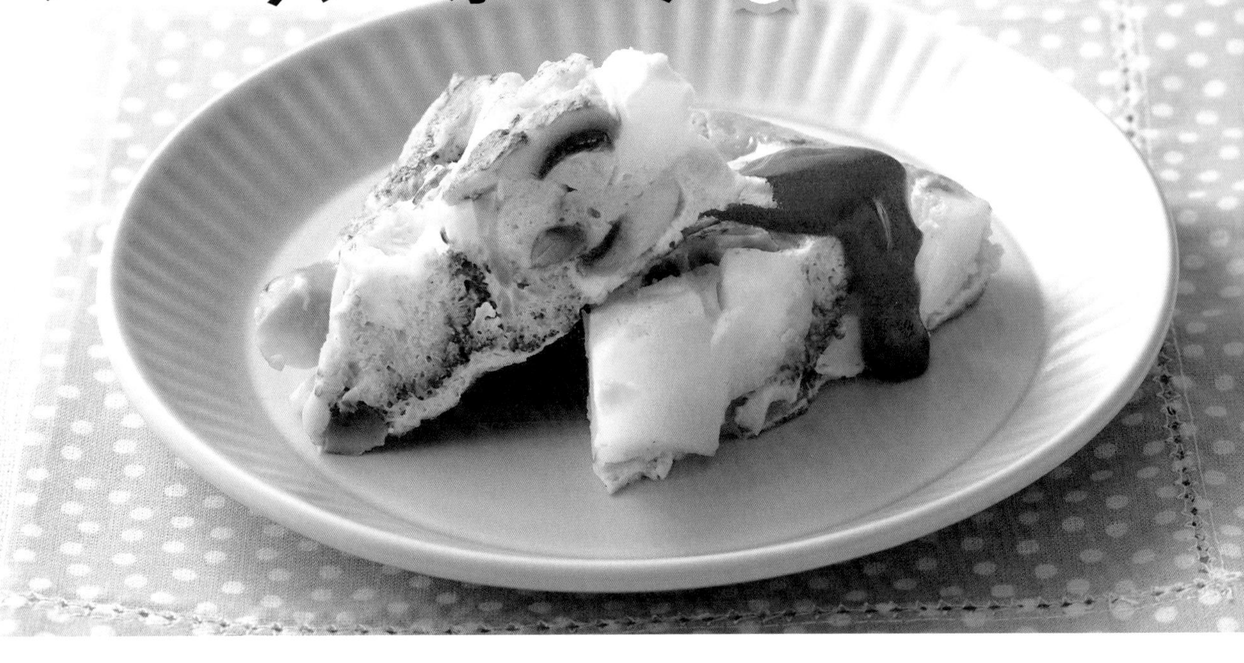

材料（3人分）*

	たんぱく質 1日60gの人	たんぱく質 1日50gの人	たんぱく質 1日35gの人
卵（M玉）	4個（200g）	4個（200g）	3個（150g）
A 牛乳	大さじ2	大さじ2	大さじ1
粉チーズ	小さじ2	小さじ2	小さじ⅔
塩・こしょう	各少々	各少々	各少々
じゃがいも	大1個（135g）	大1個（135g）	大1個（135g）
にんじん	⅓本（60g）	⅓本（60g）	⅓本（60g）
ブロッコリー	小6房（80g）	小6房（80g）	小6房（80g）
マッシュルーム	4個（40g）	4個（40g）	4個（40g）
オリーブ油	大さじ1	大さじ1	大さじ1
白ワイン	大さじ1	大さじ1	大さじ1
トマトケチャップ	大さじ2	大さじ2	大さじ2

＊ほどよい厚さに仕上がるのは３人分。

この料理の栄養価（1人分）

	たんぱく質 1日60gの人	たんぱく質 1日50gの人	たんぱく質 1日35gの人
たんぱく質	11.9g	11.9g	9.5g
エネルギー	198kcal	198kcal	170kcal
塩分	1.0g	1.0g	0.9g
カリウム	552mg	552mg	529mg
リン	203mg	203mg	167mg

作り方

1. じゃがいもはひと口大に切る。にんじんは乱切りにする。ブロッコリーは小房に分ける。マッシュルームは４等分に切る。
2. ボウルに卵を割りほぐし、Aを混ぜ合わせる。
3. 鍋にじゃがいも、にんじんを入れ、かぶるくらいの水を加えて中火にかける。やわらかくなったら、ブロッコリーも加えて１分ほどゆで、ざるにあげる。
4. 直径16㎝ほどのフライパンにオリーブ油を入れて熱し、じゃがいも、にんじん、ブロッコリー、マッシュルームを中火で炒める。白ワインを加えて炒め、2を加える。
5. まわりから混ぜ、半熟状になってきたら、弱火で３分ほど焼き、裏返す。さらに２～３分焼き、適当な大きさに切り分けて器に盛り、ケチャップを添える。

ジューシーなトマトの酸味が味のアクセント

トマトときくらげの卵炒め

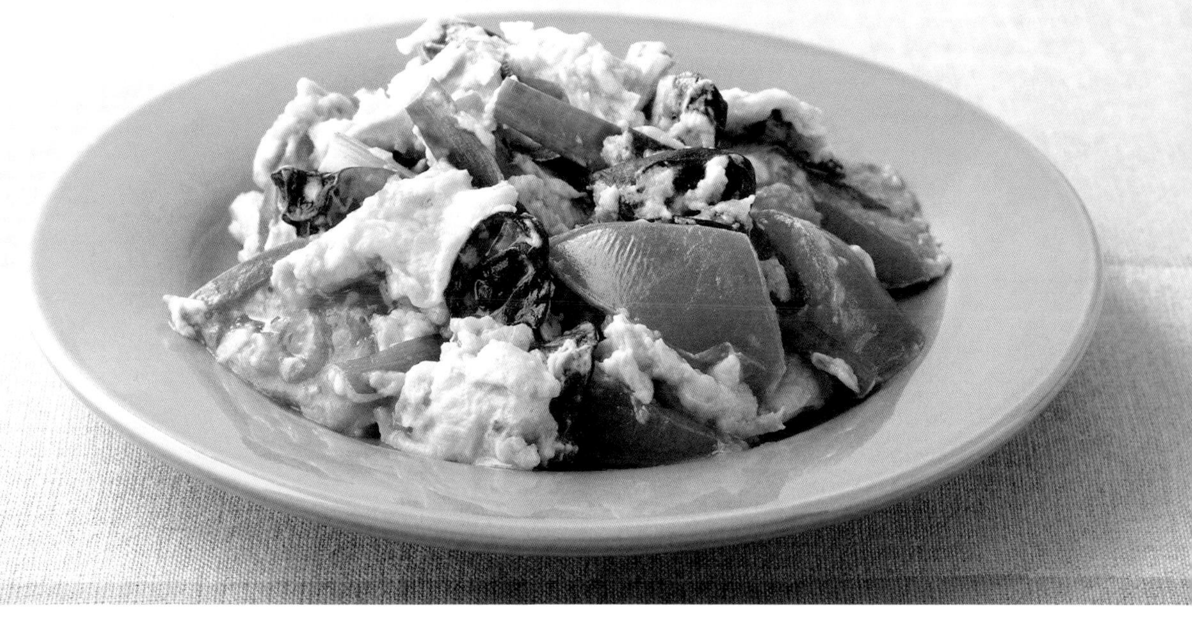

材料(2人分)	たんぱく質1日60gの人	たんぱく質1日50gの人	たんぱく質1日35gの人
卵(M玉)	3個(150g)	2個(100g)	2個(100g)
トマト	2個(300g)	1⅓個(200g)	1⅓個(200g)
にら	½束弱(40g)	½束弱(40g)	½束弱(40g)
きくらげ(乾燥)	5g	5g	5g
にんにく	1片(5g)	1片(5g)	1片(5g)
ごま油	大さじ1	大さじ1½	大さじ1½
A 酒	大さじ1	大さじ1	大さじ1
オイスターソース	小さじ2	大さじ½	大さじ½
ポン酢しょうゆ	大さじ½	大さじ½	大さじ½
片栗粉	小さじ1	小さじ1	小さじ1

作り方

1 トマトは乱切りにする。にらは3㎝長さに切り、きくらげは水でもどしてかたい部分を切り落とす。にんにくはみじん切りにする。

2 ボウルに卵を割りほぐし、Aを混ぜ合わせる。

3 フライパンにごま油とにんにくを入れて弱火にかける。香りが立ってきたら、強火にして、にら、きくらげを加えて炒める。

4 トマトを加え、すぐに2も加える。まわりから大きく混ぜ合わせ、半熟の状態で火を止め、器に盛る。

この料理の栄養価(1人分)

	たんぱく質1日60gの人	たんぱく質1日50gの人	たんぱく質1日35gの人
たんぱく質	11.5g	8.0g	8.0g
エネルギー	217kcal	196kcal	196kcal
塩分	1.3g	1.0g	1.0g
カリウム	581mg	440mg	440mg
リン	194mg	137mg	137mg

おいしい減塩のポイント

トマトは加熱するとうまみがアップ

トマトに含まれるグルタミン酸といううまみ成分は、加熱することでさらに凝縮されます。このグルタミン酸のおかげで、薄味にしてもしっかりとうまみを感じることができます。

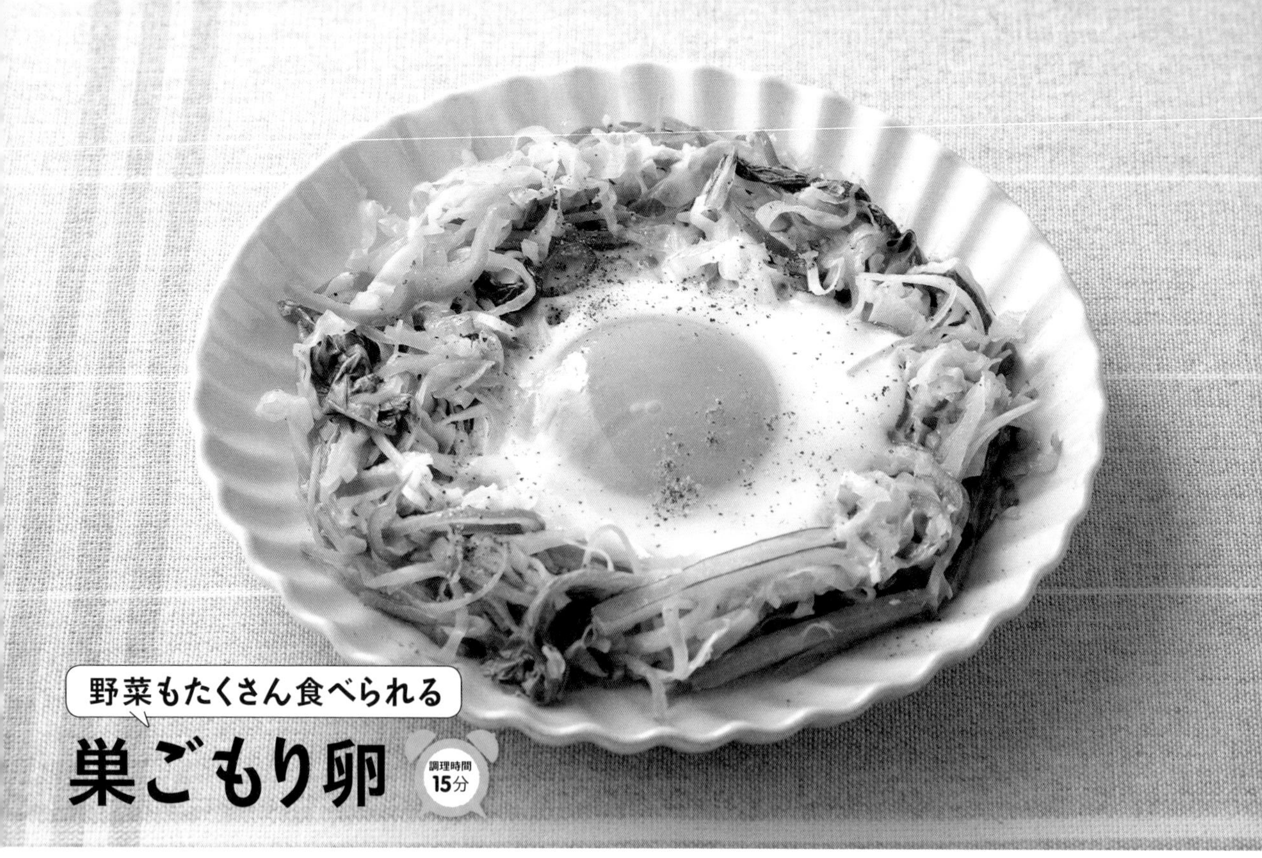

野菜もたくさん食べられる

巣ごもり卵

調理時間 15分

材料(2人分)	たんぱく質 1日60gの人	たんぱく質 1日50gの人	たんぱく質 1日35gの人
卵(M玉)	2個(100g)	2個(100g)	2個(100g)
キャベツ	2枚(160g)	2枚(160g)	2枚(160g)
にんじん	⅙本(30g)	⅙本(30g)	⅙本(30g)
ピーマン	1個(30g)	1個(30g)	1個(30g)
小松菜	1株(40g)	1株(40g)	1株(40g)
サラダ油	大さじ1	大さじ1	大さじ1
A 白ワイン	大さじ1	大さじ1	大さじ1
フレンチドレッシング(市販)	大さじ1	大さじ1	大さじ1
塩・こしょう	各少々	各少々	各少々

作り方

1 キャベツとにんじんはせん切りにする。ピーマンは縦半分に切って種を取り、横にせん切りにする。小松菜は4㎝長さに切る。

2 フライパンにサラダ油の半量を入れて中火で熱し、1の野菜の半量を炒める。

3 しんなりしてきたら、Aの半量を加えて炒め、中央をあける。卵1個を割り入れてふたをし、2分ほど蒸し焼きにする。器に盛り、こしょう(分量外)をふる。もう1人分も同様に作る。

この料理の栄養価(1人分)

	たんぱく質 1日60gの人	たんぱく質 1日50gの人	たんぱく質 1日35gの人
たんぱく質	7.8g	7.8g	7.8g
エネルギー	178kcal	178kcal	178kcal
塩分	1.1g	1.1g	1.1g
カリウム	395mg	395mg	395mg
リン	124mg	124mg	124mg

たんぱく質を抑えるワザ

卵はサイズに注目して選ぶ

卵のM玉は1個約53g(可食部)で、たんぱく質は6.5g、L玉は1個約58g(可食部)で、たんぱく質は7.1gです。たんぱく質のとりすぎを防ぐために、M玉を選びましょう。

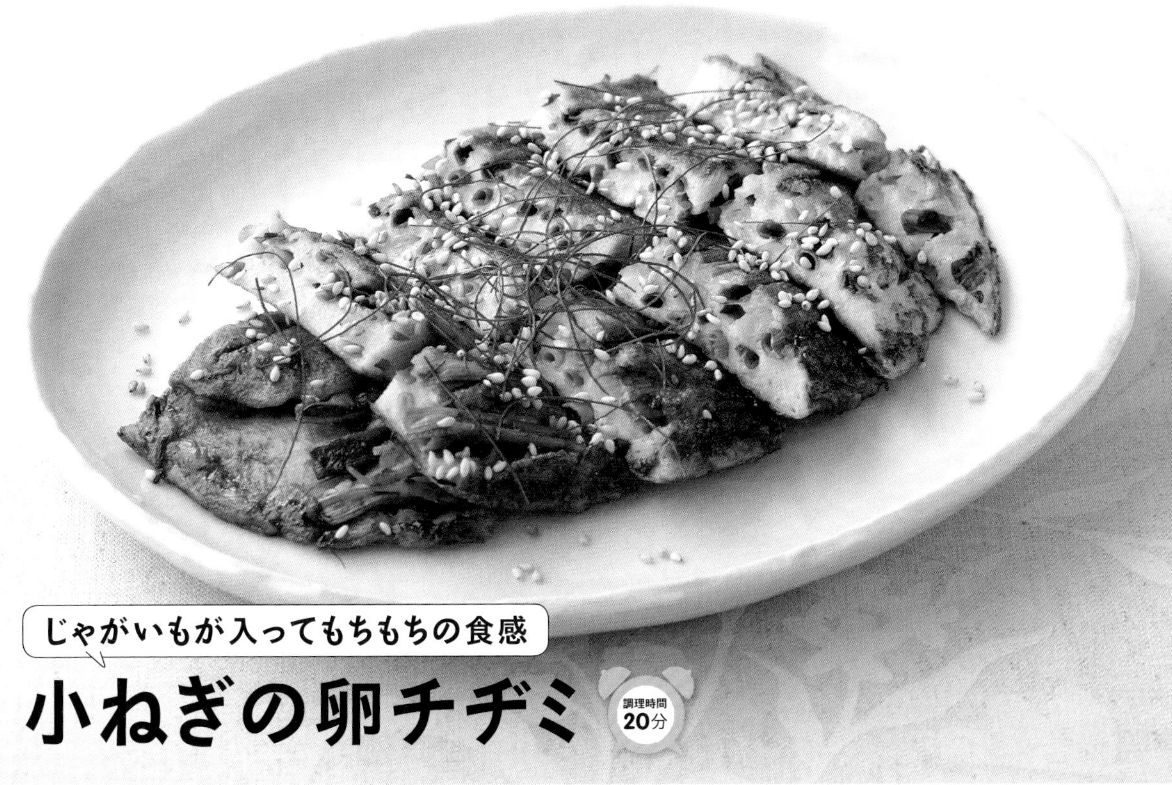

じゃがいもが入ってもちもちの食感

小ねぎの卵チヂミ

調理時間 20分

材料(2人分)

	たんぱく質1日60gの人	たんぱく質1日50gの人	たんぱく質1日35gの人
卵(M玉)	2個(100g)	1½個(75g)	1½個(75g)
じゃがいも	大1個(135g)	大1個(135g)	大1個(135g)
小ねぎ	1束(100g)	1束(100g)	1束(100g)
小麦粉	大さじ1	大さじ1	大さじ1
A 湯	大さじ1	大さじ1	大さじ1
鶏ガラスープの素(顆粒)	小さじ½	小さじ½	小さじ½
塩	少々	少々	少々
ごま油	大さじ1	大さじ1	大さじ1
B テンメンジャン	小さじ2	小さじ2	小さじ2
みりん	小さじ2	小さじ2	小さじ2
しょうゆ	小さじ1	小さじ1	小さじ1
酒	小さじ1	小さじ1	小さじ1
白いりごま	少々	少々	少々
糸とうがらし(飾り用)	少々	少々	少々

作り方

1. じゃがいもは皮をむき、すりおろす。小ねぎは半分に切り、小麦粉をまぶす。
2. ボウルに卵を割りほぐし、1のじゃがいもとAを入れて混ぜ合わせる。さらに小ねぎを加えて混ぜる。
3. フライパンにごま油を入れて熱し、2を平らに広げ、中火で4〜5分焼く。片面が焼けたら裏返して、よく混ぜ合わせたBを表面に塗り、さらに1〜2分焼く。適当な大きさに切り分け、白ごまと糸とうがらしを散らす。

この料理の栄養価(1人分)

	たんぱく質1日60gの人	たんぱく質1日50gの人	たんぱく質1日35gの人
たんぱく質	9.9g	8.4g	8.4g
エネルギー	229kcal	212kcal	212kcal
塩分	1.3g	1.3g	1.3g
カリウム	562mg	545mg	545mg
リン	159mg	138mg	138mg

サクサクの衣とトロトロの卵が絶妙！

冷凍卵のフライ

調理時間 20分（卵を凍らせる時間は除く）

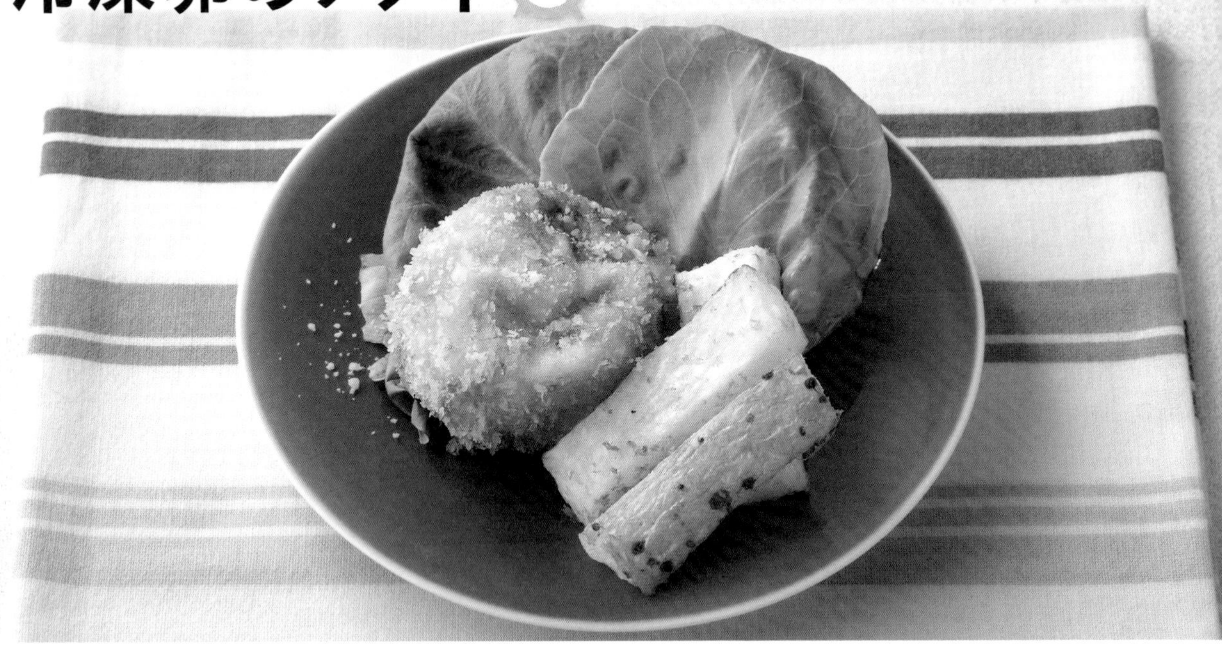

材料（2人分）

	たんぱく質1日60gの人	たんぱく質1日50gの人	たんぱく質1日35gの人
卵	M玉2個（100g）	M玉2個（100g）	S玉2個（90g）
A 水	大さじ2	大さじ2	大さじ2
中濃ソース	大さじ1	大さじ1	大さじ1
小麦粉	大さじ1	大さじ1	大さじ1
マスタード	小さじ2	小さじ2	小さじ2
B パン粉	30g	30g	25g
粉チーズ	大さじ1	大さじ1	小さじ2
長いも	7～8cm（80g）	7～8cm（80g）	5～6cm（60g）
揚げ油	適量	適量	適量
サラダ菜	3～4枚	3～4枚	3～4枚

作り方

1. 卵はジッパーつきの袋に入れて10時間以上冷凍庫に入れて凍らせ、調理の直前に取り出す。小さめのボウルにAを混ぜ合わせる。バットなどにBを入れる。長いもは1cm幅の棒状に切る。
2. 卵の殻をむき、混ぜ合わせたAを表面にからめ、Bをまぶす。
3. 揚げ油を160℃に熱し、水けをふき取った長いもをこんがり揚げ、取り出す。続けて2を入れ、4～5分揚げて取り出す。器にサラダ菜を敷き、長いもとともに卵を盛る。

この料理の栄養価（1人分）

	たんぱく質1日60gの人	たんぱく質1日50gの人	たんぱく質1日35gの人
たんぱく質	11.4g	11.4g	9.8g
エネルギー	272kcal	272kcal	245kcal
塩分	1.2g	1.2g	1.1g
カリウム	379mg	379mg	325mg
リン	163mg	163mg	140mg

もっとおいしく

冷凍卵で新たな食感

卵を冷凍すると、黄身はもちもち、白身はトロっと、生とも半熟とも異なる新食感が楽しめます。凍らせると卵が膨張し、自然に殻にひびが入るので、殻をむくのも簡単です。

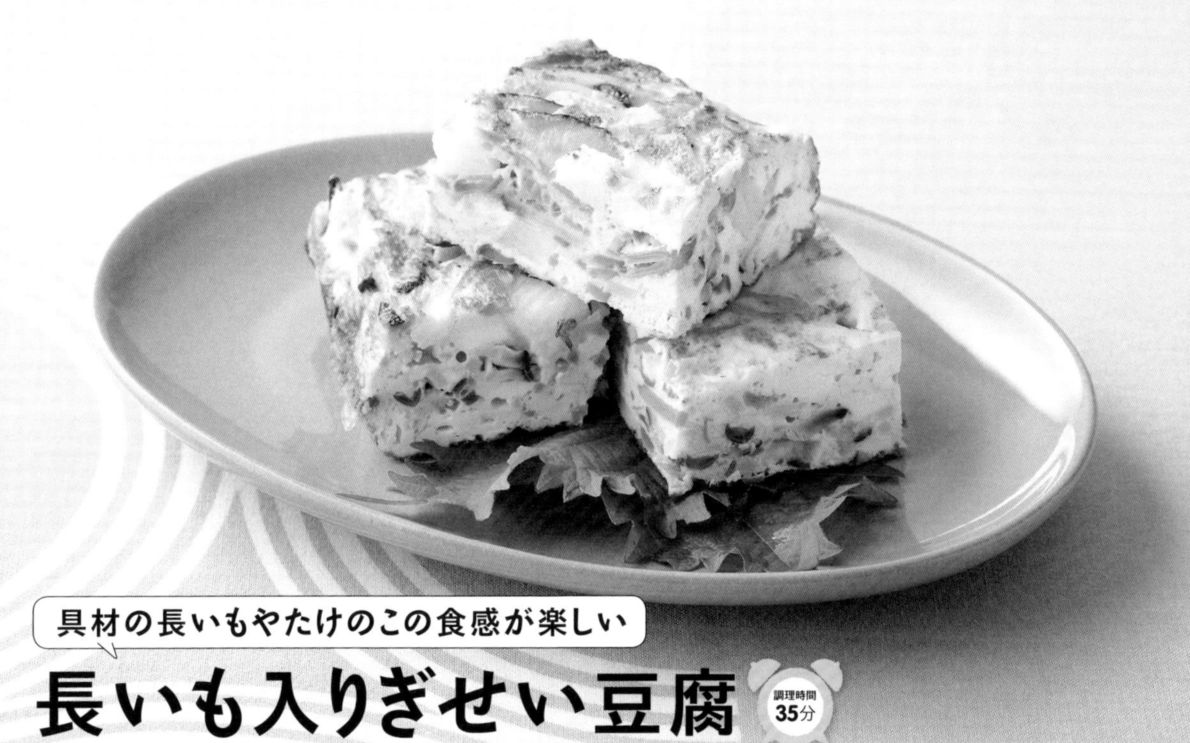

具材の長いもやたけのこの食感が楽しい

長いも入りぎせい豆腐

調理時間 35分

材料(3人分)*	たんぱく質1日60gの人	たんぱく質1日50gの人	たんぱく質1日35gの人
卵(M玉)	3個(150g)	2個(100g)	2個(100g)
長いも	5~6cm(60g)	5~6cm(60g)	5~6cm(60g)
たけのこ(水煮)	1/5個(40g)	1/5個(40g)	1/5個(40g)
にんじん	1/6本(30g)	1/6本(30g)	1/6本(30g)
干ししいたけ	4枚(12g)	4枚(12g)	4枚(12g)
さやいんげん	4本(32g)	4本(32g)	4本(32g)
木綿豆腐	2/3丁(200g)	2/3丁(200g)	2/3丁(200g)
A めんつゆ	大さじ1 1/3	大さじ1 1/3	大さじ1 1/3
A しいたけのもどし汁	大さじ1	大さじ1	大さじ1
A 酒	小さじ2	小さじ2	小さじ2
サラダ油	少々	少々	少々
青じそ	6枚	6枚	6枚

＊玉子焼き用のフライパンで作りやすい分量。

この料理の栄養価(1人分)

	たんぱく質1日60gの人	たんぱく質1日50gの人	たんぱく質1日35gの人
たんぱく質	13.2g	11.2g	11.2g
エネルギー	173kcal	150kcal	150kcal
塩分	1.0g	0.9g	0.9g
カリウム	459mg	437mg	437mg
リン	184mg	156mg	156mg

作り方

1 長いもは1cmの角切りにする。たけのこ、にんじんはせん切りにする。干ししいたけは水でもどして薄切りにする。しいたけのもどし汁は大さじ1分をとっておく。さやいんげんは筋を取ってせん切りにし、豆腐は軽く水きりをする。

2 耐熱皿に長いも以外の野菜と、手で小さくちぎった豆腐を均等にのせる。Aを回しかけて軽くラップをし、電子レンジ(600W)で3分加熱して、全体をよく混ぜ合わせる。

3 ボウルに卵を溶きほぐし、2と長いもを加え、混ぜる。

4 卵焼き用のフライパンにサラダ油をよくなじませ、余分な油をペーパータオルなどでよくふき取って、3を流し入れる。

5 ゴムべらで底面から全体を混ぜ合わせ、全体に半熟状になったらふたをして7~8分焼く。全体が固まってきたら裏返し、3~4分焼く。食べやすい大きさに切り分け、青じそを敷いた皿に盛る。

水きりした豆腐は濃厚な味わいで食べごたえあり

豆腐ステーキ トマトソース

調理時間 25分

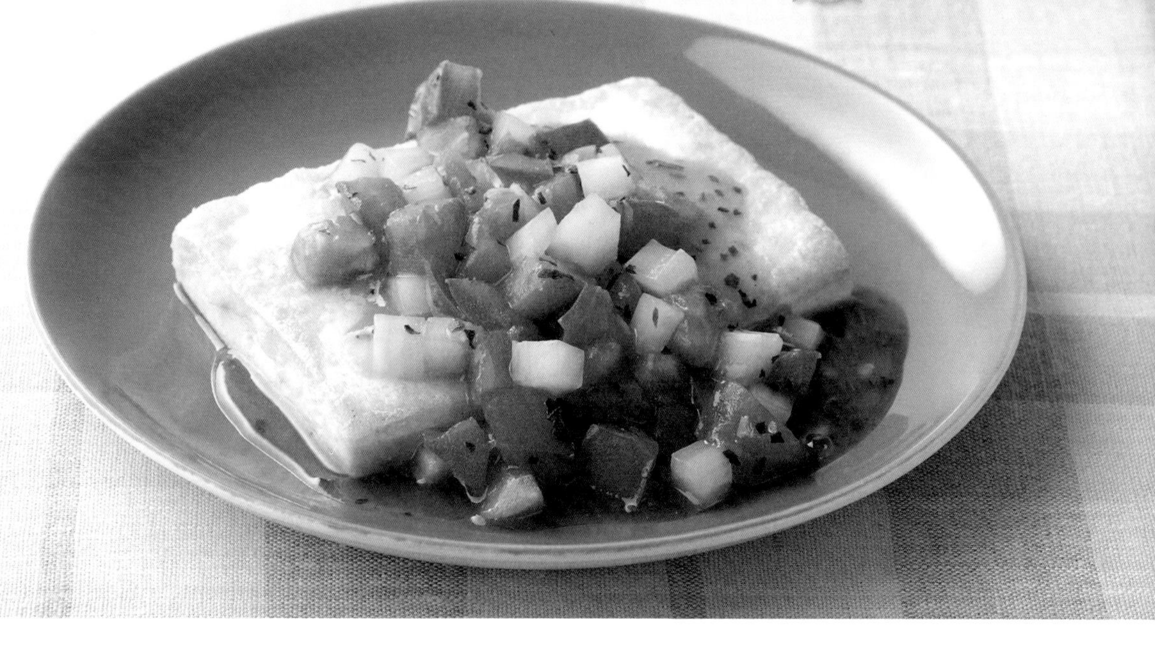

材料(2人分)	たんぱく質 1日60gの人	たんぱく質 1日50gの人	たんぱく質 1日35gの人
木綿豆腐	1丁(300g)	1丁(300g)	5/6丁(250g)
小麦粉	小さじ2	小さじ2	小さじ1
セロリ	1/2本弱(50g)	1/2本弱(50g)	1/2本弱(50g)
トマト	1個(150g)	1個(150g)	1個(150g)
オリーブ油	大さじ1	大さじ1	大さじ1
A 白ワイン	大さじ1	大さじ1	大さじ1
しょうゆ	大さじ1	大さじ1	大さじ1
はちみつ	小さじ1	小さじ1	小さじ1
バジル(乾燥)	少々	少々	少々

作り方

1. 豆腐は厚さを半分にし、それぞれペーパータオルに包んで電子レンジ(600W)で３分加熱し、水きりする。セロリは筋を取り、７～８㎜角に切る。トマトは１㎝角に切る。
2. 豆腐の水けをよくふき取り、小麦粉を表面にまぶす。
3. フライパンにオリーブ油を入れて中火で熱し、豆腐の両面をこんがり焼いて、器に盛る。
4. 3のフライパンにセロリを入れて、中火で２～３分炒める。Aとトマトを加えて炒め合わせる。バジルをふり入れ、3にかける。

この料理の栄養価(1人分)

	たんぱく質 1日60gの人	たんぱく質 1日50gの人	たんぱく質 1日35gの人
たんぱく質	12.3g	12.3g	10.4g
エネルギー	214kcal	214kcal	190kcal
塩分	1.4g	1.4g	1.4g
カリウム	497mg	497mg	468mg
リン	181mg	181mg	158mg

おいしい減塩のポイント

豆腐は水きりすると味がなじみやすい

豆腐は水分が多いため、そのままだと味がなじみにくく、調味料を多く使ってしまいがちです。水きりすると、豆腐に味がのりやすくなり、塩分を控えてもおいしく感じます。

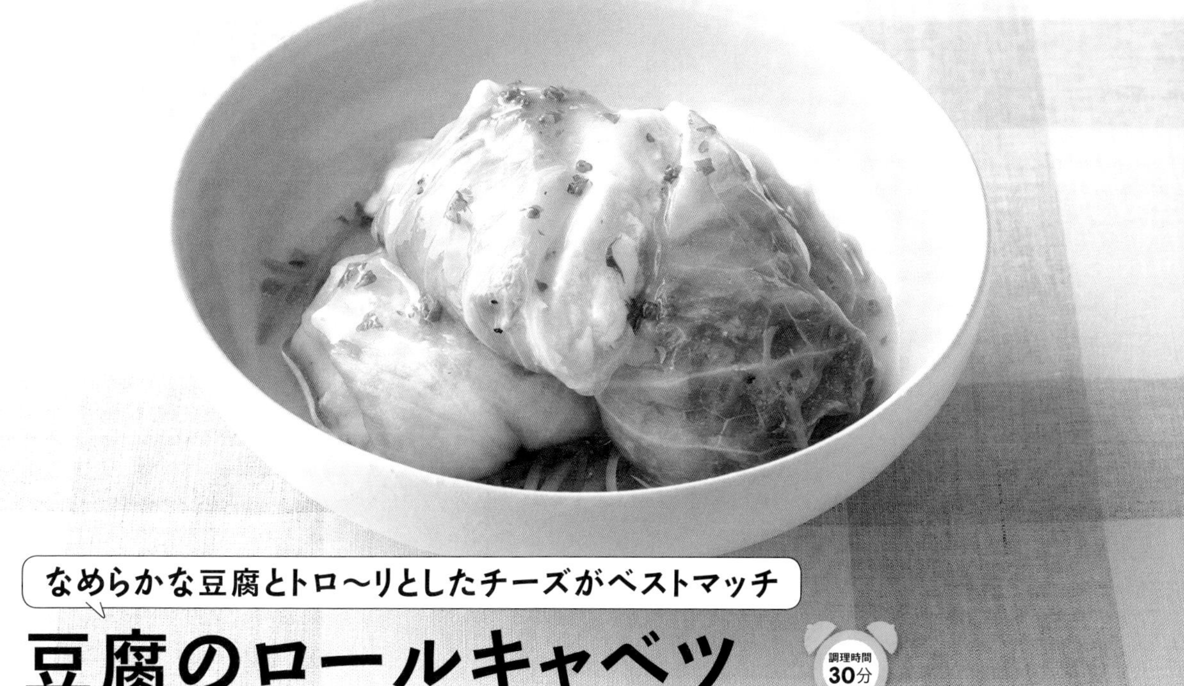

なめらかな豆腐とトロ〜りとしたチーズがベストマッチ

豆腐のロールキャベツ

調理時間 30分

材料(2人分)	たんぱく質1日60gの人	たんぱく質1日50gの人	たんぱく質1日35gの人
キャベツ	4枚(320g)	3枚(240g)	2枚半(200g)
小麦粉	少々	少々	少々
スライスチーズ	2枚(30g)	1枚半(20g)	1枚半(20g)
絹ごし豆腐	1丁(300g)	小1丁(200g)	小1丁(200g)
塩	少々	少々	少々
片栗粉	大さじ1	大さじ1	大さじ1
にんじん	1/6本(30g)	1/6本(30g)	1/6本(30g)
A コンソメ(顆粒)	小さじ1/2	小さじ1/2	小さじ1/2
水	220ml	220ml	220ml
塩・こしょう	各少々	各少々	各少々
パセリ(みじん切り)	少々	少々	少々
水溶き片栗粉*	大さじ1	大さじ1	大さじ1

*片栗粉大さじ1/2を同量の水で溶く。

この料理の栄養価(1人分)

	たんぱく質1日60gの人	たんぱく質1日50gの人	たんぱく質1日35gの人
たんぱく質	13.8g	9.5g	9.2g
エネルギー	198kcal	146kcal	141kcal
塩分	1.5g	1.3g	1.3g
カリウム	613mg	455mg	415mg
リン	263mg	182mg	177mg

作り方

1. キャベツは下ゆでして、軸のかたい部分を切り落とす。豆腐はペーパータオルに包んで電子レンジ(600W)で3分加熱し、水きりする。厚さを半分にしてさらに縦に2等分し、塩をふって片栗粉をまぶす。にんじんはせん切りにする。
2. キャベツを広げ、小麦粉を薄くふる。チーズ、豆腐の順にのせて巻き、巻き終わりはロールしたキャベツの中に入れる。
3. 鍋に2を隙間なく敷き詰め、にんじんとAを加える。落としぶたをして強火にかけ、沸騰したら中火にして、5〜6分煮込む。器ににんじんを盛り、その上に半分に切ったロールキャベツを盛る。
4. 煮汁を中火で温めて、パセリを加え、水溶き片栗粉を入れてとろみをつけ、3にかける。

香ばしく焼けたみそがごはんにも合う

豆腐のみそ漬け

調理時間 10分（漬ける時間を除く）

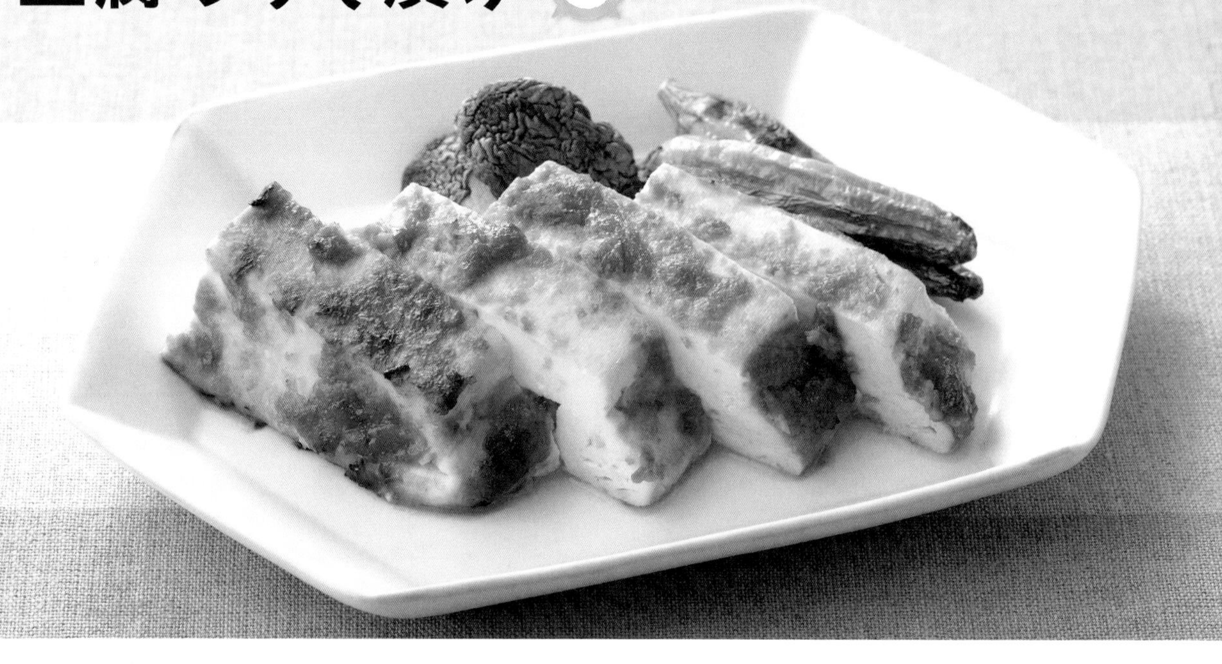

材料（2人分）

	たんぱく質 1日60gの人	たんぱく質 1日50gの人	たんぱく質 1日35gの人
木綿豆腐	1丁（300g）	1丁（300g）	250g
A みそ	大さじ1	大さじ½	大さじ½
ごま油	小さじ2	小さじ2	小さじ2
酒	小さじ1	小さじ1	小さじ1
みりん	小さじ1	小さじ1	小さじ1
かつお節	2g	2g	1g
ししとう	4本（24g）	4本（24g）	4本（24g）
しいたけ	2枚（30g）	2枚（30g）	2枚（30g）

作り方

1. 豆腐はペーパータオルで包み、電子レンジ（600W）で4分加熱する。Aはよく混ぜ合わせておく。ラップを敷き、Aの半量を薄くのばし、その上に豆腐をのせて、上に残りのAを塗る。ラップで包み、ひと晩置く。
2. ししとうは縦に切り込みを入れ、しいたけはそぎ切りにする。
3. 1のラップを取り、魚焼きグリルで野菜とともにこんがり焼く。豆腐を切り分けて器に盛る。

この料理の栄養価（1人分）

	たんぱく質 1日60gの人	たんぱく質 1日50gの人	たんぱく質 1日35gの人
たんぱく質	13.1g	12.5g	10.4g
エネルギー	176kcal	167kcal	148kcal
塩分	1.2g	0.6g	0.6g
カリウム	292mg	275mg	243mg
リン	172mg	164mg	139mg

おいしい減塩のポイント

みそを無塩の調味料でのばして使用

塩分が高そうに見えるみそ漬けですが、薄口しょうゆ大さじ1杯の塩分が2.9gなのに対し、みそは2.2gと少し塩分が低め。さらに、みそを、ほぼ塩分を含まない酒やみりん、ごま油で溶いて使うので、塩分を抑えられます。

揚げたてのサクサク衣を楽しもう！

揚げ出し豆腐 青のりおろしのせ

調理時間 25分

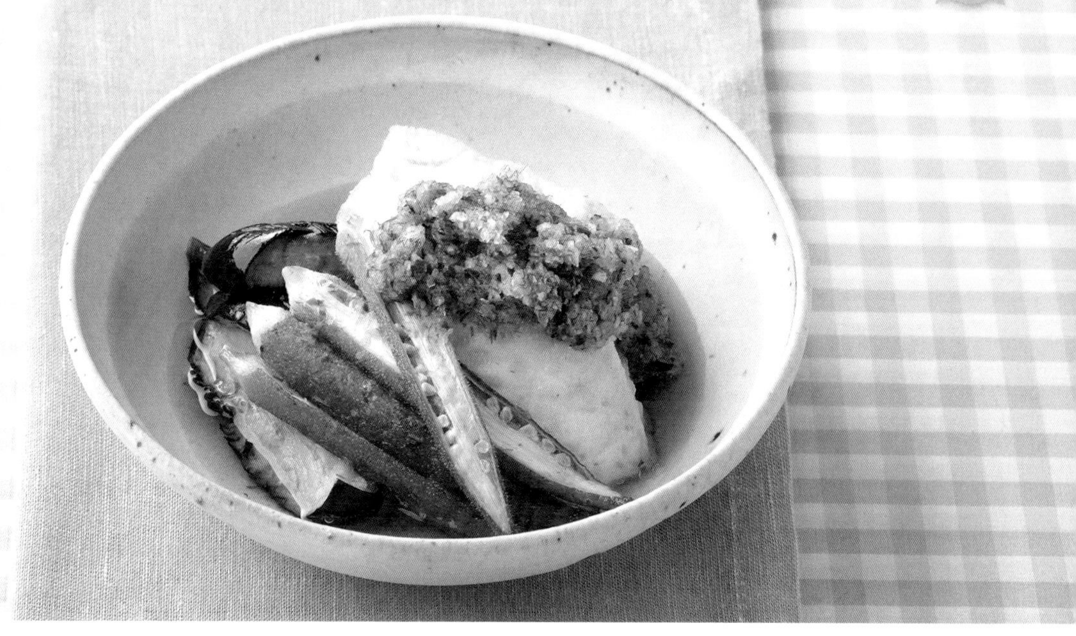

材料（2人分）	たんぱく質 1日60gの人	たんぱく質 1日50gの人	たんぱく質 1日35gの人
絹ごし豆腐	1丁（300g）	250g	250g
片栗粉	少々	少々	少々
なす	1本（80g）	1本（80g）	1本（80g）
オクラ	4本（32g）	4本（32g）	4本（32g）
揚げ油	適量	適量	適量
A だし汁	120mℓ	120mℓ	120mℓ
めんつゆ	大さじ1	大さじ1	大さじ1
大根（おろす）	80g	80g	80g
青のり	大さじ1	大さじ1	大さじ1

作り方

1. 豆腐はペーパータオルで包み、電子レンジ（600W）で３分加熱し、４等分にする。なすは縦半分に切り、皮に細かく斜めに切り込みを入れてひと口大に切る。オクラはがくをむき、縦半分に切る。
2. 170℃に熱した揚げ油でなすとオクラを素揚げにし、取り出す。
3. 豆腐に薄く片栗粉をまぶし、色づくまでこんがり揚げて、2とともに器に盛る。
4. 鍋にAを入れて中火にかけ、温まったら、3にかける。水けを軽くきった大根おろしと青のりを合わせ、3の上にのせる。

この料理の栄養価（1人分）

	たんぱく質 1日60gの人	たんぱく質 1日50gの人	たんぱく質 1日35gの人
たんぱく質	9.9g	8.6g	8.6g
エネルギー	261kcal	247kcal	247kcal
塩分	1.1g	1.1g	1.1g
カリウム	542mg	505mg	505mg
リン	152mg	135mg	135mg

たんぱく質を抑えるワザ

木綿豆腐を絹ごし豆腐にするだけでたんぱく質を減らせる

木綿豆腐は100gあたりのたんぱく質が7.0gなのに対し、絹ごし豆腐は5.3gと少なめです。片栗粉をまぶして揚げることで、不足しがちなエネルギーも確保できます。

しょうがの風味ととろみのおかげで減塩でもおいしく

かにかまとくずし豆腐のくず煮

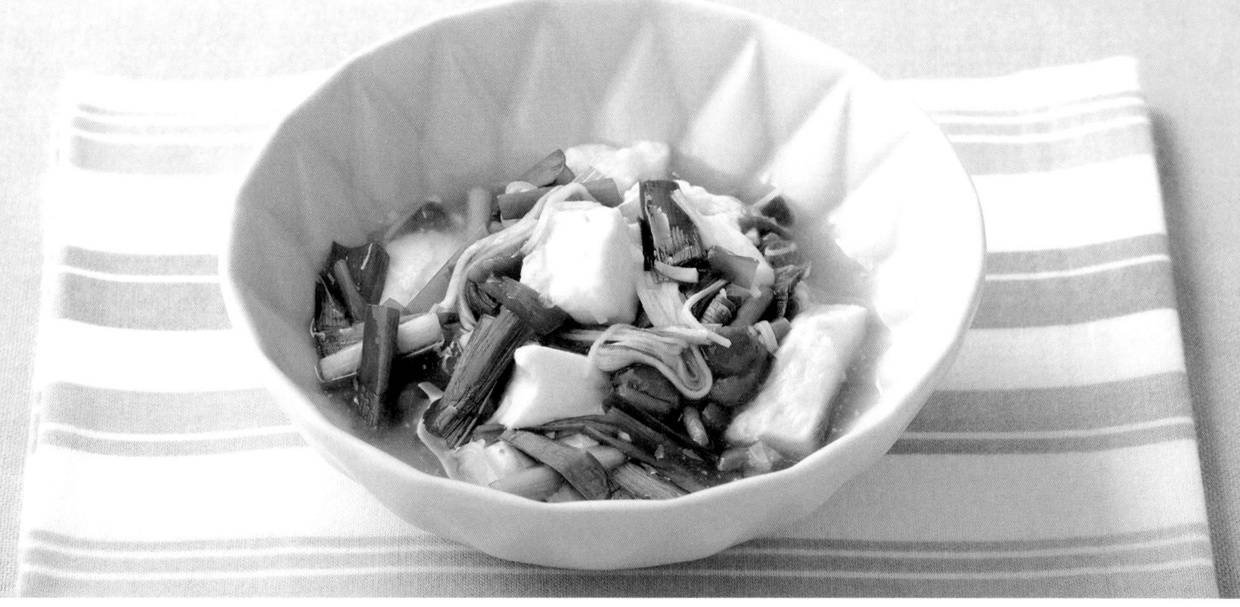

材料（2人分）

	たんぱく質1日60gの人	たんぱく質1日50gの人	たんぱく質1日35gの人
絹ごし豆腐	1丁（300g）	小1丁（200g）	小1丁（200g）
かにかまぼこ	4本（40g）	4本（40g）	3本（30g）
長ねぎ	⅓本弱（30g）	⅓本弱（30g）	⅓本弱（30g）
にら	½束（50g）	½束（50g）	½束（50g）
なめこ	1パック（100g）	1パック（100g）	1パック（100g）
しょうが	15g	15g	15g
A 水	大さじ4	大さじ4	大さじ4
鶏ガラスープの素（顆粒）	小さじ⅓	小さじ⅓	小さじ⅓
酒	小さじ1	小さじ1	小さじ1
塩・砂糖	各少々	各少々	各少々
水溶き片栗粉*	小さじ2	小さじ2	小さじ2
ごま油	小さじ2	小さじ2	小さじ2

＊片栗粉小さじ1を同量の水で溶く。

この料理の栄養価（1人分）

	たんぱく質1日60gの人	たんぱく質1日50gの人	たんぱく質1日35gの人
たんぱく質	12.0g	9.4g	8.8g
エネルギー	166kcal	138kcal	133kcal
塩分	0.9g	0.9g	0.8g
カリウム	539mg	464mg	460mg
リン	166mg	132mg	128mg

作り方

1. 豆腐は1.5㎝角に切り、かにかまぼこは細く裂く。長ねぎは小口切りに、にらは2㎝長さに切る。なめこは熱湯をかけ、軽くぬめりを取る。しょうがはせん切りにする。
2. 鍋に長ねぎ、しょうが、Aを入れて中火にかける。沸騰したら、豆腐、かにかまぼこ、にら、なめこを加える。再度沸騰したら、水溶き片栗粉を加えてとろみをつける。
3. 器に盛り、ごま油を回しかける。

おすすめ食材

エネルギー確保には片栗粉がおすすめ

片栗粉の主成分はでんぷんで、たんぱく質はほとんど含まれません。たんぱく質を控えめにすることでエネルギーが不足してしまうときは、片栗粉でとろみをつけると、腎臓に負担をかけずにエネルギー量をアップできます。

しそみそは肉や魚と合わせるのもおすすめ

厚揚げのしそみそ焼き

調理時間 20分

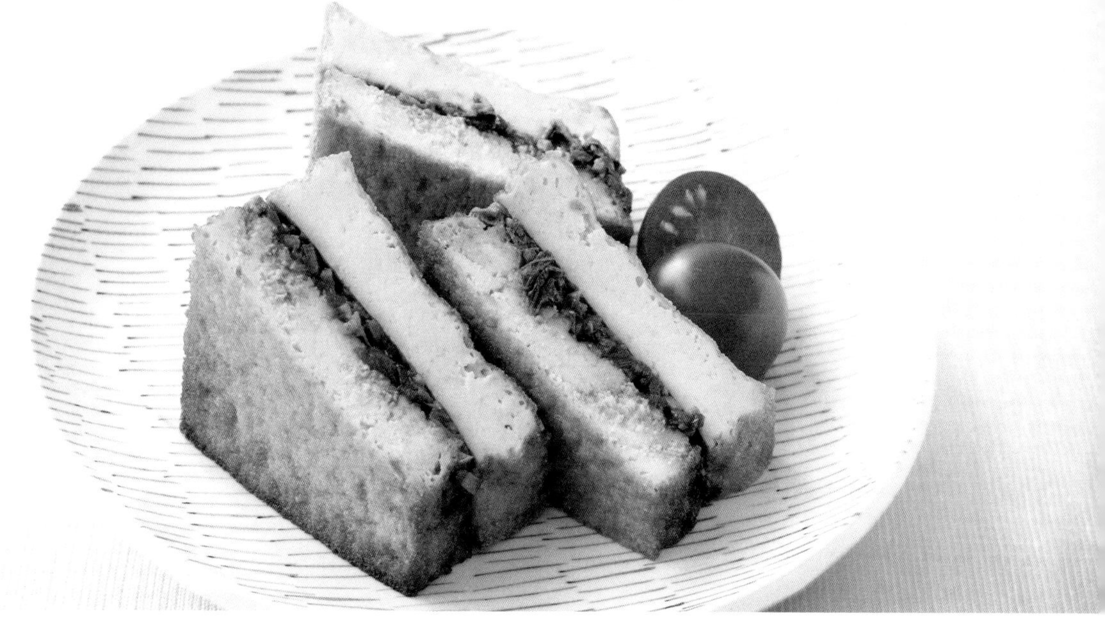

材料(2人分)

	たんぱく質1日60gの人	たんぱく質1日50gの人	たんぱく質1日35gの人
厚揚げ	2枚(240g)	1⅓枚(160g)	1⅓枚(160g)
しょうが	15g	15g	15g
みょうが	2個(20g)	2個(20g)	2個(20g)
青じそ	4枚(4g)	4枚(4g)	4枚(4g)
A 赤みそ	小さじ2	大さじ½	大さじ½
ごま油	小さじ2	小さじ2	小さじ2
みりん	小さじ1	小さじ1	小さじ1
粉山椒	少々	少々	少々
ミニトマト	2個(30g)	2個(30g)	なし

作り方

1. 厚揚げは油抜きをせず、厚さを半分に切る。しょうがとみょうがはみじん切りにし、青じそは小さめに手でちぎる。
2. ボウルにAを混ぜ合わせ、しょうが、みょうが、青じそを加え混ぜる。
3. 厚揚げの内側に2を塗ってはさみ、オーブントースターでこんがりするまで7～8分焼く。
4. 適当な大きさに切り分け、半分に切ったミニトマトを添える。

この料理の栄養価(1人分)

	たんぱく質1日60gの人	たんぱく質1日50gの人	たんぱく質1日35gの人
たんぱく質	14.1g	9.6g	9.4g
エネルギー	231kcal	171kcal	166kcal
塩分	0.8g	0.6g	0.6g
カリウム	268mg	213mg	170mg
リン	202mg	139mg	134mg

おすすめ食材

大豆製品は動脈硬化の予防に効果的

大豆や大豆製品に多く含まれる、不飽和脂肪酸、サポニン、レシチンといった成分は、動脈硬化を防ぐ効果が期待できます。主菜では、肉や魚介などの動物性たんぱく質に偏らず、植物性たんぱく質もとりましょう。

だしがしみ込んでジューシー

高野豆腐のえびはさみ煮

調理時間 30分

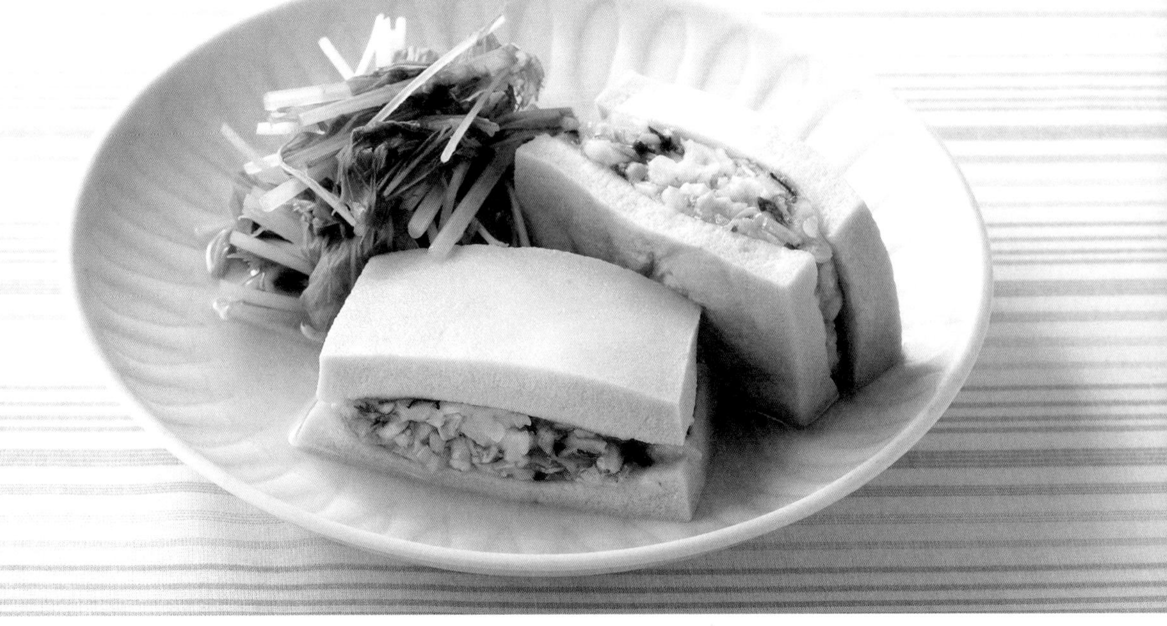

材料(2人分)

	たんぱく質1日60gの人	たんぱく質1日50gの人	たんぱく質1日35gの人
高野豆腐	2枚(32g)	1枚半(24g)	1枚(16g)
片栗粉	少々	少々	少々
えび(ブラックタイガー)	大4~5尾(80g)	小2~3尾(50g)	大2尾半(40g)
紅しょうが	10g	10g	10g
長ねぎ	⅓本弱(30g)	⅓本弱(30g)	⅓本弱(30g)
しいたけ	2枚(30g)	2枚(30g)	2枚(30g)
A 片栗粉	小さじ2	小さじ2	小さじ2
酒	小さじ1	小さじ1	小さじ1
B だし汁	1カップ	1カップ	1カップ
酒	大さじ1	大さじ1	大さじ1
みりん	大さじ1	大さじ1	大さじ1
しょうゆ	小さじ2	小さじ2	小さじ2
水菜	3株(60g)	大1株(30g)	大1株(30g)

	たんぱく質1日60gの人	たんぱく質1日50gの人	たんぱく質1日35gの人
たんぱく質	17.6g	12.5g	9.5g
エネルギー	158kcal	123kcal	100kcal
塩分	1.5g	1.4g	1.3g
カリウム	404mg	297mg	284mg
リン	277mg	203mg	159mg

◀この料理の栄養価(1人分)

作り方

1. 高野豆腐は水でもどして横半分に切って、厚さを半分にし、よく水けをきる。えびは殻をむいて背わたを取り、細かく刻む。紅しょうが、長ねぎ、しいたけはみじん切りにする。水菜は4㎝長さに切る。
2. ボウルにえび、紅しょうが、長ねぎ、しいたけ、Aを入れてよく練り混ぜる。
3. 高野豆腐の片面に薄く片栗粉をふり、そちらを内側にして2枚1組で、4等分した2をはさむ。耐熱皿に並べ、軽くラップをして電子レンジ(600W)で2分加熱する。
4. 鍋にBを入れて中火にかけ、沸騰したら3を加えて落としぶたをし、7～8分煮る。水菜も加え、さらに1～2分煮て、器に盛る。

サクふわ食感がおいしい

油揚げのとろろいも包み

調理時間 25分

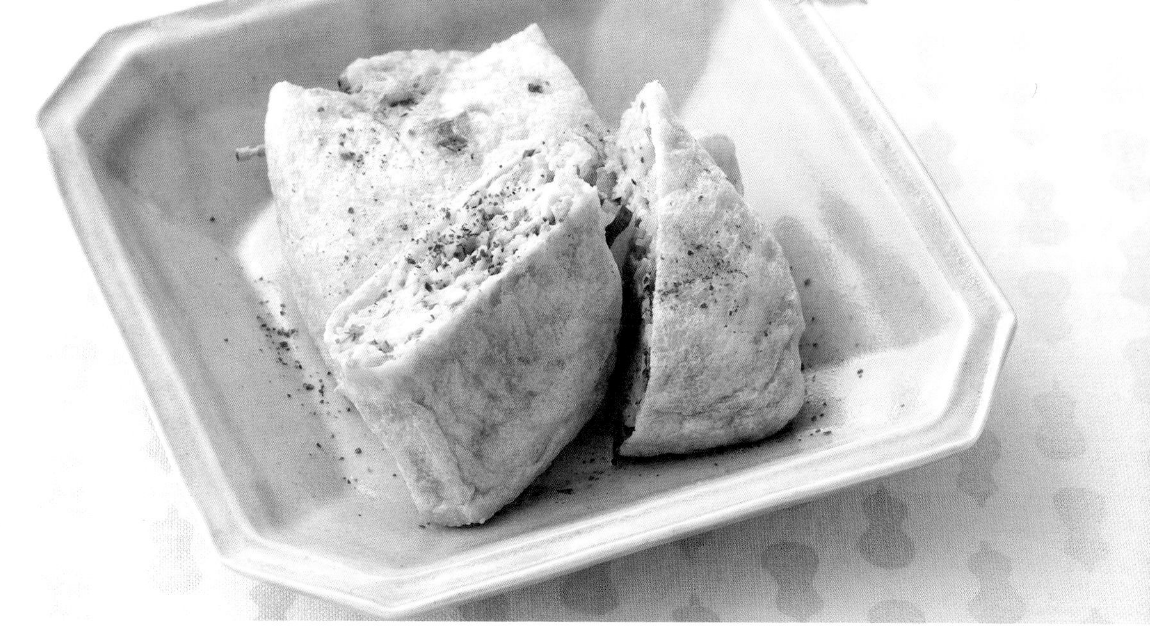

材料（2人分）

	たんぱく質1日60gの人	たんぱく質1日50gの人	たんぱく質1日35gの人
油揚げ	2枚（60g）	1枚半（45g）	1枚半（45g）
卵	1個（50g）	½個（25g）	½個弱（20g）
山いも	5~6㎝（60g）	3~4㎝（40g）	3~4㎝（40g）
エリンギ	1本（40g）	小1本（30g）	小1本（30g）
にら	⅓束弱（30g）	⅓束弱（30g）	⅓束弱（30g）
なめたけ（市販）	30g	30g	30g
A ごま油	小さじ2	大さじ1	大さじ1
しょうゆ	小さじ1	小さじ1	小さじ1
一味とうがらし	少々	少々	少々

この料理の栄養価（1人分）

	たんぱく質1日60gの人	たんぱく質1日50gの人	たんぱく質1日35gの人
たんぱく質	13.1g	9.2g	8.9g
エネルギー	244kcal	203kcal	199kcal
塩分	1.2g	1.2g	1.1g
カリウム	451mg	352mg	349mg
リン	221mg	161mg	157mg

作り方

1. 油揚げはサッとゆで、半分に切る。山いもはすりおろす。エリンギは3～4㎜角に切り、にらはみじん切りにする。
2. ボウルに卵を割りほぐし、山いも、エリンギ、にら、なめたけ、Aを加えて混ぜ合わせる。
3. 油揚げを袋状に開き、2を均等に詰めて、つまようじでとめる。耐熱皿にのせて、軽くラップをして電子レンジ（600W）で2分加熱する。
4. オーブントースターの天板にアルミホイルを敷き、3をのせて、こんがりと色づくまで7～8分焼く。器に盛り、一味とうがらしをふる。

おいしい減塩のポイント

なめたけのうまみで深い味わいに

なめたけには、えのきたけのうまみが凝縮されているため、うまみたっぷりの深い味わいになります。ただし、なめたけは塩分が高めなので、その分、ほかの調味料を控えめに。

トースターで焼いて作れる

納豆とオクラの春巻き

調理時間 25分

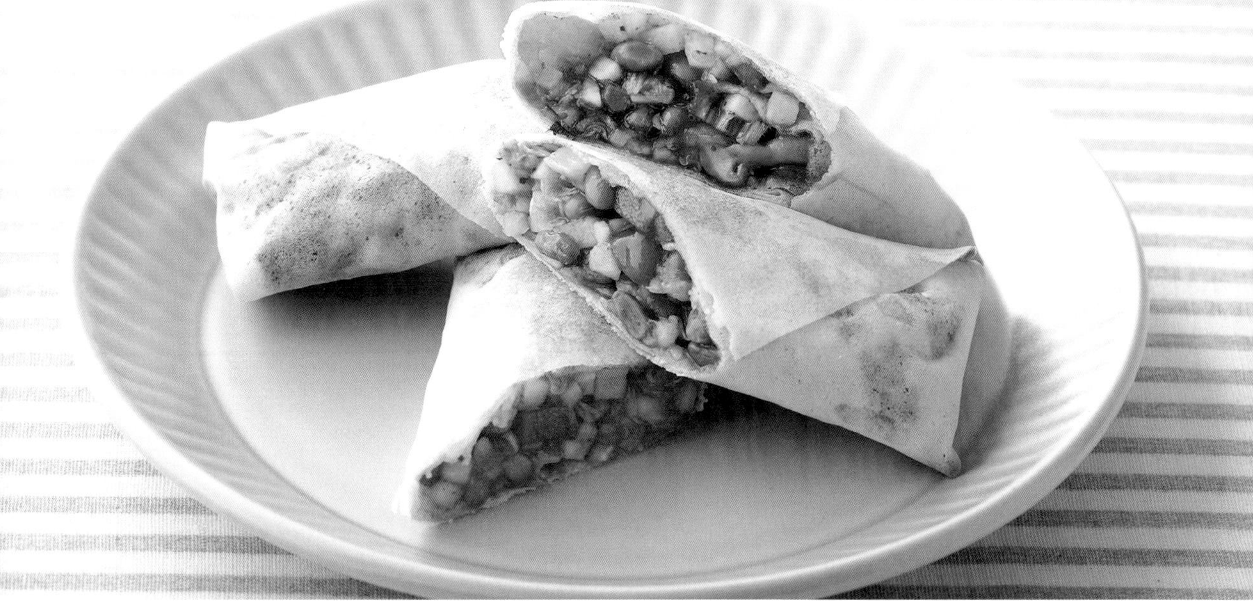

材料(2人分)

	たんぱく質 1日60gの人	たんぱく質 1日50gの人	たんぱく質 1日35gの人
春巻きの皮	4枚(48g)	4枚(48g)	4枚(48g)
納豆	小2パック(60g)	1パック(50g)	1パック(50g)
オクラ	6本(48g)	6本(48g)	6本(48g)
なめこ	1袋(100g)	80g	70g
長いも	7~8cm(80g)	7~8cm(80g)	7~8cm(80g)
白菜キムチ	80g	70g	60g
ポン酢しょうゆ	小さじ2	小さじ2	小さじ2
水溶き小麦粉*	少々	少々	少々
サラダ油	小さじ2	小さじ2	小さじ2

＊小麦粉少々を同量の水で溶く。

作り方

1. オクラはがくを取って熱湯で1分半ほどゆで、小口切りにする。なめこは熱湯を回しかけ、軽くぬめりを取る。長いもは細かく刻み、キムチは粗みじん切りにする。
2. ボウルに納豆、オクラ、なめこ、長いも、キムチ、ポン酢しょうゆを入れ、よく混ぜ合わせる。
3. 春巻きの皮に2を均等にのせて、縁に水溶き小麦粉をつけて、はがれないように包み込む。表面に、サラダ油を塗り、オーブントースターで10分ほどこんがり焼く。

この料理の栄養価(1人分)

	たんぱく質 1日60gの人	たんぱく質 1日50gの人	たんぱく質 1日35gの人
たんぱく質	10.7g	9.6g	9.4g
エネルギー	218kcal	205kcal	203kcal
塩分	1.5g	1.4g	1.2g
カリウム	702mg	630mg	604mg
リン	154mg	136mg	130mg

おいしい減塩のポイント

ネバネバ食品でコクが増す

春巻きの具材に味つけをしているので、食べるときにたれなどをつける必要はありません。また、納豆やオクラなどのネバネバで、コクがアップするのもおいしさのヒケツです。

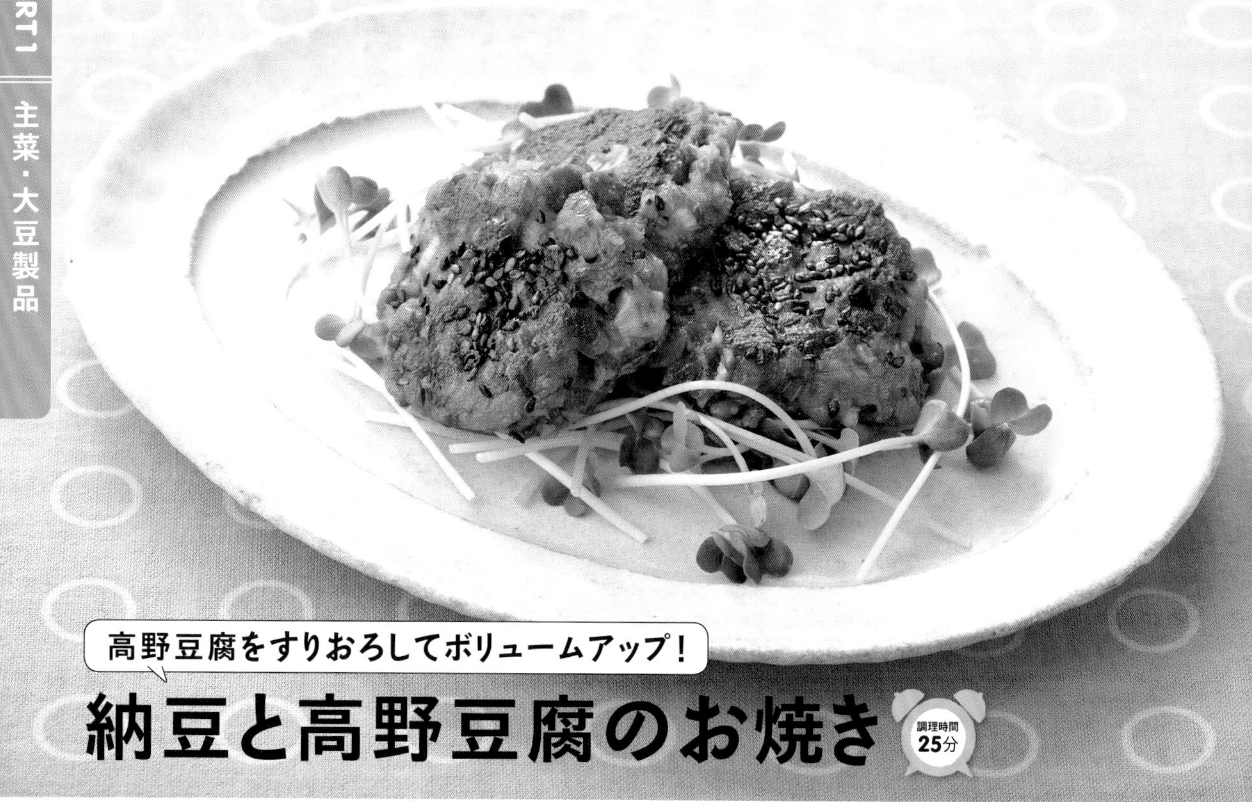

高野豆腐をすりおろしてボリュームアップ！

納豆と高野豆腐のお焼き

調理時間 25分

材料(2人分)

	たんぱく質 1日60gの人	たんぱく質 1日50gの人	たんぱく質 1日35gの人
高野豆腐	1枚(16g)	1枚(16g)	1枚(16g)
納豆	1パック(50g)	1パック(50g)	小1パック(30g)
れんこん	½節(100g)	½節(100g)	½節(100g)
わけぎ	4本(60g)	4本(60g)	3本弱(40g)
A 片栗粉	大さじ1	大さじ1	大さじ1
酒	小さじ1	小さじ1	小さじ1
トウバンジャン	小さじ½	小さじ½	小さじ½
ごま油	大さじ1	大さじ1	大さじ1
B ポン酢しょうゆ	大さじ1	大さじ1	大さじ1
酒	小さじ2	小さじ2	小さじ2
黒ごま	大さじ1	大さじ1	大さじ1
貝割れ大根	½パック(20g)	½パック(20g)	½パック(20g)

作り方

1. 高野豆腐はもどさずにすりおろす。れんこんはすりおろし、わけぎは小口切りにする。
2. ボウルに高野豆腐、納豆、れんこん、わけぎ、Aを入れて混ぜる。
3. フライパンにごま油を入れて中火で熱し、2をスプーンですくい、ひと口大に丸く広げて焼く。
4. 片面に焼き色がついたら、裏返して黒ごまをふり、Bを回しかける。水分をとばすように焼き、貝割れ大根をのせた器に盛る。

この料理の栄養価(1人分)

	たんぱく質 1日60gの人	たんぱく質 1日50gの人	たんぱく質 1日35gの人
たんぱく質	10.8g	10.8g	9.0g
エネルギー	224kcal	224kcal	202kcal
塩分	1.0g	1.0g	1.0g
カリウム	509mg	509mg	420mg
リン	190mg	190mg	169mg

もっとおいしく

高野豆腐はすりおろすと便利

高野豆腐は、定番の煮ものにしか使わないという人も多いはず。すりおろして野菜や肉と合わせ、ハンバーグやつくねなどの練りものにすると、ジューシーさがアップし、肉や魚だけで作るより、たんぱく質を抑えられます。

お手軽！栄養価早見表 主菜編

PART 1の主菜で、メインに使った代表的な食材50gあたりの栄養価を比較します。同じ重量でも、肉や魚の種類や部位によって、エネルギー量やたんぱく質量は大きく異なります。食材選びの参考にしてください。

［おもな肉50gあたりの栄養価］

食材名	エネルギー量	たんぱく質	塩分	カリウム	リン	50gの目安量
豚ひき肉	105kcal	**8.9g**	0.1g	145mg	60mg	卵M玉1個大
鶏ひき肉	86kcal	**8.8g**	0.1g	125mg	55mg	卵M玉1個大
豚ロース肉（脂身つき）	124kcal	**9.7g**	0.1g	155mg	90mg	薄切り約2枚
豚肩ロース肉（脂身つき）	119kcal	**8.6g**	0.1g	150mg	80mg	薄切り約2枚
牛もも肉（脂身つき）	98kcal	**9.8g**	0.1g	165mg	90mg	すき焼き用約2枚
牛こま切れ肉（外もも肉）	110kcal	**9.1g**	0.1g	155mg	75mg	牛丼約½人分
鶏もも肉（皮つき）	95kcal	**8.3g**	0.1g	145mg	85mg	約¼枚
鶏胸肉（皮つき）	67kcal	**10.7g**	0.1g	170mg	100mg	約¼枚

［おもな魚介50gあたりの栄養価］

食材名	エネルギー量	たんぱく質	塩分	カリウム	リン	50gの目安量
ぶり	111kcal	**10.7g**	0.1g	190mg	65mg	約½切れ
さば	106kcal	**10.3g**	0.2g	165mg	110mg	約½切れ
生ざけ	62kcal	**11.2g**	0.1g	175mg	120mg	約½切れ
あじ	56kcal	**9.9g**	0.2g	180mg	115mg	約⅔尾
たら	36kcal	**8.8g**	0.2g	175mg	115mg	約½切れ
えび（ブラックタイガー）	39kcal	**9.2g**	0.2g	115mg	105mg	3～4尾
あさり	14kcal	**3.0g**	1.1g	70mg	43mg	10～12個
ほたて（貝柱）	41kcal	**8.5g**	0.2g	190mg	115mg	中2～3個

［卵・おもな大豆製品50gあたりの栄養価］

食材名	エネルギー量	たんぱく質	塩分	カリウム	リン	50gの目安量
卵	71kcal	**6.1g**	0.2g	65mg	85mg	M玉1個
絹ごし豆腐	28kcal	**2.7g**	微量	75mg	34mg	⅙丁
木綿豆腐	37kcal	**3.5g**	微量	55mg	44mg	⅙丁
高野豆腐（水煮）	52kcal	**5.4g**	0.4g	2mg	90mg	約½個

※高野豆腐以外はすべて「生」の場合。魚の骨や卵の殻などを除く、食べられる部分（可食部）50gあたりの栄養成分値。

PART 2

家にある野菜でサッと作れる

副菜レシピ

ふだん使いの野菜やきのこなどのメニューを紹介しています。
たんぱく質はほとんどが2g以下、塩分はほとんどが1g未満です。
味つけや調理法もバラエティー豊かなので、メインの主菜に合わせて選びましょう。
すぐ作れるレシピがほとんどですから、忙しいときも力になります。
作りおきマークをつけたレシピは、常備菜にもおすすめです。

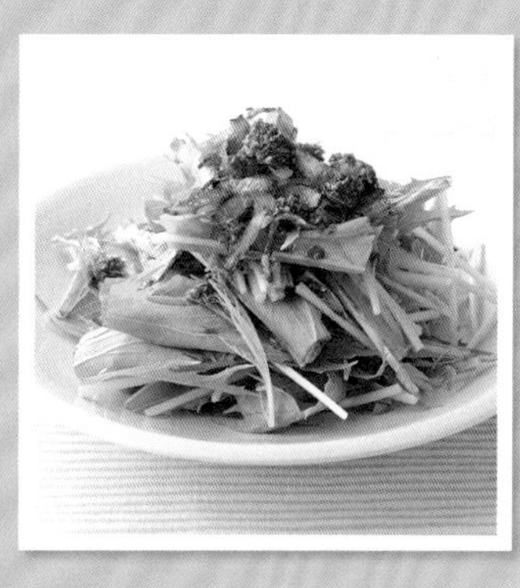

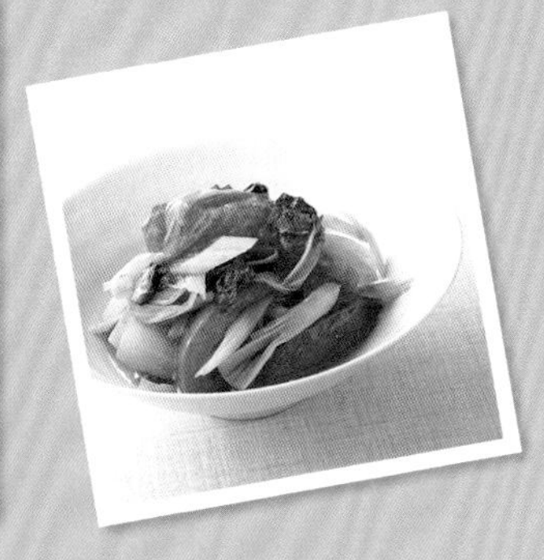

ブロッコリーの青のり風味フリット

調理時間
15分

材料（2人分）

ブロッコリー	60g
A 小麦粉	大さじ1
水	大さじ1
マヨネーズ	小さじ2
青のり	小さじ2
塩	少々
揚げ油	適量

この料理の栄養価（1人分）

たんぱく質	2.4g
エネルギー	109kcal
塩分	0.7g
カリウム	170mg
リン	43mg

作り方

1 ブロッコリーは小房に分け、かためにゆでし、水けをふいて小麦粉（分量外）を薄くまぶす。

2 ボウルにAを混ぜ合わせ、衣を作る。ブロッコリーに衣をからませ、170℃に熱した揚げ油で揚げる。

揚げものにして
食べごたえアップ

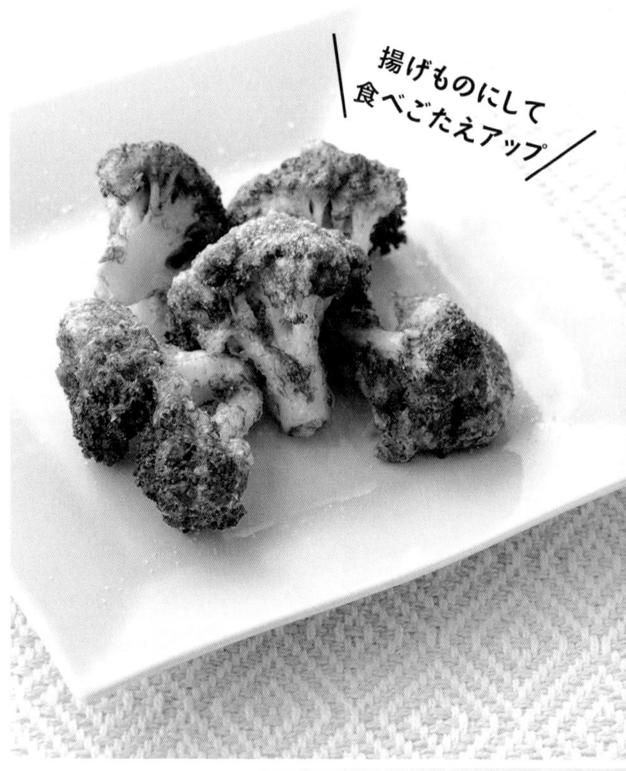

めかぶとたたき長いもの梅しそあえ

調理時間
15分

材料（2人分）

長いも	9〜10cm（100g）
めかぶ（味なし）	2パック（100g）
きゅうり	½本（50g）
青じそ	4枚
A 梅肉	1個分（8g）
ポン酢しょうゆ	小さじ½

この料理の栄養価（1人分）

たんぱく質	2.0g
エネルギー	45kcal
塩分	1.0g
カリウム	331mg
リン	39mg

作り方

1 長いもは皮をむいてひと口大に切り、ポリ袋などに入れて麺棒などで粗めにたたく。きゅうりは乱切りにし、青じそは小さくちぎる。

2 ボウルにAを入れて混ぜ合わせ、1とめかぶを加えてあえる。

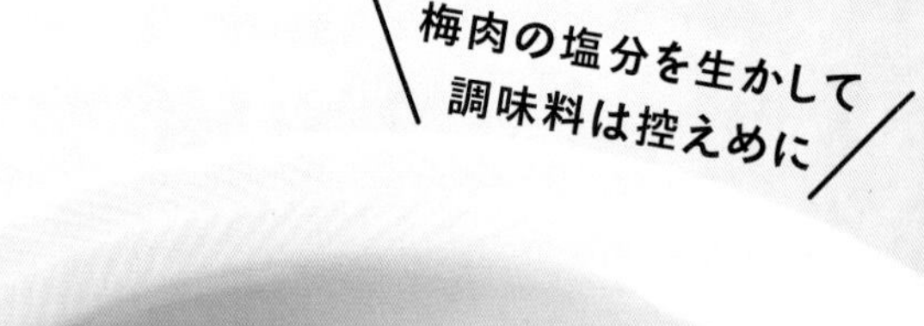

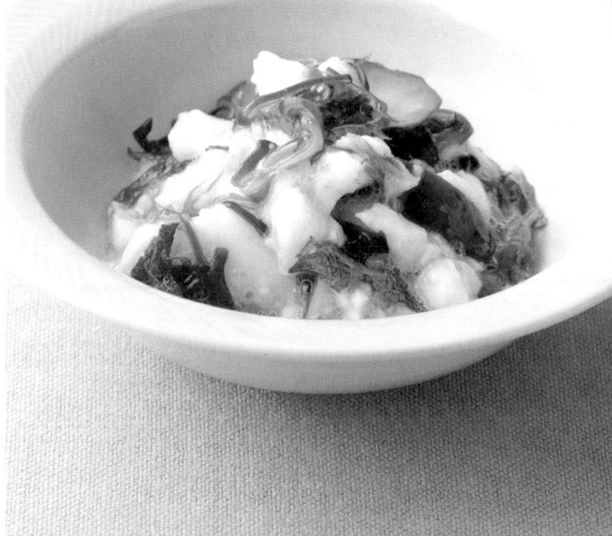

調理時間 15分
ほたて水煮缶の
うまみでいただく

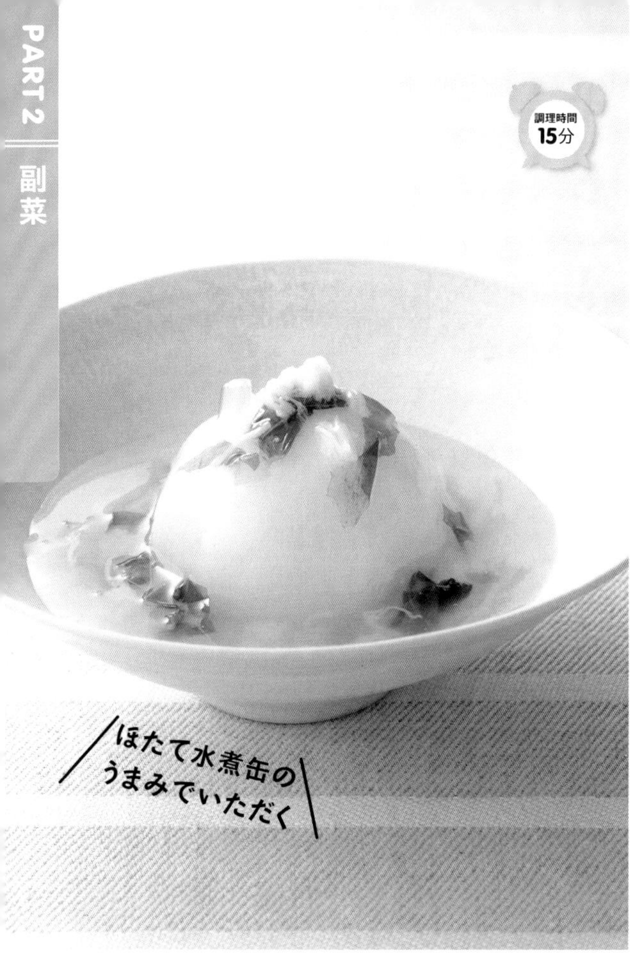

かぶの中華煮 ほたてあん

材料（2人分）

かぶ	2個（140g）
かぶの葉	1～2本（40g）
ほたて水煮缶	50g
A 水	1カップ
鶏ガラスープの素（顆粒）	小さじ⅔
塩・こしょう	各少々
水溶き片栗粉*	小さじ2

＊片栗粉小さじ２を同量の水で溶く。

この料理の栄養価（１人分）

たんぱく質	5.9g
エネルギー	45kcal
塩分	1.0g
カリウム	306mg
リン	69mg

作り方

1. かぶは葉を切り落とし、根の部分は皮をむき、半分に切る。葉は小口切りにする。
2. 鍋にかぶ、ほたて、Aを入れ、落としぶたをして中火で10分ほど煮て、器に盛る。
3. 2の煮汁にかぶの葉を加えて中火で温め、塩、こしょうで味を調え、水溶き片栗粉を加える。１分ほど煮て、かぶにかける。

作りおき 冷蔵：2日間
調理時間 15分
（漬け込む時間は除く）
みょうがの風味が
減塩に役立つ

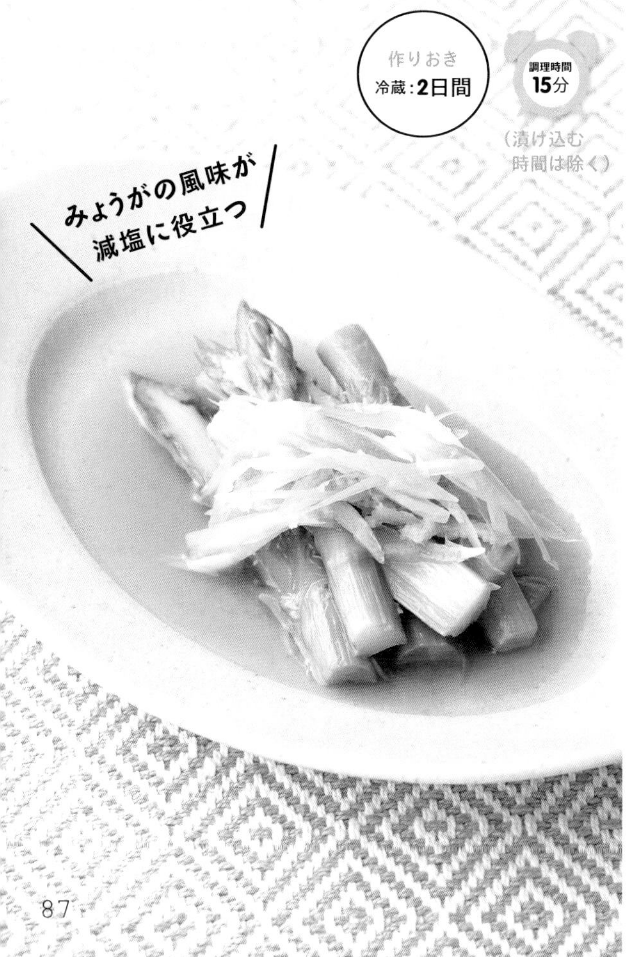

焼きアスパラガスのだし漬け

材料（2人分）

アスパラガス	4本（80g）
みょうが	1個（10g）
A だし汁	½カップ
おろししょうが	大さじ1
薄口しょうゆ	大さじ½

この料理の栄養価（１人分）

たんぱく質	1.6g
エネルギー	15kcal
塩分	0.8g
カリウム	189mg
リン	39mg

作り方

1. アスパラガスは根元のかたい部分を切り落とし、長さを半分にして、さらに縦半分に切る。みょうがはせん切りにする。
2. 鍋にみょうがとAを入れて中火にかけ、沸騰したらバットなどに移す。
3. アスパラガスを魚焼きグリルでこんがり焼き、熱いうちに2に入れ、30分以上漬け込む。

カリフラワーのチリパン粉ソテー

調理時間 15分
エネルギーを補いたいときに

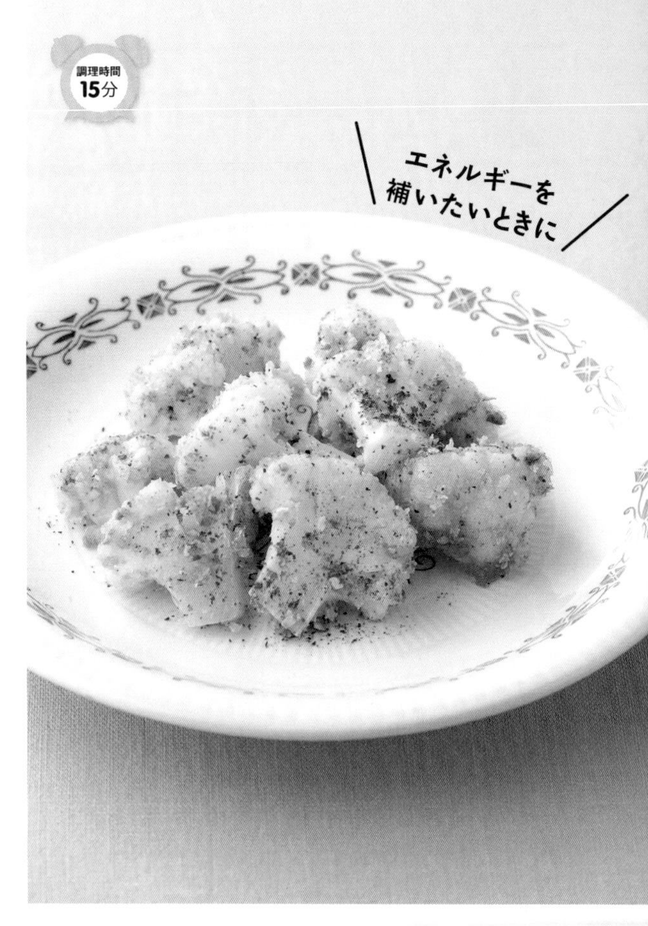

材料（2人分）

カリフラワー	½株（140g）
オリーブ油	大さじ1
にんにく（みじん切り）	1片（5g）
パン粉	大さじ2
塩・こしょう	各少々
チリパウダー	少々

この料理の栄養価（1人分）

たんぱく質	2.8g
エネルギー	91kcal
塩分	0.6g
カリウム	323mg
リン	57mg

作り方

1. カリフラワーは小房に分け、ゆでる。
2. フライパンにオリーブ油、にんにく、パン粉を入れて弱火にかける。香りが立ってきたら、カリフラワーを加え、パン粉が色づくまで炒め、塩、こしょう、チリパウダーをふって混ぜ合わせる。

たたききゅうりのなめたけあえ

調理時間 15分

作りおき 冷蔵：2日間

きゅうりは低たんぱくな優秀食材

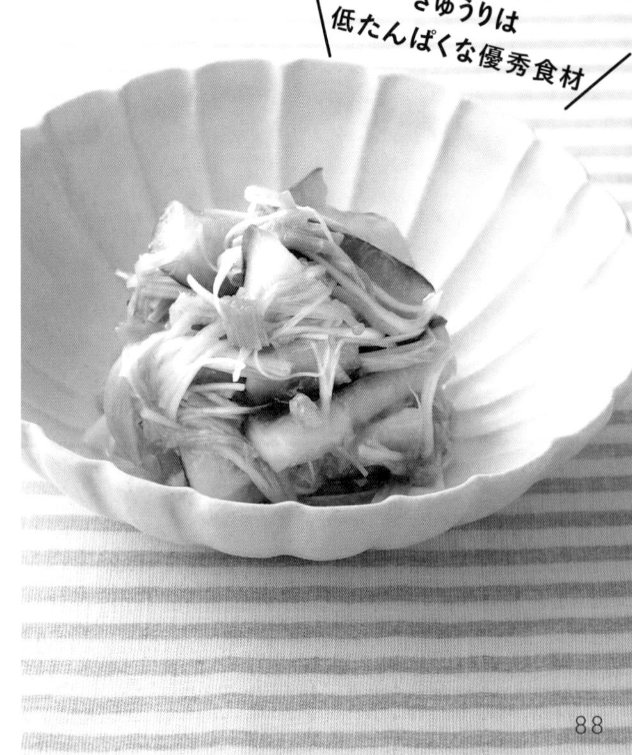

材料（2人分）

きゅうり	1本（100g）
塩	少々
長ねぎ	⅓本弱（30g）
なめたけ（市販）	20g
ごま油	小さじ1
ポン酢しょうゆ	小さじ1

この料理の栄養価（1人分）

たんぱく質	1.2g
エネルギー	39kcal
塩分	0.8g
カリウム	171mg
リン	39mg

作り方

1. きゅうりは4㎝長さに切り、ポリ袋などに入れて麺棒などでたたく。軽く塩をふり、10分ほど置く。長ねぎは白髪ねぎにする。
2. ボウルに1と残りの材料を入れ、あえる。

調理時間
10分
紅しょうがの
塩分が味の決め手

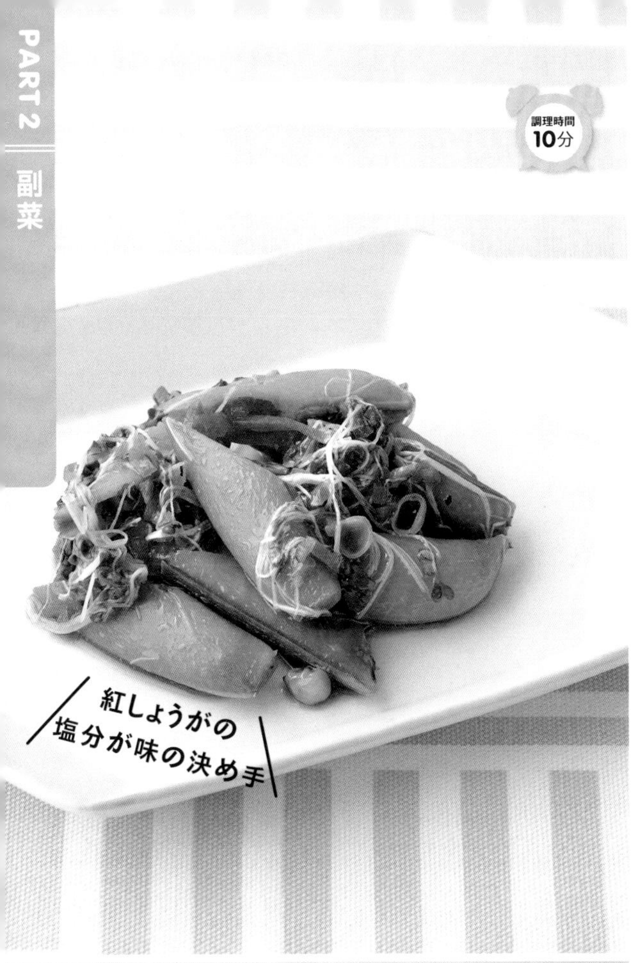

スナップえんどうの紅しょうが炒め

材料（2人分）

スナップえんどう	10本（180g）
紅しょうが	15g
ブロッコリースプラウト	20g
サラダ油	小さじ1
A 酒	小さじ2
ポン酢しょうゆ	小さじ1

この料理の栄養価（1人分）

たんぱく質	3.0g
エネルギー	66kcal
塩分	0.4g
カリウム	165mg
リン	65mg

作り方

1. スナップえんどうは、筋を取り、斜め半分に切る。紅しょうがは細かく刻む。
2. フライパンにサラダ油を入れて中火で熱し、スナップえんどうを炒める。紅しょうが、ブロッコリースプラウトも加えて炒め、Aを加えて水分をとばすように炒め合わせる。

作りおき
冷蔵：
3～4日間
調理時間
35分
酢は塩分ゼロの
うれしい調味料

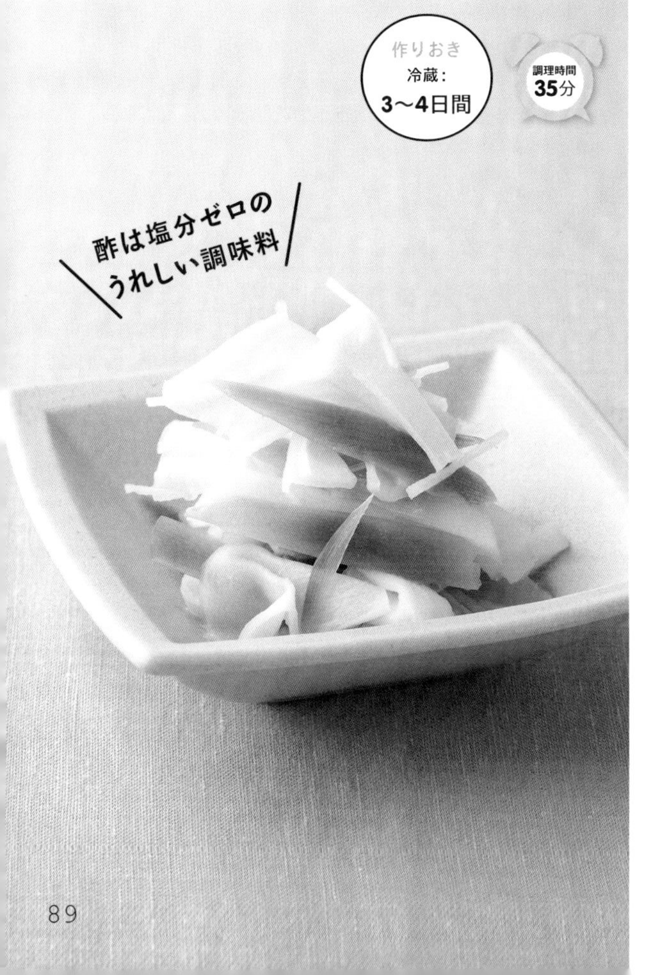

かんぴょうの甘酢漬け

材料（2人分）

かんぴょう	25g
みょうが	2個（20g）
しょうが（せん切り）	10g
A 酢	大さじ2
水	大さじ2
砂糖	小さじ2
塩	少々

この料理の栄養価（1人分）

たんぱく質	1.0g
エネルギー	50kcal
塩分	0.3g
カリウム	261mg
リン	21mg

作り方

1. かんぴょうは水でもどして塩もみ（分量外）し、食べやすい長さに切る。みょうがは縦6等分に切る。
2. 沸騰した湯に1を入れ、2分ほどゆで、ざるにあげる。
3. 鍋にしょうが、Aを入れて中火にかけ、沸騰したら火からおろし、2を加えて30分ほどなじませる。

コールスローサラダ

調理時間 15分

作りおき 冷蔵：2〜3日間

材料（2人分）

キャベツ	1枚半（120g）
きゅうり	½本（50g）
にんじん	1.5cm（15g）
レモン	½個
塩	少々
A レモン汁	大さじ1
フレンチドレッシング（市販）	大さじ1
はちみつ	小さじ1
黒こしょう	少々

この料理の栄養価（1人分）

たんぱく質	1.4g
エネルギー	68kcal
塩分	0.9g
カリウム	235mg
リン	32mg

作り方

1 キャベツ、きゅうり、にんじんはせん切りにし、ボウルに入れて塩をふる。10分ほど置いてからよく混ぜ合わせ、水けをきる。レモンは果肉を取り出してほぐす。

2 鍋にAを入れて中火にかけ、はちみつが溶けたら火からおろし、1の野菜、レモンと合わせる。好みでタイム（分量外）を添える。

塩もみして野菜のカリウム減

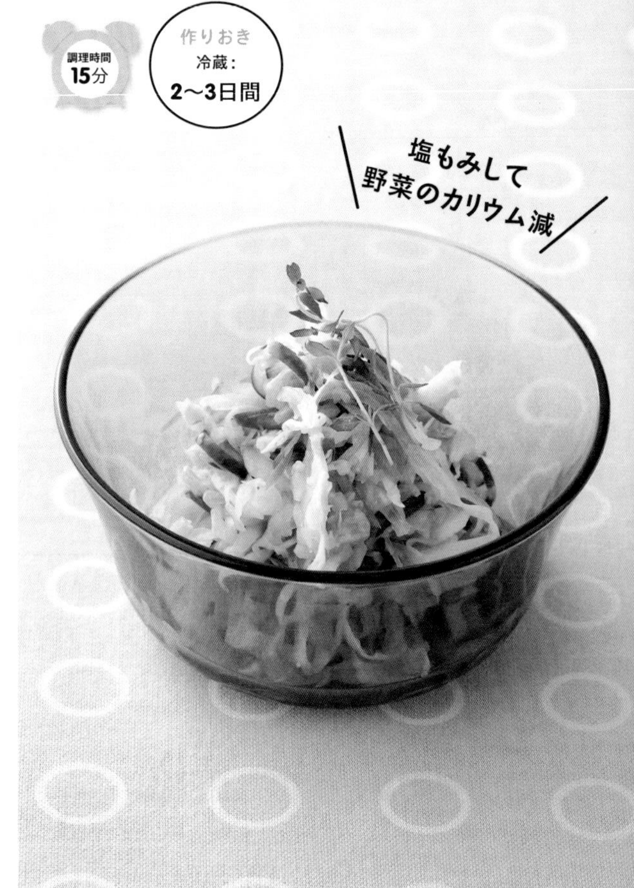

ミニトマトのハーブピクルス

調理時間 10分（漬け込む時間は除く）

作りおき 冷蔵：3〜4日間

材料（2人分）

ミニトマト	8個（120g）
玉ねぎ	⅙個弱（30g）
タイム	少々
A 水	80mℓ
りんご酢*	大さじ2
はちみつ	小さじ2
塩・こしょう	各少々

この料理の栄養価（1人分）

たんぱく質	1.0g
エネルギー	57kcal
塩分	0.3g
カリウム	224mg
リン	25mg

*りんご酢がない場合は穀物酢でもよい。

作り方

1 ミニトマトはへたを取り、竹串などで数か所穴を開け、保存容器に入れる。玉ねぎは薄切りにする。

2 鍋に玉ねぎ、タイム、Aを入れて中火にかける。沸騰したら1のミニトマトにかけ、粗熱がとれたら冷蔵庫で1時間ほど漬け込む。ミニトマトを半分に切り、器に盛る。

ハーブの香りでおいしく減塩

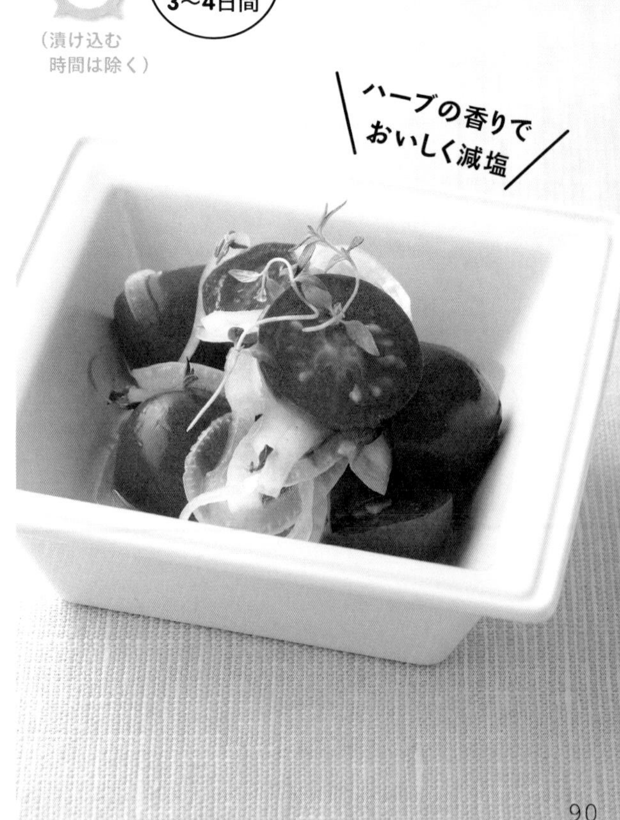

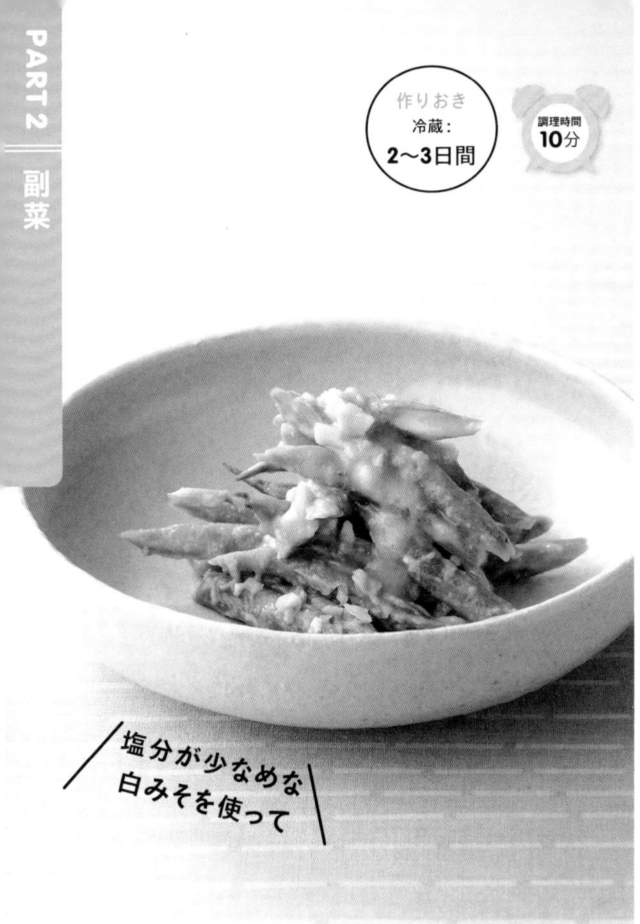

作りおき
冷蔵：
2〜3日間

調理時間
10分

いんげんのピーナッツあえ

材料(2人分)

さやいんげん	12本(72g)
ピーナッツ	3〜4粒(10g)
A だし汁	大さじ1
白みそ	大さじ½
ピーナッツバター	小さじ1
みりん	小さじ½
塩	少々

この料理の栄養価(1人分)

たんぱく質	3.1g
エネルギー	71kcal
塩分	0.7g
カリウム	174mg
リン	54mg

作り方

1 さやいんげんは筋を取ってゆで、斜め切りにする。ピーナッツは粗く刻む。

2 ボウルにAとピーナッツを混ぜ合わせ、さやいんげんを加えてあえる。

カレー風味で
塩分を控えめに

調理時間
10分

小松菜のカレー炒め

材料(2人分)

小松菜	⅓束(100g)
セロリ	⅓本(40g)
オリーブ油	小さじ1
カレー粉	小さじ1
A 白ワイン	大さじ1
中濃ソース	小さじ2
黒こしょう	少々

この料理の栄養価(1人分)

たんぱく質	1.1g
エネルギー	40kcal
塩分	0.4g
カリウム	368mg
リン	36mg

作り方

1 小松菜は4㎝長さに切る。セロリは筋を取り、斜め切りにする。

2 フライパンにオリーブ油を入れて熱し、小松菜とセロリを中火で炒める。しんなりしてきたら、カレー粉をふり入れ、粉っぽさがなくなったら、Aを加えて炒める。

オニオンリングフライ ガーリック風味

調理時間
10分
にんにくの風味で
そのままおいしい

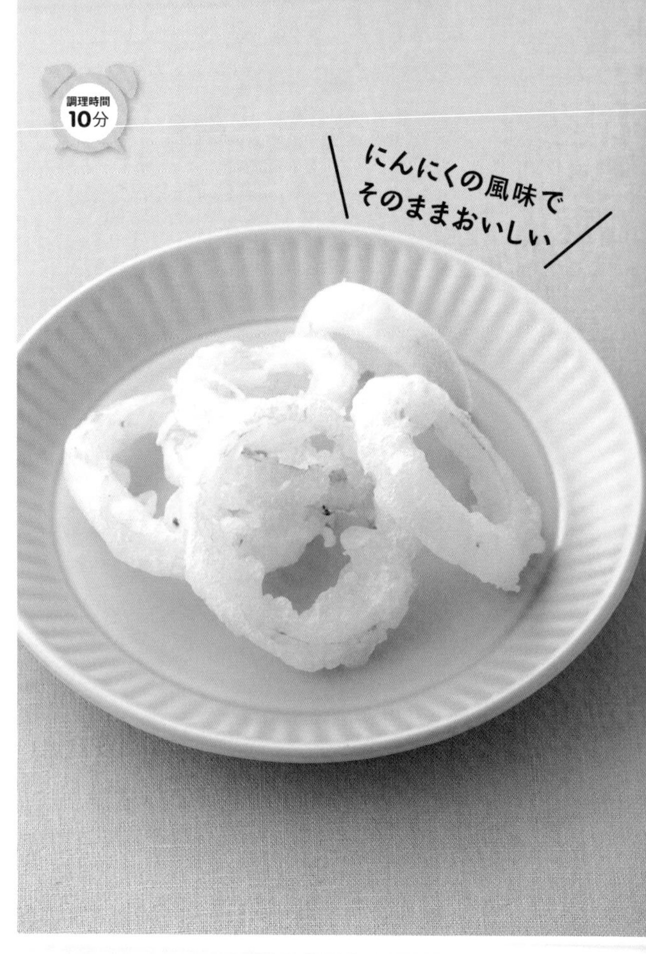

材料(2人分)

玉ねぎ	½個(100g)
A 小麦粉	小さじ2
片栗粉	小さじ1
ベーキングパウダー	小さじ⅓
塩・ガーリックパウダー	各少々
炭酸水	大さじ2
揚げ油	適量
レモン(半月切り)	2切れ

この料理の栄養価(1人分)

たんぱく質	1.0g
エネルギー	95kcal
塩分	0.6g
カリウム	126mg
リン	46mg

作り方

1 玉ねぎは輪切りにしてほぐし、小麦粉(分量外)を薄くまぶす。

2 ボウルにAを混ぜ合わせ、炭酸水を少しずつ加えて衣を作る。玉ねぎに衣をからめ、170℃に熱した揚げ油で2～3分、こんがりするまで揚げる。器に盛り、レモンを添える。

クレソンとわかめのからしマヨあえ

調理時間
5分
からしマヨネーズで
おいしく減塩

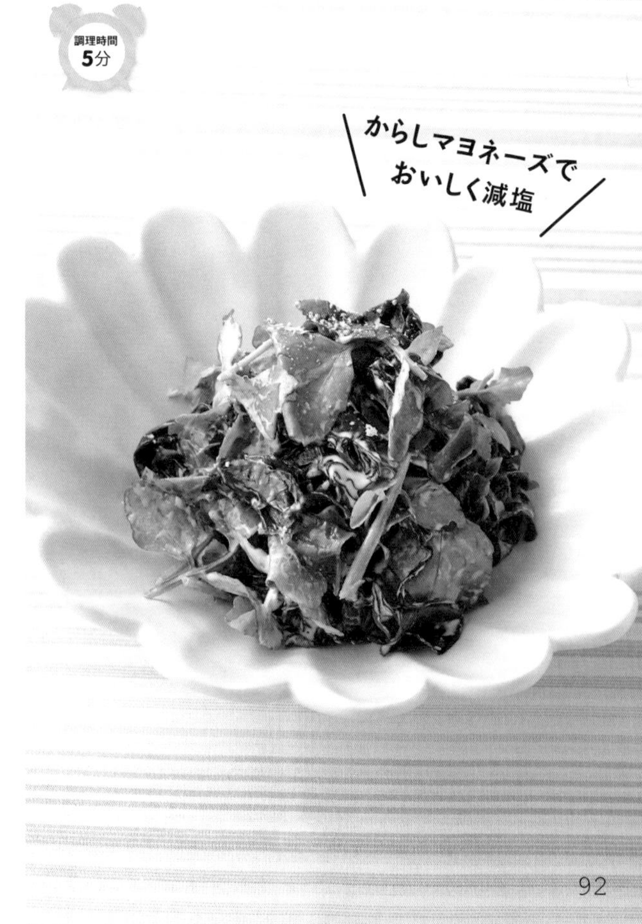

材料(2人分)

クレソン	1束(40g)
カットわかめ(乾燥)	大さじ2(8g)
A マヨネーズ	大さじ1
練りからし	小さじ½
こしょう	少々

この料理の栄養価(1人分)

たんぱく質	1.4g
エネルギー	56kcal
塩分	0.4g
カリウム	88mg
リン	30mg

作り方

1 クレソンは葉先を摘み取る。わかめは水でもどし、水けをよくきる。

2 ボウルにAを混ぜ合わせ、クレソン、わかめを加えてあえる。

おすすめ食材

クレソンで減塩&動脈硬化予防

クレソンは辛みが特徴の西洋野菜。その風味を生かし、塩分は控えめに。また、クレソンには、動脈硬化予防に効果的なカロテンが豊富です。

調理時間 5分
ピリ辛ドレッシングがポイント

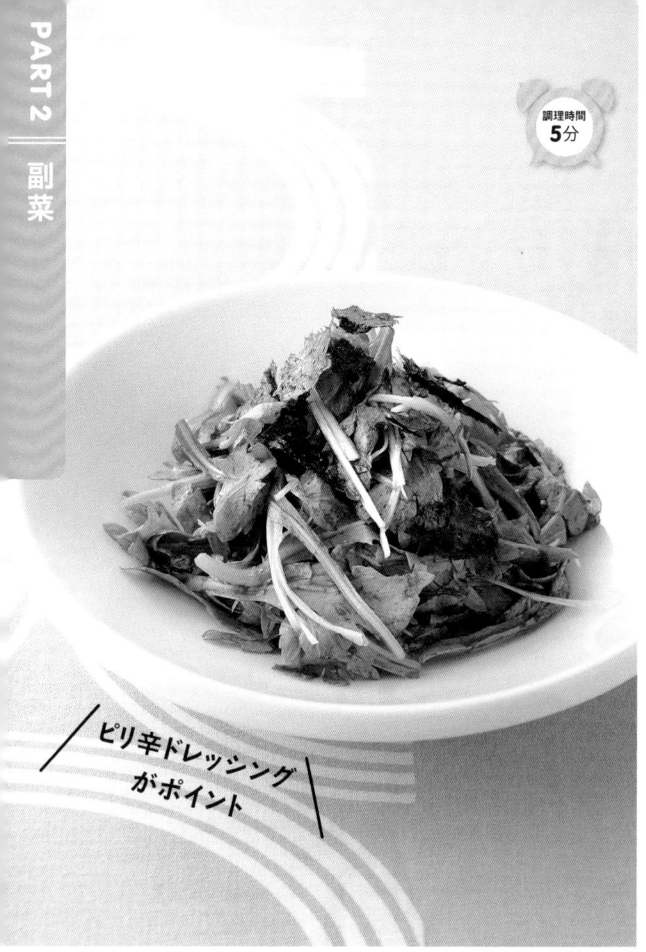

春菊の韓国風サラダ

材料(2人分)

春菊	⅘袋(80g)
長ねぎ	⅕本(20g)
A ポン酢しょうゆ	大さじ1
ごま油	小さじ1
ラー油	小さじ½
韓国のり	小2枚(1.5g)

この料理の栄養価(1人分)

たんぱく質	1.6g
エネルギー	47kcal
塩分	0.6g
カリウム	241mg
リン	31mg

作り方

1 春菊は葉先を摘み取り、長ねぎは白髪ねぎにする。

2 ボウルにAを混ぜ合わせ、春菊、ねぎを加えてあえる。器に盛り、手でちぎった韓国のりを散らす。

おいしい減塩のポイント

サラダは手作りドレッシングで食べる

手作りドレッシングであえることで、市販のドレッシングより、塩分を大幅にカット。ラー油の辛みがアクセントになります。

作りおき 冷蔵:2日間
調理時間 10分
ごまはすりつぶすとさらに風味がアップ

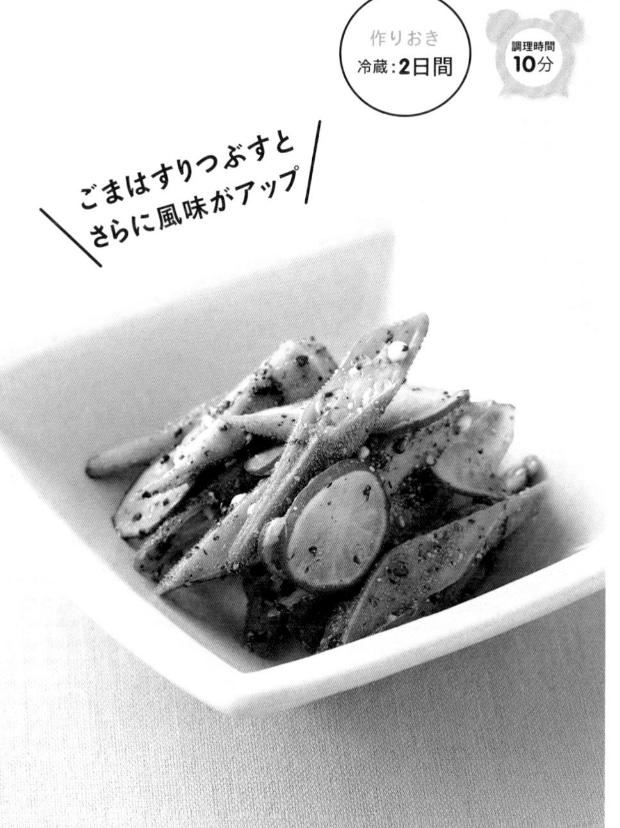

オクラのごまあえ

材料(2人分)

オクラ	8本(64g)
ラディッシュ	2個(20g)
A 黒すりごま	小さじ1
しょうゆ	小さじ1
みりん	小さじ½
砂糖	小さじ⅓

この料理の栄養価(1人分)

たんぱく質	1.2g
エネルギー	24kcal
塩分	0.5g
カリウム	121mg
リン	34mg

作り方

1 オクラはがくを取り、塩(分量外)をふってまな板の上で転がし、水で洗い流してうぶ毛を取る。その後ゆで、1㎝の斜め切りにする。ラディッシュは薄切りにする。

2 ボウルにAを混ぜ合わせ、オクラ、ラディッシュを加えてあえる。

ごぼうの山椒きんぴら

調理時間
10分
作りおき
冷蔵：
3～4日間
ポン酢しょうゆは
しょうゆより低塩分

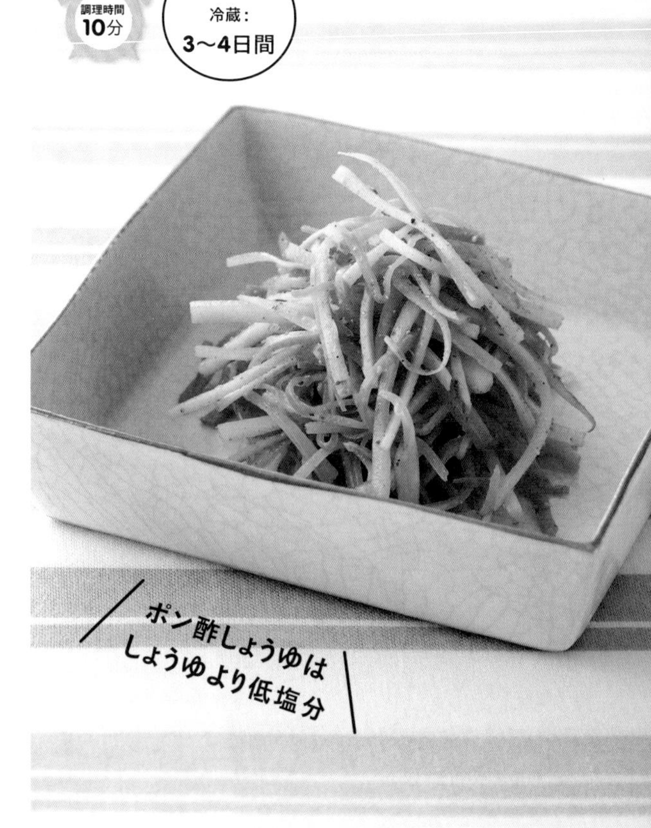

材料（2人分）

ごぼう	⅓本（60g）
にんじん	¼本弱（40g）
ごま油	小さじ2
A だし汁	½カップ
ポン酢しょうゆ	大さじ1
酒	小さじ2
粉山椒	少々

この料理の栄養価（1人分）

たんぱく質	1.2g
エネルギー	66kcal
塩分	0.6g
カリウム	211mg
リン	37mg

作り方

1. ごぼうとにんじんはせん切りにする。
2. フライパンにごま油を入れて熱し、1を中火で炒める。しんなりしてきたら、Aを加え、水分がなくなるまで炒め合わせる。

大根のソテー

調理時間
25分
焼き目をつけて
香ばしさをプラス

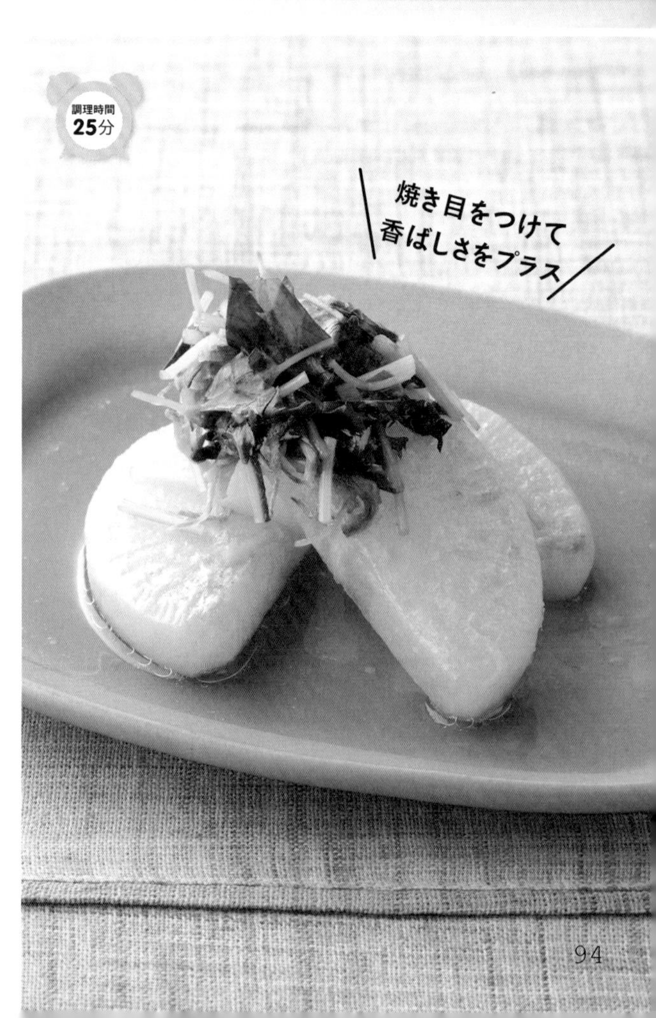

材料（2人分）

大根	⅕本弱（180g）
サラダ油	大さじ1
糸三つ葉	⅔束（30g）
しょうが（せん切り）	10g
酒	小さじ2
A 酢	大さじ2
ポン酢しょうゆ	大さじ1
砂糖	小さじ⅔

この料理の栄養価（1人分）

たんぱく質	0.9g
エネルギー	84kcal
塩分	0.5g
カリウム	322mg
リン	31mg

作り方

1. 大根は1㎝幅の半月切りにし、鍋にたっぷりの水を入れ15分ほど下ゆでし、ざるにあげる。糸三つ葉は1㎝長さに切る。
2. フライパンにサラダ油を入れて熱し、大根を入れて中火で両面をこんがり焼く。酒小さじ1を回しかけ、1分ほど焼いて器に盛る。
3. フライパンに三つ葉、しょうが、残りの酒小さじ1、Aを加えて火にかけ、沸騰したら大根にかける。

作りおき
冷蔵：
3～4日間
調理時間
15分
ピーナッツは
無塩を選んで

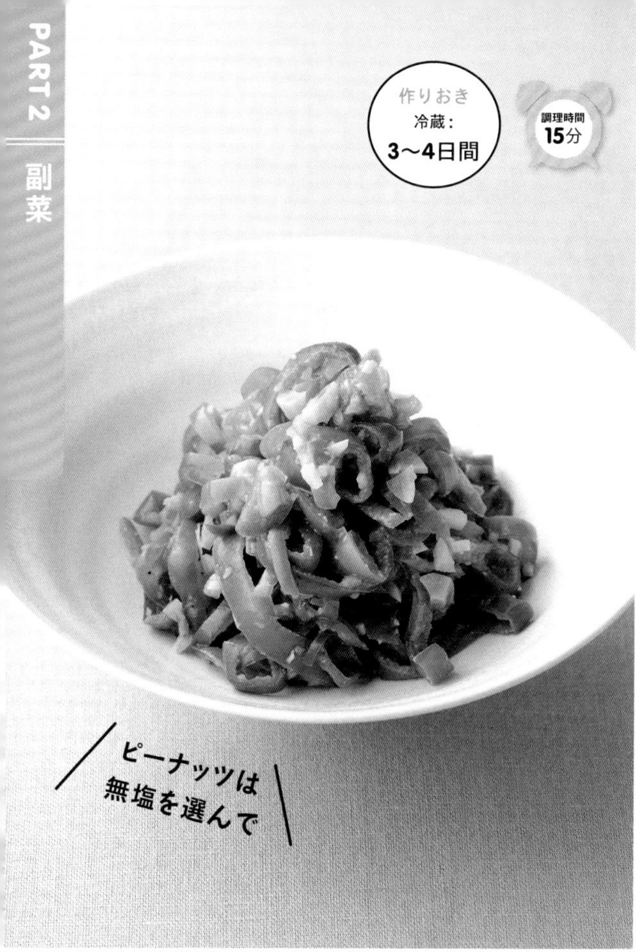

ピーマンのピーナッツみそ煮

材料（2人分）

ピーマン	5個（150g）
にんにく（みじん切り）	1片（5g）
オリーブ油	小さじ2
A ピーナッツ（粗く刻む）	10g
白ワイン	小さじ2
みそ	大さじ½
コンソメ（顆粒）	小さじ⅔
砂糖	1つまみ
黒こしょう	少々

この料理の栄養価（1人分）

たんぱく質	2.8g
エネルギー	95kcal
塩分	1.0g
カリウム	214mg
リン	48mg

作り方

1 ピーマンは縦半分に切ってから、横に細切りにする。

2 鍋ににんにくとオリーブ油を入れ、弱火にかける。香りが出てきたら、中火にして1を炒め、水¾カップとAを加える。混ぜながら、汁けがなくなるまで約10分煮る。

調理時間
10分
香りのある野菜は
薄味でもおいしい

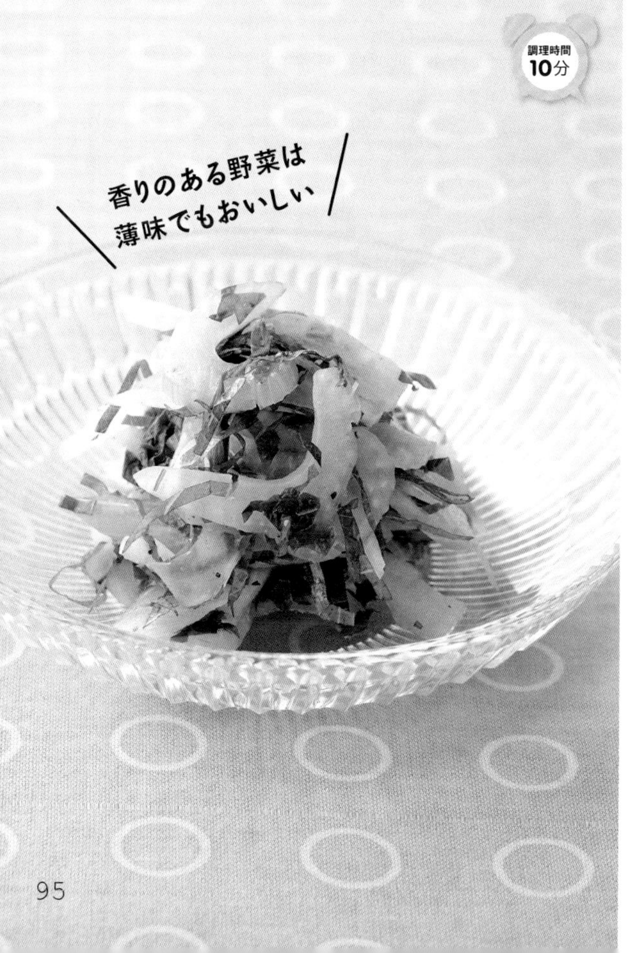

セロリの香味あえ

材料（2人分）

セロリ	大1本（140g）
青じそ	4枚
塩	少々
A ごま油	小さじ1
粉山椒	少々

この料理の栄養価（1人分）

たんぱく質	0.4g
エネルギー	29kcal
塩分	0.5g
カリウム	304mg
リン	30mg

作り方

1 セロリは筋を取り、横に薄切りにする。青じそはせん切りにする。

2 ボウルにセロリを入れて塩をふり、5分ほど置く。青じそとAを加えてあえ、器に盛る。

おいしい減塩のポイント

山椒を使って食材のうまみを引き出す

山椒のしびれるような辛さは、脳を活性化したり、食材のおいしさを感じやすくしたりするといわれており、薄味でもおいしく食べられます。

ズッキーニのチーズ焼き

調理時間 10分

材料（2人分）

ズッキーニ	⅔本強（140g）
オリーブ油	大さじ1
にんにく（みじん切り）	1片（5g）
パン粉	大さじ1
白ワイン	大さじ2
粉チーズ	大さじ1
塩・黒こしょう	各少々

この料理の栄養価（1人分）

たんぱく質	2.7g
エネルギー	89kcal
塩分	0.7g
カリウム	248mg
リン	58mg

チーズの塩けを
生かして

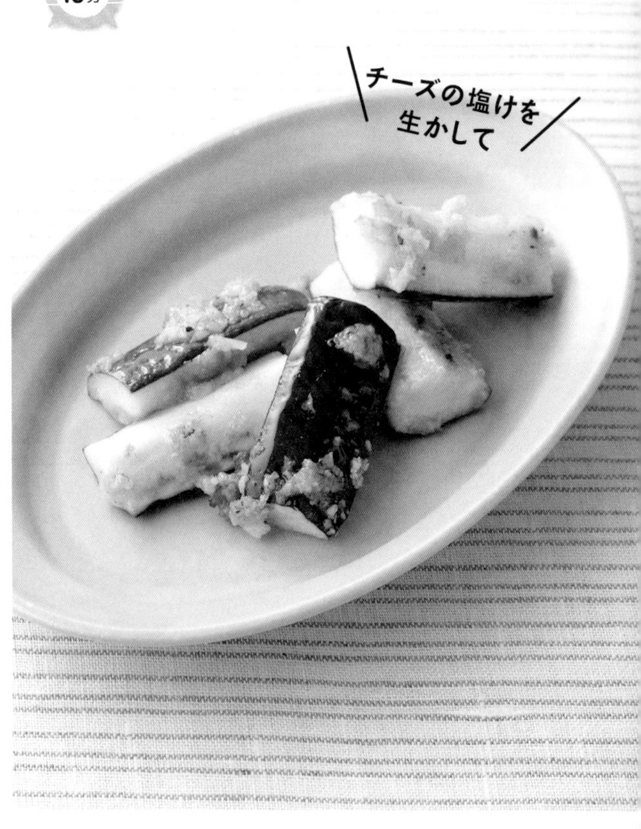

作り方

1. ズッキーニは４㎝長さに切ってから縦４等分にする。
2. フライパンにオリーブ油、にんにく、パン粉を入れて弱火にかける。香りが立ってきたら、ズッキーニを入れて両面をこんがり焼き、白ワインを回し入れてふたをする。
3. ２～３分蒸し焼きにしたら、粉チーズ、塩、黒こしょうをふり、炒め合わせる。

トマトのしそ炒め

調理時間
10分

材料（2人分）

トマト	1個（150g）
長ねぎ	½本弱（40g）
ごま油	小さじ2
A ポン酢しょうゆ	大さじ1
酒	小さじ2
青じそ	6枚

この料理の栄養価（1人分）

たんぱく質	1.3g
エネルギー	64kcal
塩分	0.5g
カリウム	238mg
リン	34mg

トマトは加熱すると
うまみがアップ

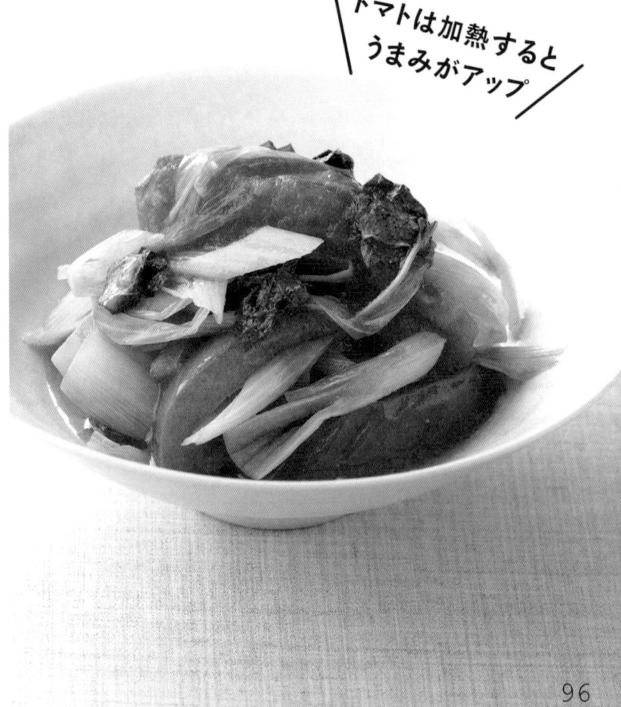

作り方

1. トマトはくし形切りにする。長ねぎは斜め切りにする。
2. フライパンにごま油を入れて熱し、長ねぎを中火で炒める。少ししんなりしたら、トマトを加えてサッと炒め、Ａを加える。火を止めて適当な大きさにちぎった青じそを加えて混ぜ、器に盛る。

調理時間
5分
ドレッシングは
手作りがおすすめ

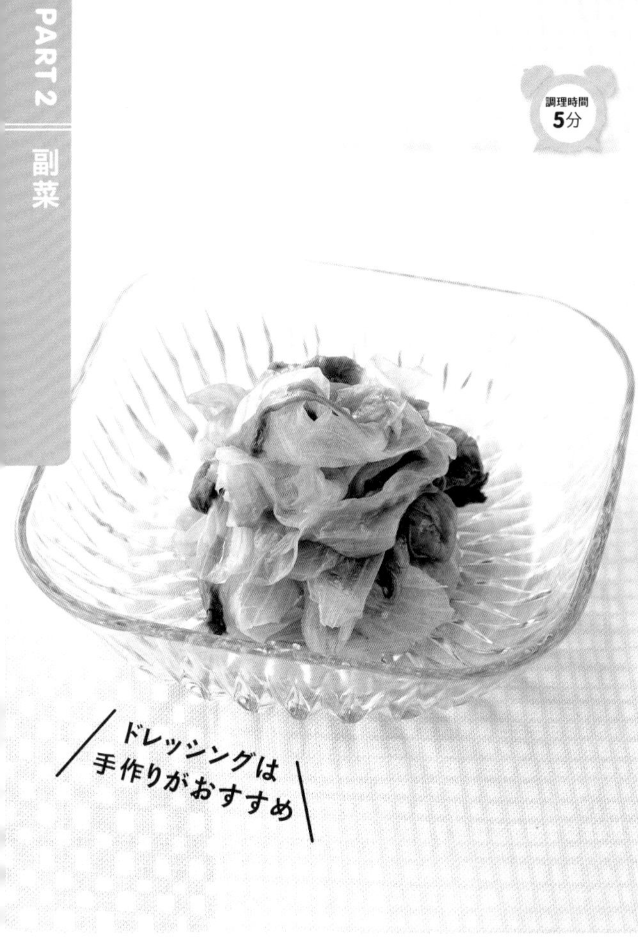

ゆでレタスのラー油あえ

材料（2人分）

レタス	6～7枚（100g）
A ごま油	小さじ2
鶏ガラスープの素（顆粒）	小さじ1/3
塩・ラー油	各少々

この料理の栄養価（1人分）

たんぱく質	0.4g
エネルギー	47kcal
塩分	0.5g
カリウム	101mg
リン	11mg

作り方

1. レタスは食べやすい大きさにちぎる。沸騰した湯でレタスを10秒ほどゆで、ざるにあげる。
2. レタスの水けをよくきり、ボウルに入れ、Aとあえる。

調理時間 15分

たんぱく質少なめな
米粉を衣に

新しょうがの天ぷら

材料（2人分）

新しょうが	50g
A 米粉	大さじ1
小麦粉	小さじ2
水	大さじ2
塩	少々
一味とうがらし	少々
揚げ油	適量

この料理の栄養価（1人分）

たんぱく質	0.9g
エネルギー	89kcal
塩分	0.4g
カリウム	94mg
リン	14mg

作り方

1. 新しょうがはスプーンなどで皮を薄くこそげ取り、薄切りにして、サッと下ゆでする。
2. ボウルにAを混ぜ合わせ、衣を作る。新しょうがを衣にくぐらせ、170℃に熱した揚げ油できつね色になるまで揚げる。好みで青じそ（分量外）を器にしいて、盛る。

もっとおいしく

新しょうがは薬味以外でも活躍

新しょうがは6～8月が旬で、ひねしょうがより辛みが少なく、食べやすいのが特徴です。

にんじんのはちみつレモン煮

調理時間 15分
レモンの風味でいただきます

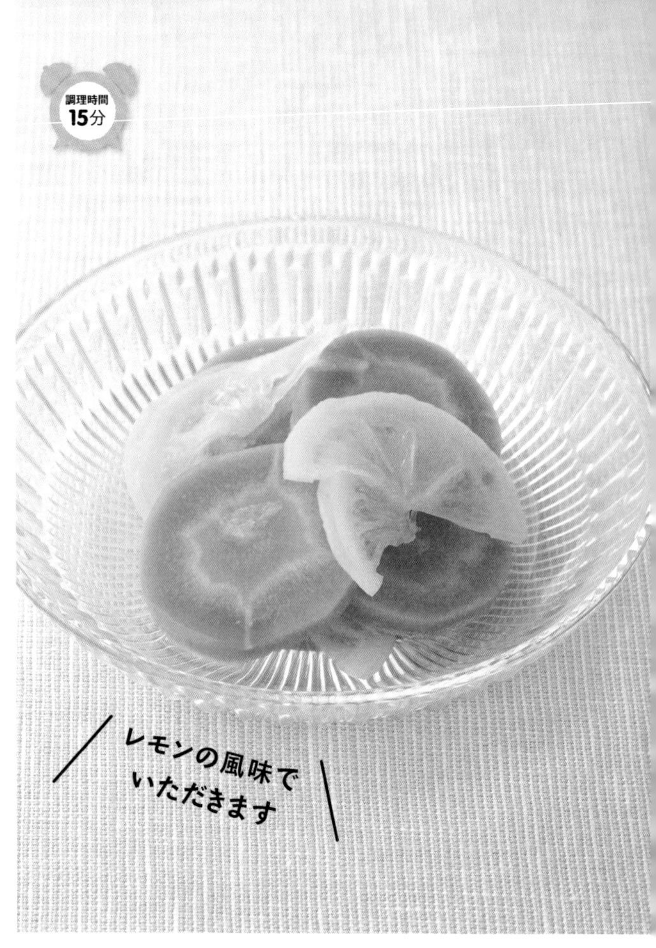

材料(2人分)

にんじん	⅔本(120g)
レモン	½個(40g)
はちみつ	大さじ1
ミント(あれば)	少々

この料理の栄養価(1人分)

たんぱく質	0.7g
エネルギー	61kcal
塩分	0.1g
カリウム	195mg
リン	19mg

作り方

1 にんじんは5㎜幅の輪切りにする。レモンは皮ごと半月切りにする。

2 鍋ににんじん、レモン、はちみつと水180㎖を入れて中火にかける。沸騰したらミントを加え、落としぶたをして10分ほど煮含め、にんじんとレモンを皿に盛る。冷やして食べてもおいしい。

レンジなすのねぎみそあえ

調理時間 10分
ねぎは細かく刻んで香りを引き出す

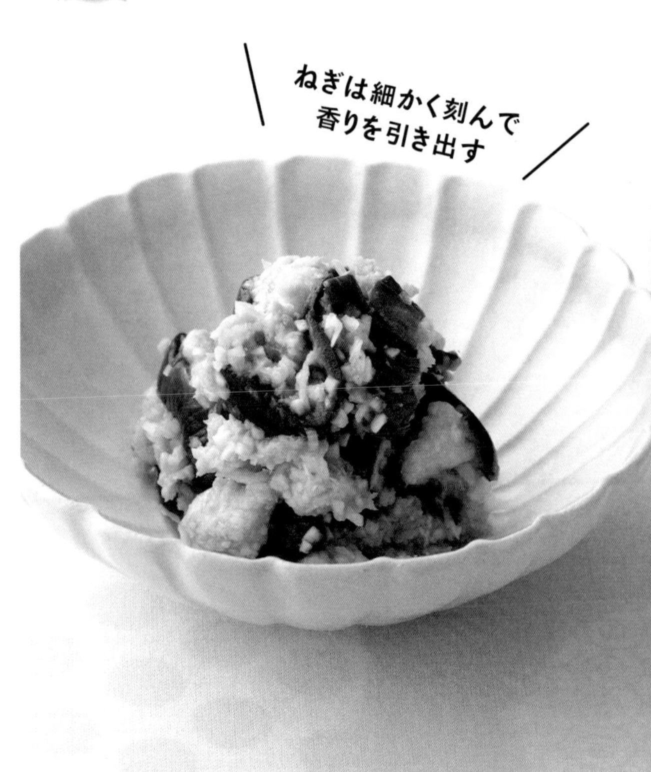

材料(2人分)

なす	2本(160g)
長ねぎ	¼本(25g)
しょうが	10g
A みそ	小さじ2
砂糖	1つまみ
一味とうがらし	少々

この料理の栄養価(1人分)

たんぱく質	1.9g
エネルギー	34kcal
塩分	0.8g
カリウム	248mg
リン	40mg

作り方

1 なすは皮に包丁で斜めに細かく切り込みを入れてラップに包み、電子レンジ(600W)で3分加熱し、1㎝幅の輪切りにする。長ねぎとしょうがはみじん切りにする。

2 ボウルに長ねぎ、しょうが、Aを混ぜ合わせ、なすを加えてあえる。

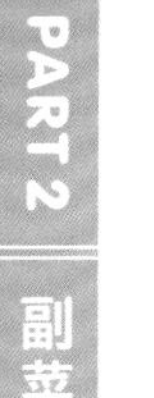

PART 2
副菜

調理時間
20分

じゃがいもとトマトのサラダ

バジルをきかせて
ドレッシングは控えめ

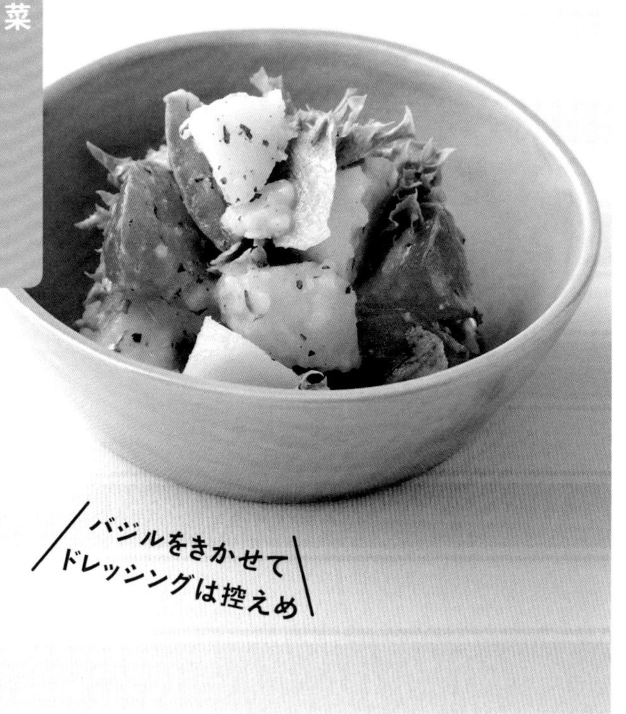

材料(2人分)

じゃがいも	大1個(135g)
トマト	1個(150g)
リーフレタス	1枚
A フレンチドレッシング(市販)	大さじ1
マスタード	小さじ1
バジル(乾燥)	小さじ1
黒こしょう	少々

この料理の栄養価(1人分)

たんぱく質	2.3g
エネルギー	91kcal
塩分	0.6g
カリウム	546mg
リン	65mg

作り方

1. じゃがいもはひと口大に切り、熱湯で10分ほどゆでる。トマトは乱切りにし、リーフレタスは手で小さめにちぎる。
2. ボウルにAを混ぜ合わせ、じゃがいもを加えてあえる。なじんだら、トマトとリーフレタスも加えてあえ、器に盛る。

ゴーヤのごま煮

調理時間
20分
下ゆでするから
カリウムも安心

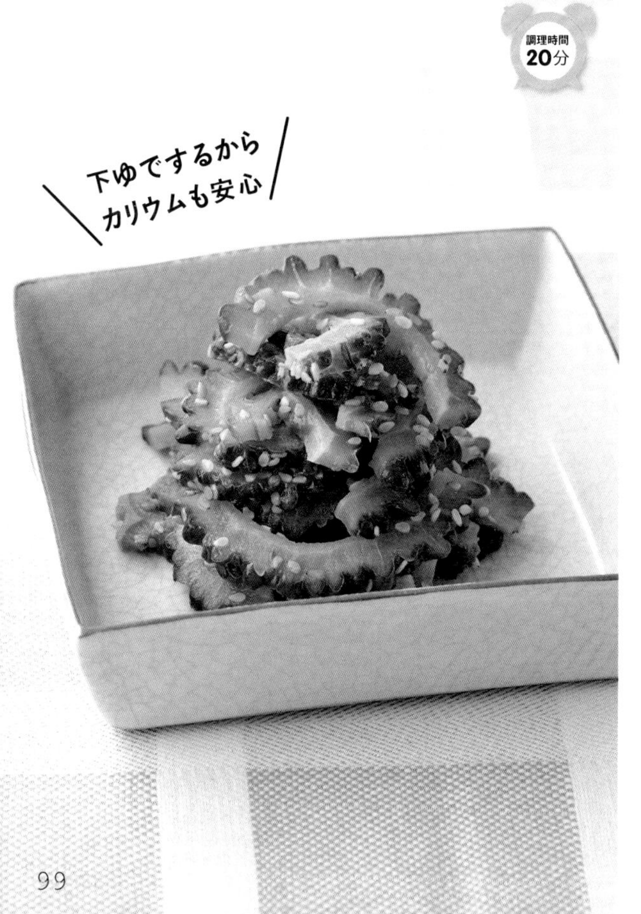

材料(2人分)

ゴーヤ	½本(120g)
ごま油	小さじ2
白いりごま	大さじ1
A だし汁	¾カップ
酒	大さじ1
ポン酢しょうゆ	大さじ1

この料理の栄養価(1人分)

たんぱく質	1.8g
エネルギー	70kcal
塩分	0.6g
カリウム	241mg
リン	52mg

作り方

1. ゴーヤは縦半分に切って、わたを取り、5㎜幅に切る。
2. 沸騰した湯にゴーヤを入れて、2分ほどゆで、ざるにあげる。
3. フライパンにごま油を入れて熱し、ゴーヤをしんなりするまで強火で炒め、白ごま、Aを加えて煮込む。中火にして途中混ぜながら、汁けがなくなるまで10～12分炒め煮にする。

ほうれん草のザーサイあえ

調理時間 10分

材料（2人分）

ほうれん草	½束（120g）
長ねぎ	⅕本（20g）
ザーサイ	2枚（12g）
A ごま油	小さじ1
みりん	小さじ⅔

この料理の栄養価（1人分）

たんぱく質	1.6g
エネルギー	38kcal
塩分	0.8g
カリウム	475mg
リン	35mg

作り方

1. ほうれん草は根を切り落とし、30秒ほどゆで、水けをきって4㎝長さに切る。長ねぎとザーサイはみじん切りにする。
2. ボウルにほうれん草、長ねぎ、ザーサイ、Aを入れてあえる。

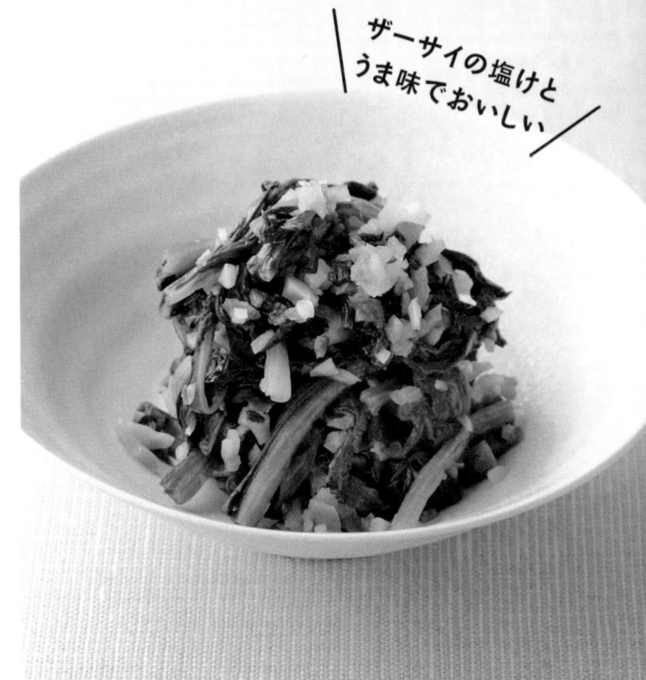

ザーサイの塩けとうま味でおいしい

切り干し大根と桜えびのすし酢あえ

調理時間 25分

作りおき 冷蔵：3〜4日間

材料（4人分）*

切り干し大根	20g
にんじん	2㎝（20g）
桜えび（乾燥）	大さじ1½（6g）
しょうが	10g
すし酢	大さじ2

＊4人分が作りやすい分量。

この料理の栄養価（1人分）

たんぱく質	2.0g
エネルギー	37kcal
塩分	0.6g
カリウム	264mg
リン	41mg

作り方

1. 切り干し大根は水でもどし、よく水けをきる。にんじんとしょうがはせん切りにする。桜えびは電子レンジ（600W）で20秒加熱し、粗く刻む。
2. ポリ袋などにすべての材料を入れ、よくもんで混ぜる。20分ほどなじませる。

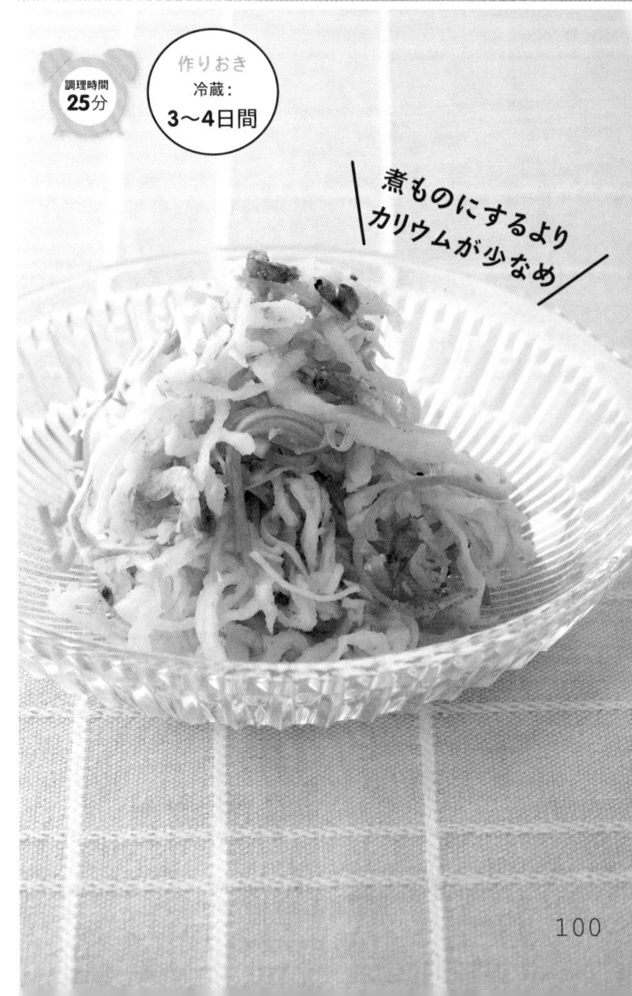

煮ものにするよりカリウムが少なめ

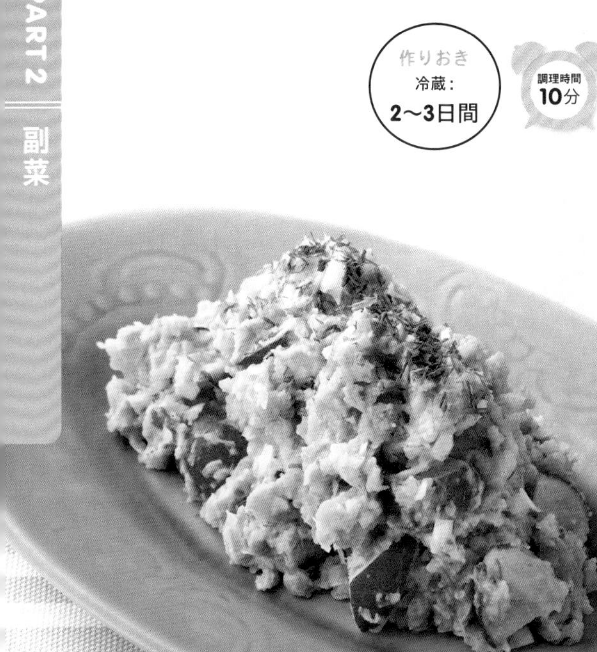

作りおき
冷蔵：
2〜3日間

調理時間 10分

マッシュかぼちゃの和風サラダ

マッシュかぼちゃは冷凍保存OK

材料(2人分)

かぼちゃ	1/12個(100g)
長ねぎ(みじん切り)	1/3本弱(30g)
ラディッシュ	2個(20g)
マヨネーズ	小さじ2
和風ドレッシング(市販)	大さじ1
青のり	小さじ1(1g)
黒こしょう	少々

この料理の栄養価(1人分)

たんぱく質	1.7g
エネルギー	88kcal
塩分	0.4g
カリウム	298mg
リン	39mg

作り方

1 かぼちゃはひと口大に切って耐熱皿に並べ、水大さじ1をかけてラップをし、電子レンジ(600W)で3分加熱する。ラディッシュは乱切りにする。

2 ボウルにかぼちゃを入れてなめらかになるまでつぶし、ほかの材料を加えて混ぜる。器に盛り、青のり少々(分量外)を散らす。

調理時間 15分

白菜とりんごのカレードレッシングあえ

りんごはたんぱく質が少なめでおすすめ

材料(2人分)

白菜	2枚弱(180g)
塩	少々
りんご	60g
A オリーブ油	大さじ1
カレー粉	小さじ1
はちみつ	小さじ2
りんご酢※	大さじ1
黒こしょう	少々

この料理の栄養価(1人分)

たんぱく質	1.0g
エネルギー	113kcal
塩分	0.3g
カリウム	264mg
リン	39mg

※りんご酢がない場合は穀物酢でもよい。

作り方

1 白菜は横に2〜3㎜幅のせん切りにする。りんごは皮ごとせん切りにする。

2 ボウルに白菜を入れて塩をふり、10分ほど置き、水けをしぼる。りんごを加えてあえる。

3 別のボウルでAをよく混ぜ合わせ、2を加え、全体にからめて、器に盛る。

パプリカのりんご酢マリネ

調理時間 10分
（漬け込む時間は除く）

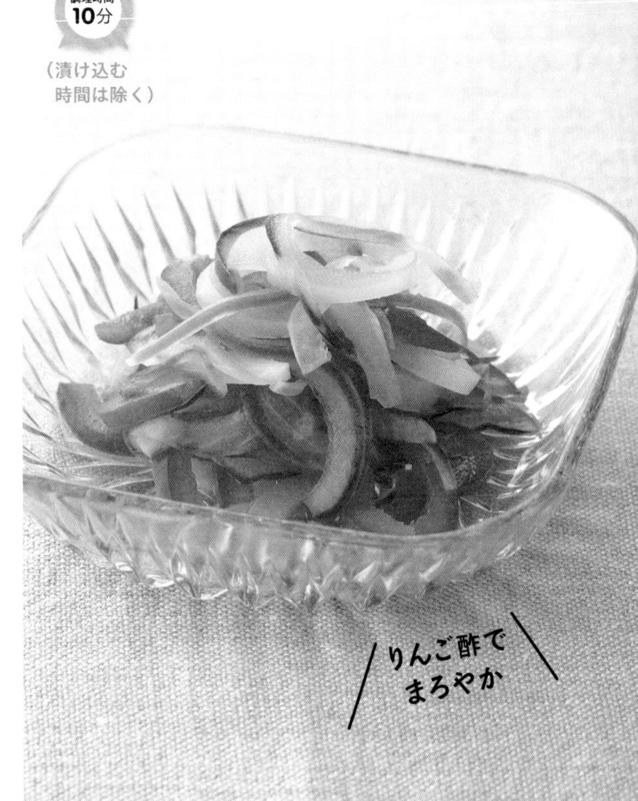

材料（2人分）

赤パプリカ	½個（60g）
黄パプリカ	½個（60g）
紫玉ねぎ	¼個弱（40g）
A りんご酢	大さじ3
水	大さじ2
砂糖	小さじ2
塩	少々

この料理の栄養価（1人分）

たんぱく質	0.8g
エネルギー	45kcal
塩分	0.5g
カリウム	167mg
リン	21mg

作り方

1. パプリカは横5㎜幅に切る。紫玉ねぎは薄切りにする。
2. 沸騰した湯にパプリカと紫玉ねぎを入れて20秒ほどゆで、ざるにあげる。水けをきって、バットなどに入れる。
3. Aを鍋に入れて沸騰させ、2に加える。粗熱がとれたら、冷蔵庫で30分ほど漬ける。

れんこんのソテー

材料（2人分）

れんこん	½節（100g）
ごま油	小さじ2
A だし汁	½カップ
酒	小さじ2
黒酢	大さじ1
しょうゆ	大さじ½
砂糖	小さじ⅔
一味とうがらし	少々

この料理の栄養価（1人分）

たんぱく質	1.6g
エネルギー	84kcal
塩分	0.8g
カリウム	284mg
リン	56mg

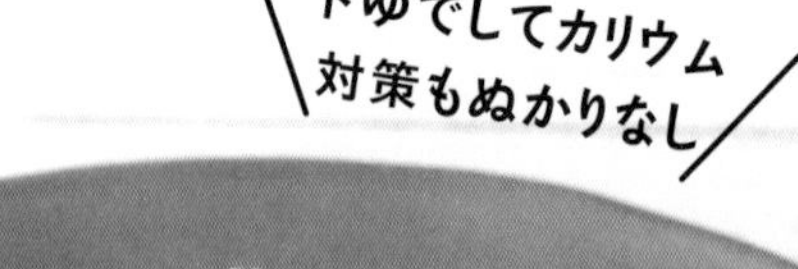

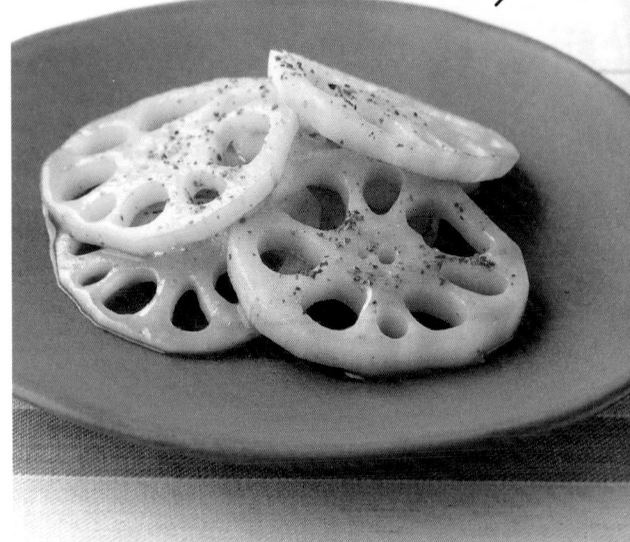

作り方

1. れんこんは7～8㎜幅の輪切りにして5分ほどゆで、ざるにあげる。
2. フライパンにごま油を入れて熱し、れんこんの両面を中火でこんがりと焼き、Aを加えて2～3分炒め煮にする。器に盛り、一味とうがらしをふる。

調理時間
10分
大豆もやしより
低たんぱく

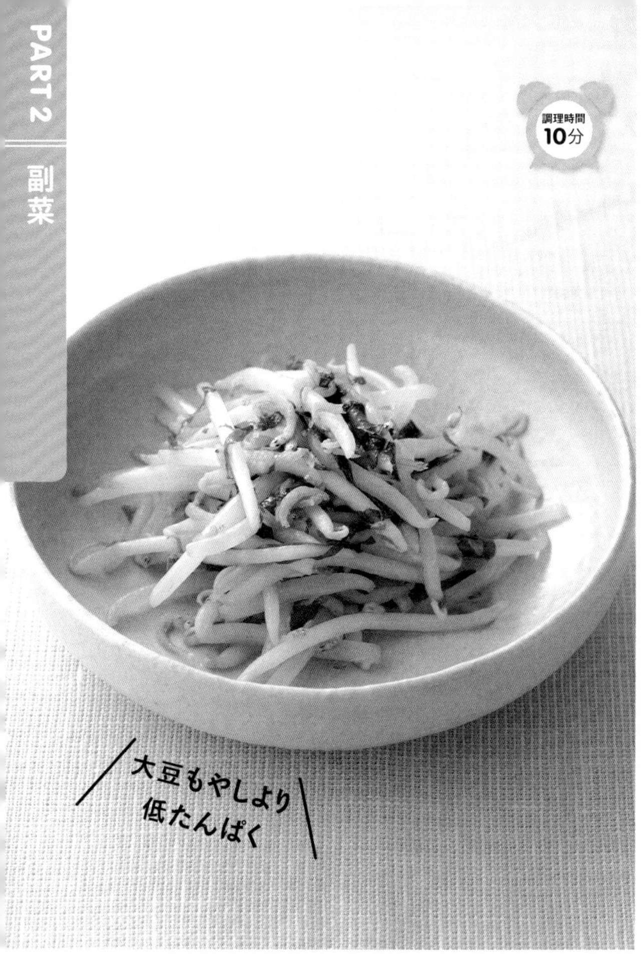

もやしのしそしらす炒め

材料(2人分)

もやし	½袋(100g)
しらす	大さじ1(6g)
青じそ	4枚
ごま油	小さじ2
A ポン酢しょうゆ	大さじ1
酒	小さじ2

この料理の栄養価(1人分)

たんぱく質	2.0g
エネルギー	52kcal
塩分	0.7g
カリウム	75mg
リン	35mg

作り方

1 もやしはひげ根を取り、沸騰した湯で20秒ほどゆでてざるにあげる。しそはせん切りにする。

2 フライパンに、しらすとごま油を入れて弱火にかける。火が通ってきたら中火にして、もやしを加えて炒める。青じそとAを加えてサッと炒める。

調理時間
10分
にんにくをしっかり
きかせて減塩

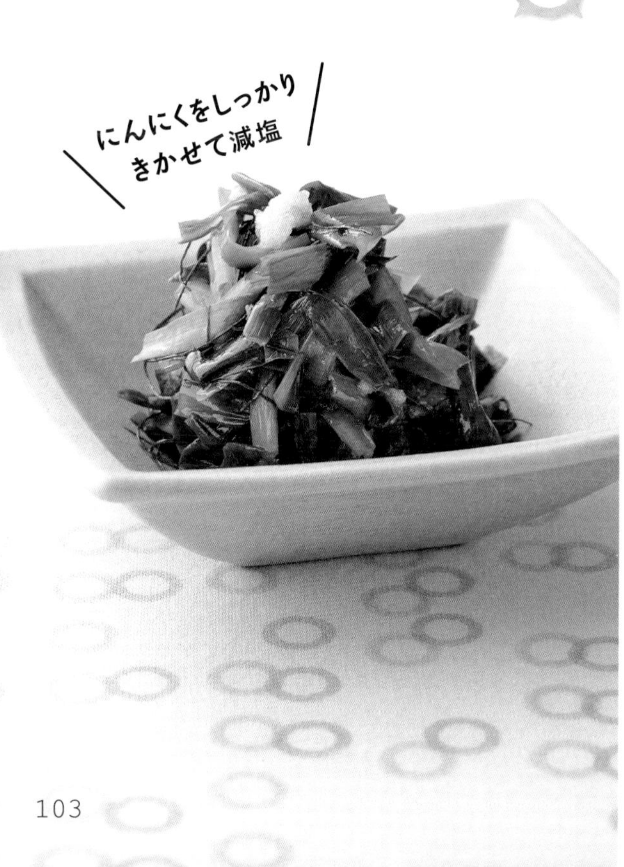

にらのナムル

材料(2人分)

にら	1束(100g)
糸とうがらし	少々
A ごま油	小さじ2
砂糖	小さじ½
おろしにんにく	小さじ⅔
塩	少々

この料理の栄養価(1人分)

たんぱく質	1.1g
エネルギー	52kcal
塩分	0.4g
カリウム	280mg
リン	20mg

作り方

1 にらはサッとゆでて、3㎝長さに切る。

2 ボウルにAを混ぜ合わせ、よく水けをきったにらと糸とうがらしを加えてあえる。器に盛り、おろしにんにく少々(分量外)をのせる。

カリウムを減らすワザ

下ゆでした野菜は水けをよくきる

にらは100gあたりカリウムを510mg含みますが、ゆでると400mgまで減らせます。ゆでた後は、しっかりと水けをきることで、カリウムをさらに減らすことができます。

水菜とカリカリベーコンのサラダ

調理時間 10分

材料（2人分）

水菜	3株強（70g）
ベーコン	½枚（10g）
A フレンチドレッシング（市販）	大さじ1
パセリ（みじん切り）	小さじ2
オリーブ油	小さじ½
黒こしょう	少々

この料理の栄養価（1人分）

たんぱく質	1.5g
エネルギー	63kcal
塩分	0.6g
カリウム	192mg
リン	35mg

作り方

1. 水菜は3㎝長さに切る。ベーコンは3㎜幅に切る。
2. フライパンにベーコンを入れ、弱火でカリカリになるまで炒める。器に水菜とベーコンを盛り、混ぜ合わせたAをかける。

ベーコンの塩けも調味料のひとつ

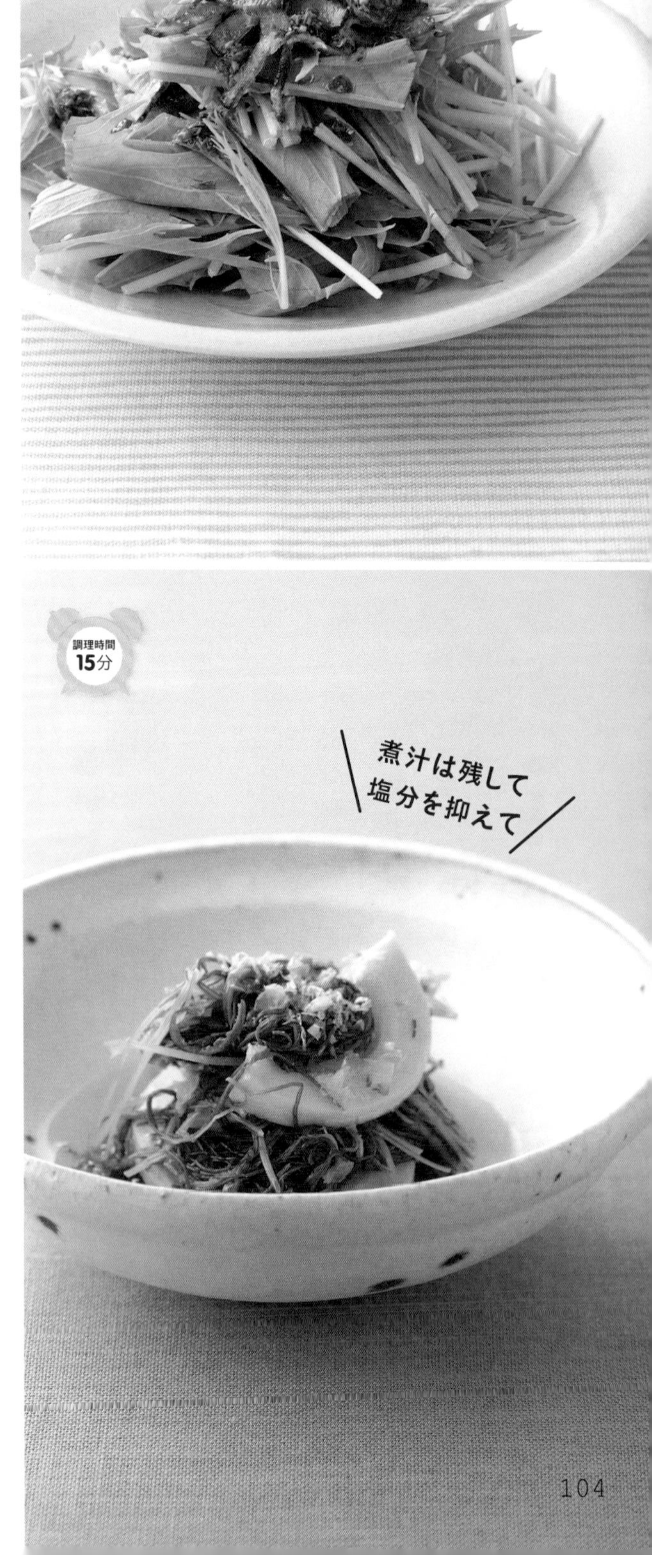

たけのことおかひじきのおかか煮

調理時間 15分

材料（2人分）

たけのこ（水煮）	½個（100g）
おかひじき	1パック（80g）
赤とうがらし（輪切り）	½本
A だし汁	¾カップ
酒	大さじ1
めんつゆ	小さじ2
かつお節	大さじ3（1.5g）

この料理の栄養価（1人分）

たんぱく質	3.5g
エネルギー	34kcal
塩分	0.7g
カリウム	588mg
リン	68mg

作り方

1. たけのこは薄い半月切りにする。おかひじきは長さを半分に切る。赤とうがらしの種は取り除く。
2. 鍋に赤とうがらしとAを入れて強火にかけ、沸騰したらたけのことおかひじきを加える。落としぶたをして中火で7〜8分煮て、仕上げにかつお節を加えて混ぜる。

煮汁は残して塩分を抑えて

調理時間
10分
マスタードの辛み&
酸味は減塩の味方

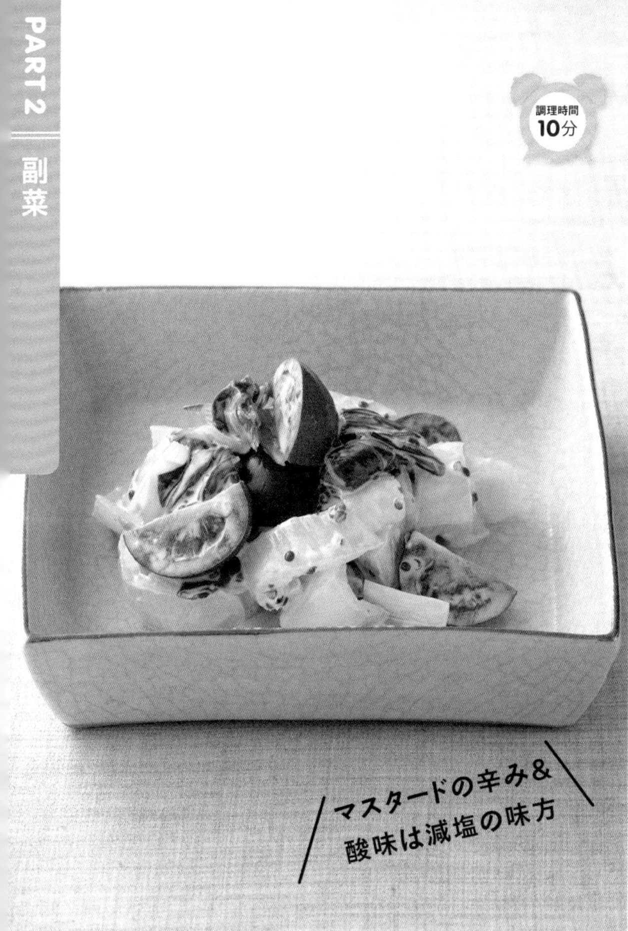

チンゲン菜の粒マスタードマヨあえ

材料(2人分)

チンゲン菜	1株(100g)
ミニトマト	4個(60g)
A マヨネーズ	大さじ1
粒マスタード	小さじ1
レモン汁	小さじ1
コンデンスミルク	小さじ⅔
塩・こしょう	各少々

この料理の栄養価(1人分)

たんぱく質	1.2g
エネルギー	68kcal
塩分	0.5g
カリウム	235mg
リン	39mg

作り方

1 チンゲン菜は縦半分に切ってから1㎝幅に切る。ミニトマトはへたを取り、4等分に切る。

2 沸騰した湯にチンゲン菜を入れ、30秒ほどゆでてざるにあげ、よく水けをきる。ボウルにAを混ぜ合わせ、チンゲン菜とミニトマトを加えてあえる。

作りおき 冷蔵：3～4日間

調理時間 15分

市販の佃煮より塩分を大幅カット

ししとうののり佃煮

材料(2人分)

ししとう	12本(80g)
焼きのり	2枚
A だし汁	½カップ
酒	大さじ1
みりん	小さじ2
しょうゆ	大さじ½

この料理の栄養価(1人分)

たんぱく質	2.5g
エネルギー	32kcal
塩分	0.8g
カリウム	258mg
リン	49mg

作り方

1 ししとうはかたい軸を取り、縦半分に切る。のりは小さめにちぎる。

2 鍋にAを入れて強火にかけ、沸騰したら、ししとうを入れる。のりを加えて中火にし、混ぜながら10分ほど煮る。

もやしの赤しそふりかけあえ

材料（2人分）

もやし	¾袋（150g）
貝割れ大根	½パック弱（15g）
赤しそふりかけ	小さじ1
A 酢	大さじ1
砂糖	1つまみ

この料理の栄養価（1人分）

たんぱく質	1.6g
エネルギー	20kcal
塩分	0.6g
カリウム	60mg
リン	24mg

作り方

1 もやしはひげ根を取り、沸騰した湯で20秒ほどゆでてざるにあげる。貝割れ大根は根を切り落とし、半分に切る。

2 ボウルに赤しそふりかけとAを混ぜ合わせ、もやしと貝割れ大根を加えてあえる。

赤しそふりかけを使えば塩いらず

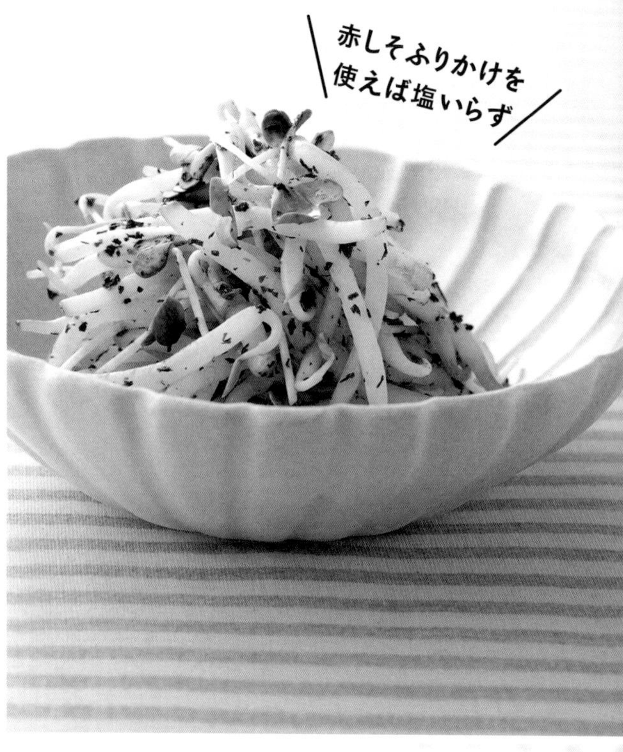

ルッコラとみょうがのわさび酢あえ

材料（2人分）

ルッコラ	1パック（60g）
みょうが	2個（20g）
A 酢	大さじ2
練りわさび	小さじ⅔
砂糖	小さじ½
塩	少々

この料理の栄養価（1人分）

たんぱく質	0.8g
エネルギー	20kcal
塩分	0.4g
カリウム	172mg
リン	15mg

作り方

1 ルッコラは食べやすい長さに切る。みょうがはせん切りにする。

2 ボウルにAを混ぜ合わせ、ルッコラとみょうがを加えてあえる。

ルッコラとわさびの辛みが好相性

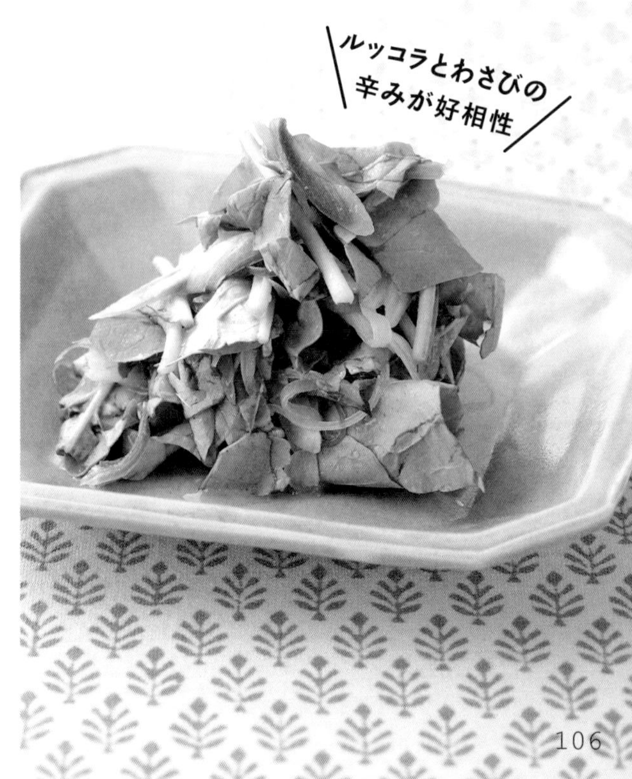

調理時間
15分
低カリウムのキャベツはおすすめ食材

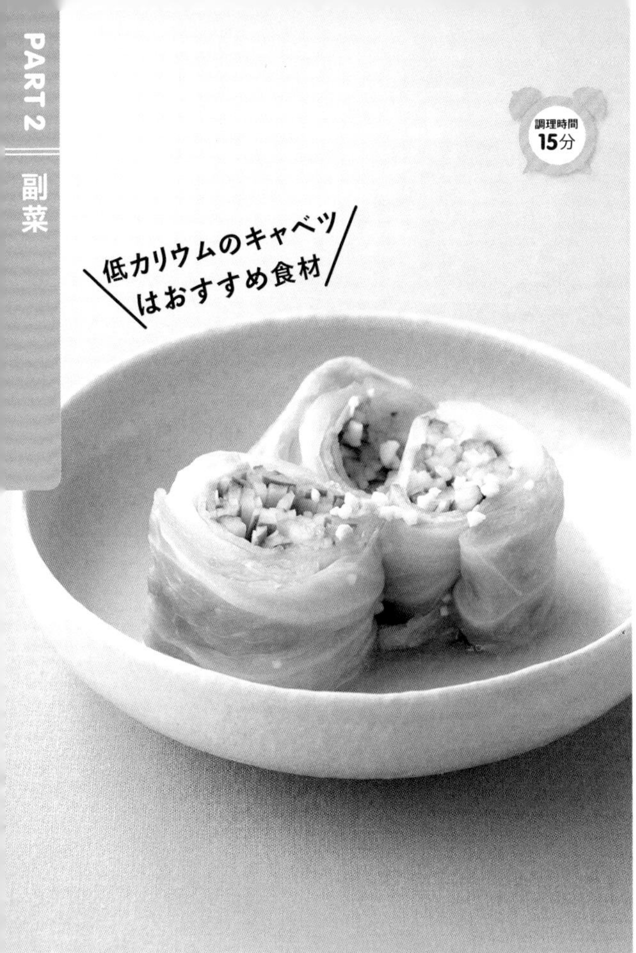

キャベツとベーコンのロール巻き煮

材料（2人分）

キャベツ	2枚（160g）
ベーコン	1枚（20g）
きゅうり	½本（50g）
A 水	½カップ
粗びきガーリック	小さじ½
コンソメ（顆粒）	小さじ⅓
塩・こしょう	各少々

この料理の栄養価（1人分）

たんぱく質	2.8g
エネルギー	64kcal
塩分	0.8g
カリウム	237mg
リン	56mg

作り方

1. キャベツは1～2分ゆで、軸の部分を切り落とす。ベーコンは横半分に切る。きゅうりはせん切りにする。
2. キャベツの葉の水けをきり、ベーコン、キャベツの軸、きゅうりをのせて巻く。
3. 鍋に2とAを入れて強火にかけ、沸騰したら中火にして落としぶたをして、7～8分煮る。食べやすく切って、器に盛る。

column 2

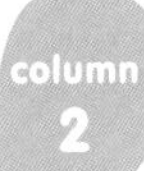

腎臓に負担をかけないお酒の楽しみ方

病状が安定していれば、お酒を飲んでも問題ありません。適量の飲酒は、慢性腎臓病の進行や脳梗塞、心筋梗塞などの発症を防ぐという研究もあります。アルコール度数が異なるため、飲んでもよい量はお酒の種類によって違います。ただ、適量であっても、週に2日は“休肝日”にしましょう。お酒に含まれるたんぱく質にも要注意です。

［1日にとってもよいアルコール量］

男性：20～30g以下
女性：10～20g以下

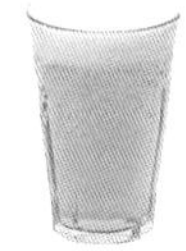

お酒の適量の求め方

1日にとってもよいアルコール量（g） ÷ アルコール度数（%） ×100÷0.8
＝ 飲んでもよいお酒の量（mℓ）

［主なお酒の適量］（アルコール量20gで飲める量の目安）

種類	飲んでもよい量	たんぱく質量
ビール	536mℓ（中びん約1本）	1.6g
発泡酒	472mℓ（350mℓ缶1本強）	0.5g
焼酎（乙類）	101mℓ（約0.6合）	0.0g
日本酒	160mℓ（約0.9合）	0.5g
ウイスキー	63mℓ（ダブル1杯）	0.0g
赤ワイン	216mℓ（グラス約2杯）	0.4g

お手軽！栄養価早見表 副菜編

PART 2の副菜で使用した、代表的な野菜・いも類の50gあたりの栄養価を紹介します。栄養価はすべて調理前の値ですが、カリウムはゆでこぼしたり、水にさらしたりすることで少なくなります。ただ、いも類は、調理してもカリウムが減りにくい特徴があります。

［おもな野菜・いも類50gあたりの栄養価］

食材名	エネルギー量	たんぱく質	塩分	カリウム	リン	50gの目安量
ブロッコリー	19kcal	**2.7g**	微量	230mg	55mg	3房
きゅうり	7kcal	**0.5g**	0g	100mg	18mg	½本
アスパラガス	11kcal	**1.3g**	0g	135mg	30mg	2本半
キャベツ	11kcal	**0.7g**	0g	100mg	14mg	½枚強
玉ねぎ	17kcal	**0.5g**	0g	75mg	16mg	¼個
小松菜	7kcal	**0.8g**	0g	250mg	23mg	⅙束
オクラ	13kcal	**1.1g**	0g	130mg	29mg	6本強
ごぼう	29kcal	**0.9g**	0g	160mg	31mg	⅓本弱
にんじん	15kcal	**0.4g**	0.1g	135mg	13mg	⅓本弱
大根	8kcal	**0.2g**	0g	115mg	9mg	1cm厚さの輪切り1枚
ピーマン	10kcal	**0.5g**	0g	95mg	11mg	小2個
トマト	10kcal	**0.4g**	0g	105mg	13mg	⅓個
レタス	6kcal	**0.3g**	0g	100mg	11mg	3〜4枚
なす	9kcal	**0.6g**	0g	110mg	15mg	大½本
ほうれん草	9kcal	**1.1g**	0g	345mg	24mg	⅕束弱
かぼちゃ	39kcal	**1.0g**	0g	225mg	22mg	3cmの角切り2個
白菜	7kcal	**0.4g**	0g	110mg	17mg	½枚
もやし（緑豆）	8kcal	**0.9g**	0g	35mg	13mg	¼袋
たけのこ（ゆで）	16kcal	**1.8g**	0g	235mg	30mg	¼個
チンゲン菜	5kcal	**0.3g**	0.1g	130mg	14mg	½株
じゃがいも	30kcal	**0.9g**	0g	205mg	24mg	小1個
かぶ	10kcal	**0.3g**	0g	125mg	13mg	小1個
長いも	32kcal	**1.1g**	0g	215mg	14mg	4.5〜5cm
えのきたけ	17kcal	**1.4g**	0g	170mg	55mg	½袋
ミニトマト	15kcal	**0.6g**	0g	145mg	15mg	大3個
水菜	12kcal	**1.1g**	0.1g	240mg	32mg	¼束

※たけのこ以外はすべて「生」の場合。皮などを除く、食べられる部分（可食部）50gあたりの栄養価。

PART 3

低たんぱく食品をおいしく食べる工夫が満載！

ごはんもの・麺・パンレシピ

このパートでは、低たんぱくのごはんや麺類、パンを使っているので、
カレーやパスタ、サンドイッチなどの定番メニューも安心して楽しめます。
１日のたんぱく質摂取量に合わせて、３段階から分量を選んでください。
炒めたり、調味料をうまく使ったりすることで、
低たんぱく食品特有の味や食感が苦手という人もおいしく食べられるレシピです。

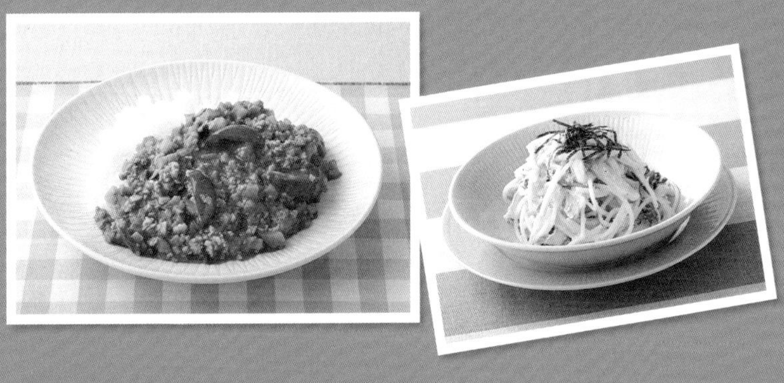

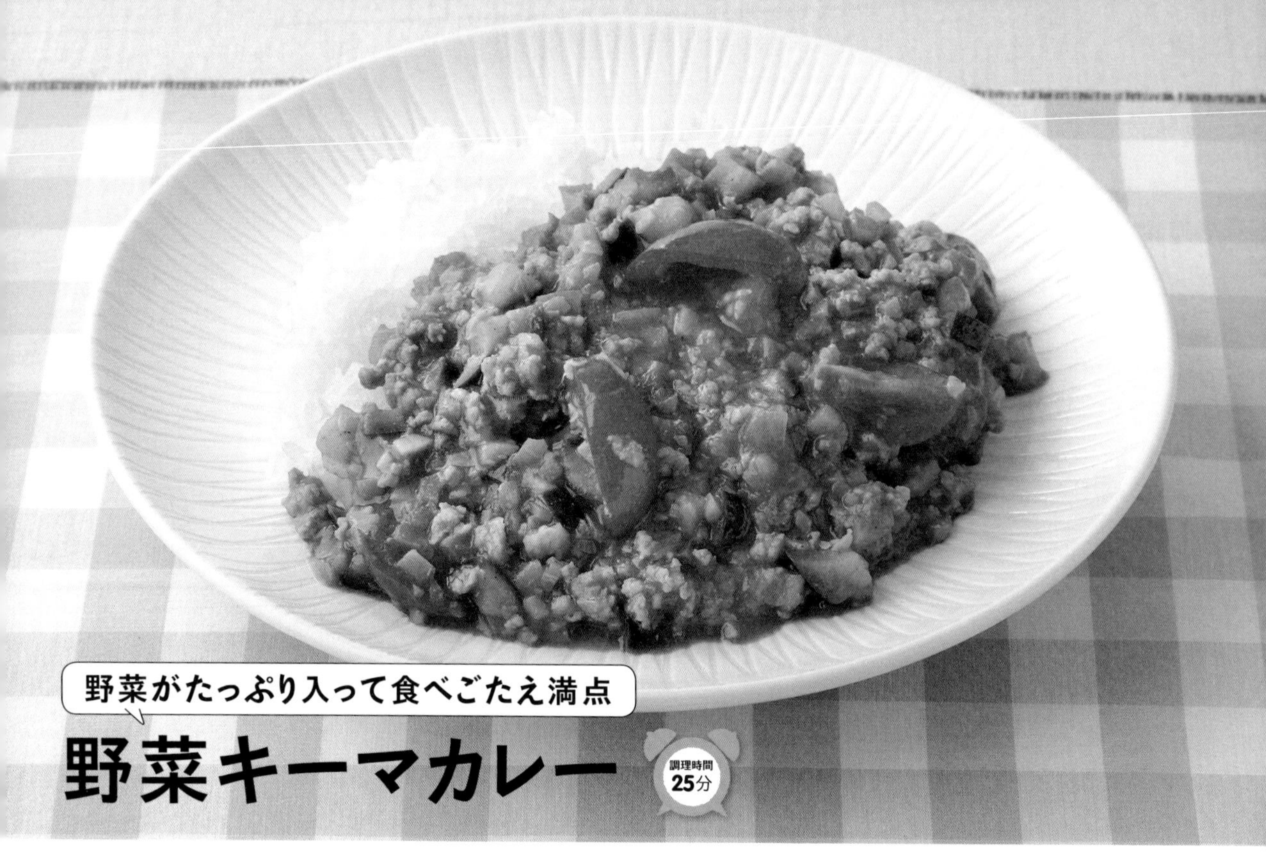

野菜がたっぷり入って食べごたえ満点

野菜キーマカレー

調理時間 25分

材料(2人分)	たんぱく質 1日60gの人	たんぱく質 1日50gの人	たんぱく質 1日35gの人
低たんぱくごはん*	360g	360g	360g
豚ひき肉	120g	100g	80g
玉ねぎ	¼個(50g)	¼個(50g)	¼個(50g)
にんじん	¼本弱(40g)	¼本弱(40g)	¼本弱(40g)
なす	1本(80g)	1本(80g)	1本(80g)
にんにく	1片(5g)	1片(5g)	1片(5g)
ミニトマト	4個(60g)	4個(60g)	大2個(40g)
オリーブ油	小さじ2	小さじ2	小さじ2
A 小麦粉	小さじ1	小さじ1	小さじ1
カレー粉	小さじ1	小さじ1	小さじ1
B トマトジュース(無塩)	½カップ	½カップ	½カップ
水	¼カップ	¼カップ	¼カップ
コンソメ(顆粒)	小さじ½	小さじ½	小さじ½
砂糖	1つまみ	1つまみ	1つまみ
C しょうゆ	大さじ½	大さじ½	小さじ1
バター(無塩)	小さじ1(4g)	小さじ1(4g)	小さじ1(4g)
黒こしょう	少々	少々	少々

＊低たんぱくごはんは、「1/25越後ごはん」(バイオテックジャパン)で計算。

作り方

1. 玉ねぎ、にんじん、にんにくはみじん切りにする。なすは1㎝角に切る。ミニトマトはへたを取り、4等分にする。
2. フライパンに、にんにくとオリーブ油を入れて弱火にかける。香りが立ってきたら中火にして、豚ひき肉、玉ねぎ、にんじん、なすを加えて炒める。
3. しんなりしてきたら、**A**をふり入れ、粉っぽさがなくなったら、ミニトマトと**B**を加える。途中アクを取り、混ぜながら7～8分煮る。仕上げに**C**を加えて混ぜ、温めておいたごはんにかける。

この料理の栄養価(1人分)

	たんぱく質 1日60gの人	たんぱく質 1日50gの人	たんぱく質 1日35gの人
たんぱく質	13.2g	11.4g	9.5g
エネルギー	526kcal	505kcal	481kcal
塩分	1.2g	1.2g	1.2g
カリウム	594mg	565mg	507mg
リン	152mg	140mg	125mg

高たんぱくなメニューをヘルシーにアレンジ

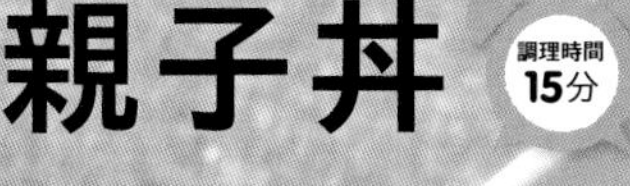

親子丼

調理時間 15分

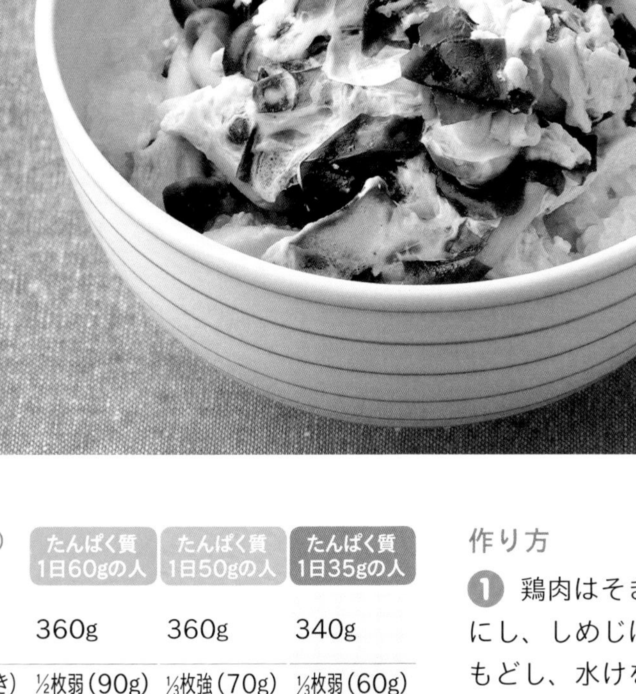

材料(2人分)	たんぱく質 1日60gの人	たんぱく質 1日50gの人	たんぱく質 1日35gの人
低たんぱくごはん*	360g	360g	340g
鶏もも肉(皮つき)	½枚弱(90g)	⅓枚強(70g)	⅓枚弱(60g)
玉ねぎ	¼個(50g)	¼個(50g)	¼個(50g)
しめじ	1パック(100g)	1パック(100g)	1パック(100g)
カットわかめ(乾燥)	小さじ2(5g)	小さじ2(5g)	小さじ2(5g)
Aだし汁	⅔カップ	⅔カップ	⅔カップ
酒	大さじ1	大さじ1	大さじ1
みりん	大さじ1	大さじ1	大さじ1
しょうゆ	大さじ1	大さじ½	大さじ½
卵	S玉2個(90g)	1½個(75g)	1個(50g)

＊低たんぱくごはんは、「1/25越後ごはん」(バイオテックジャパン)で計算。

作り方

1. 鶏肉はそぎ切りにする。玉ねぎは薄切りにし、しめじは小房に分ける。わかめは水でもどし、水けをきる。
2. 浅めのフライパンにAを入れて中火にかけ、煮立ったら、1を加える。再び煮立ったら、2～3分煮る。
3. 溶きほぐした卵の半量を回しかけ、ふたをして中火で1～2分蒸し煮にする。残りの卵液を回しかけ、ふたをして30秒ほど置く。温めておいたごはんを盛った器に2等分にしてのせる。

この料理の栄養価(1人分)

	たんぱく質 1日60gの人	たんぱく質 1日50gの人	たんぱく質 1日35gの人
たんぱく質	16.1g	13.2g	10.8g
エネルギー	485kcal	452kcal	409kcal
塩分	1.7g	1.0g	1.0g
カリウム	490mg	433mg	402mg
リン	261mg	224mg	193mg

たんぱく質を抑えるワザ

きのこや海藻でボリュームアップ

しめじやわかめを加えてボリュームを出し、たんぱく質を抑えています。どちらも味がしみ込みやすいので、鶏肉や卵とのまとまりがよく、おいしく食べられます。

フライパンと電子レンジでラクラク

レンジナムルのビビンバ丼

調理時間 15分

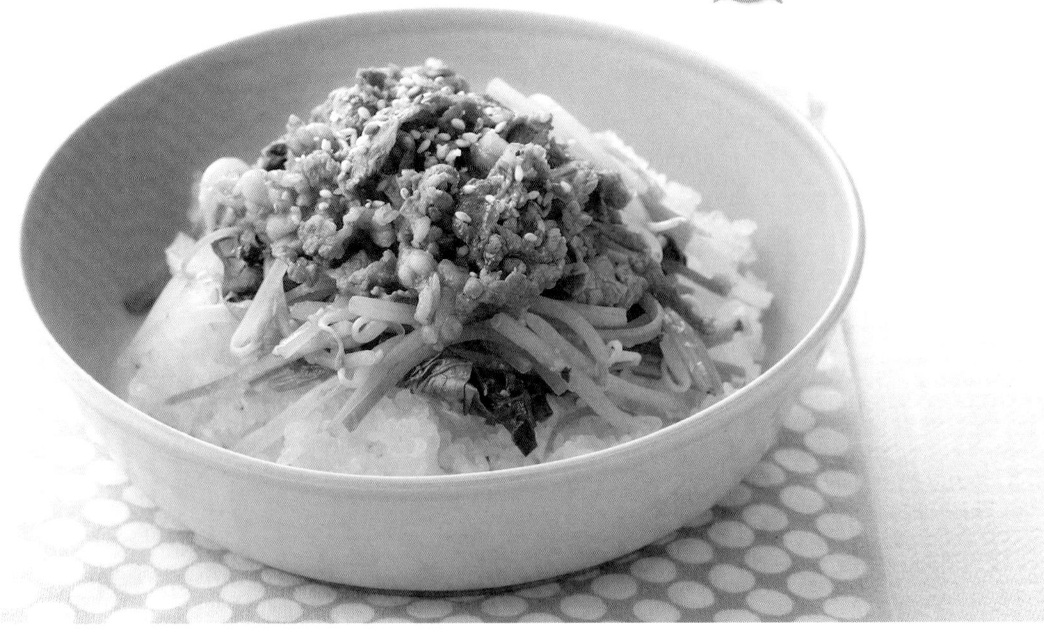

材料(2人分)

	たんぱく質1日60gの人	たんぱく質1日50gの人	たんぱく質1日35gの人
低たんぱくごはん*	360g	360g	360g
牛こま切れ肉	140g	120g	90g
A 酒	小さじ2	小さじ2	小さじ2
ごま油	小さじ1	小さじ1	小さじ1
トウバンジャン	小さじ½	小さじ½	小さじ½
砂糖	1つまみ	1つまみ	1つまみ
塩	少々	少々	少々
もやし	½袋(100g)	½袋(100g)	¼袋(50g)
にんじん	¼本弱(40g)	¼本弱(40g)	¼本弱(40g)
ほうれん草	⅓束(80g)	⅓束(80g)	⅓束(40g)
B しょうゆ	大さじ½	大さじ½	小さじ1
おろしにんにく	小さじ1	小さじ1	小さじ1
ごま油	小さじ1	小さじ1	小さじ1
白すりごま	小さじ1	小さじ1	小さじ⅓
白いりごま	少々	少々	少々

＊低たんぱくごはんは、「1/25越後ごはん」(バイオテックジャパン)で計算。

作り方

1 もやしはひげ根を取る。にんじんはせん切りに、ほうれん草は4㎝長さに切る。

2 ボウルに牛肉とAを入れて混ぜ、フライパンに入れ、中火で炒める。

3 耐熱皿に1の野菜を均等にのせ、Bをかける。軽くラップをして電子レンジ(600W)で3分加熱し、混ぜ合わせる。

4 器に温めたごはんを盛り、3、2の順にのせ、白ごまをふる。

この料理の栄養価(1人分)

	たんぱく質1日60gの人	たんぱく質1日50gの人	たんぱく質1日35gの人
たんぱく質	14.3g	12.7g	9.2g
エネルギー	574kcal	544kcal	489kcal
塩分	1.5g	1.5g	1.2g
カリウム	590mg	564mg	362mg
リン	179mg	165mg	123mg

ソーセージの塩味がポイント

バターライスのチーズドリア

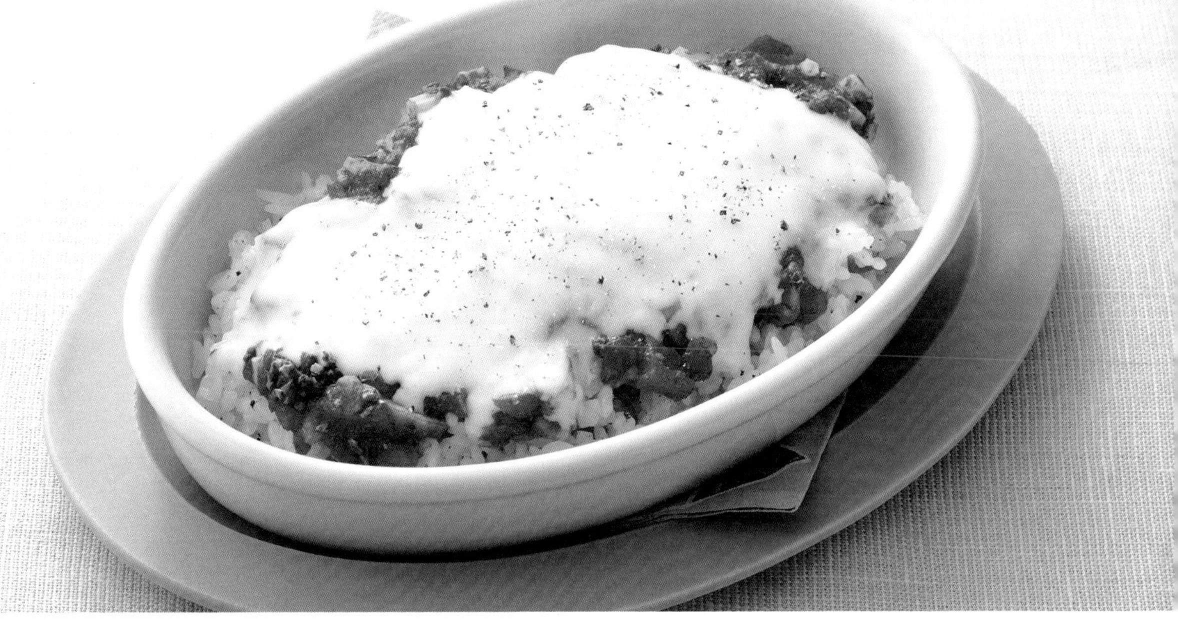

材料(2人分)	たんぱく質 1日60gの人	たんぱく質 1日50gの人	たんぱく質 1日35gの人
低たんぱくごはん*	360g	360g	360g
バター(無塩)	大さじ1(12g)	大さじ1(12g)	大さじ1(12g)
にんにく	1片(5g)	1片(5g)	1片(5g)
トマト水煮	150g	150g	150g
ソーセージ	4本(80g)	4本(80g)	3本(60g)
セロリ	⅓本(40g)	⅓本(40g)	⅓本(40g)
パセリ(みじん切り)	大さじ1	大さじ1	大さじ1
A カレー粉	小さじ1	小さじ1	小さじ1
A コンソメ(顆粒)	小さじ⅓	小さじ⅓	小さじ⅓
A 塩・こしょう	各少々	各少々	各少々
ピザ用チーズ	40g	40g	40g
黒こしょう	少々	少々	少々

*低たんぱくごはんは、「1/25越後ごはん」(バイオテックジャパン)で計算。

作り方

1. ごはんは電子レンジ(600W)で表示時間どおりに温める。にんにくはみじん切りにする。ソーセージは2～3㎜厚さの輪切りに、セロリは筋を取り、粗みじん切りにする。
2. フライパンにバターとにんにくを入れて、弱火にかける。香りが立ってきたら中火にし、ごはんを加えて炒め、耐熱の器に盛る。
3. 鍋にトマト水煮、ソーセージ、セロリ、Aを入れ、混ぜながら中火で5～6分煮込み、パセリを加えて混ぜ、2にかける。
4. 3にチーズをのせて、オーブントースターで4～5分焼き、黒こしょうをふる。

もっとおいしく

低たんぱくごはんは炒めてダマを解消

低たんぱくごはんは、普通のごはんに比べると、ダマになりやすい性質がありますが、バターで炒めることでパラパラになります。

この料理の栄養価(1人分)

	たんぱく質 1日60gの人	たんぱく質 1日50gの人	たんぱく質 1日35gの人
たんぱく質	11.1g	11.1g	9.9g
エネルギー	568kcal	568kcal	536kcal
塩分	1.8g	1.8g	1.6g
カリウム	390mg	390mg	372mg
リン	142mg	142mg	122mg

甘辛いたれがごはんによく合う

肉巻きごはん

調理時間 30分

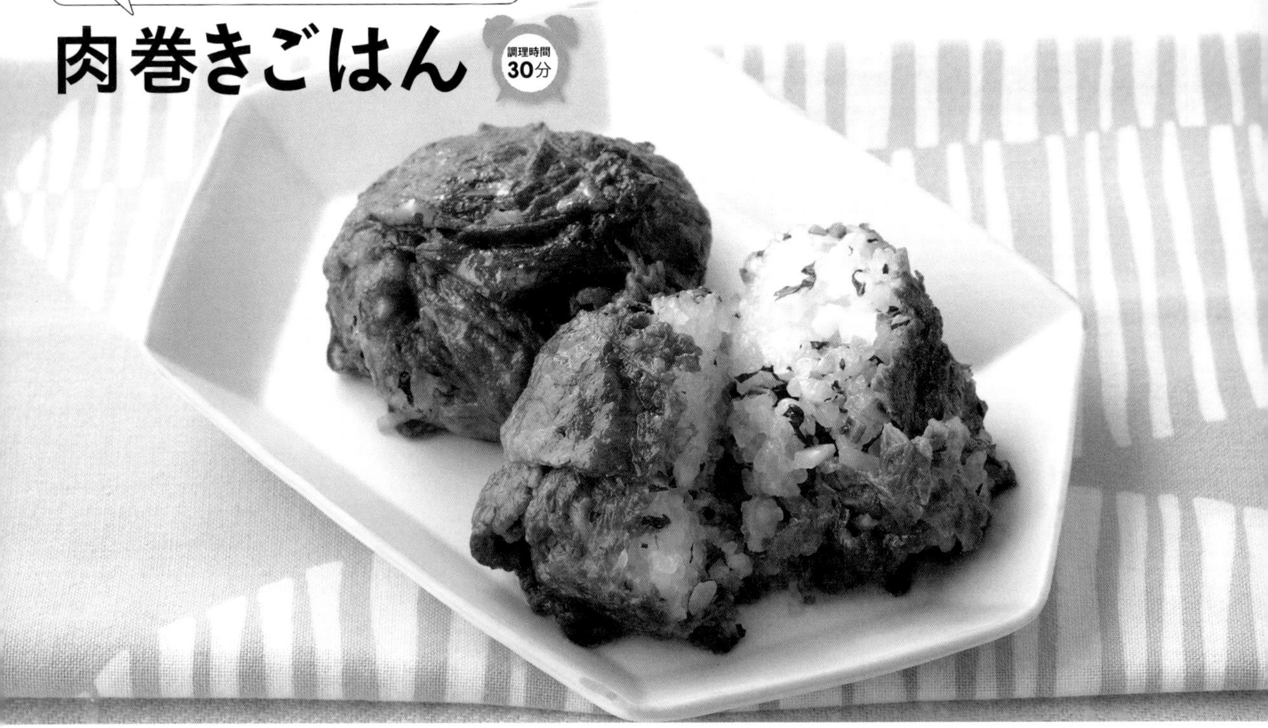

材料(2人分)

	たんぱく質 1日60gの人	たんぱく質 1日50gの人	たんぱく質 1日35gの人
低たんぱくごはん*	360g	360g	360g
牛肩ロース薄切り肉	4枚(120g)	4枚(120g)	小4枚(100g)
たくあん	30g	30g	30g
ほうれん草	1/5束強(50g)	1/5束強(50g)	1株(40g)
バター(無塩)	小さじ1(4g)	小さじ1(4g)	小さじ1(4g)
黒こしょう	少々	少々	少々
A おろししょうが	大さじ1	大さじ1	大さじ1
A しょうゆ	大さじ1	大さじ1	小さじ2
A みりん	小さじ1	小さじ1	小さじ1

＊低たんぱくごはんは、「1/25越後ごはん」(バイオテックジャパン)で計算。

作り方

1 ごはんは電子レンジ(600W)で表示時間どおりに温める。バットなどに**A**を混ぜ合わせ、牛肉を入れて20分ほど漬け込む。たくあんは粗みじん切りにする。ほうれん草はゆでて細かく刻み、水けを絞る。

2 ボウルにごはん、バター、たくあん、ほうれん草、黒こしょうを入れて混ぜ合わせ、4等分にして、丸く平たい形に整えておく。

3 牛肉を広げ、1枚に**2**のごはん1個をのせて包む。

4 オーブントースターの天板の上にアルミホイルを敷き、**3**をのせて、オーブントースターで7～8分焼く。

この料理の栄養価(1人分)

	たんぱく質 1日60gの人	たんぱく質 1日50gの人	たんぱく質 1日35gの人
たんぱく質	11.4g	11.4g	9.4g
エネルギー	508kcal	508kcal	476kcal
塩分	1.9g	1.9g	1.4g
カリウム	401mg	401mg	328mg
リン	139mg	139mg	120mg

食べごたえアップのヒケツ

薄切り肉で見た目の満足度を高める

見た目のボリューム感を出したいときには、かたまり肉より、量が多く見える薄切り肉がおすすめです。薄切り肉は火の通りも早いので、調理時間を短縮することもできます。

根菜の食感で食べごたえがアップ

高菜と根菜の混ぜごはん

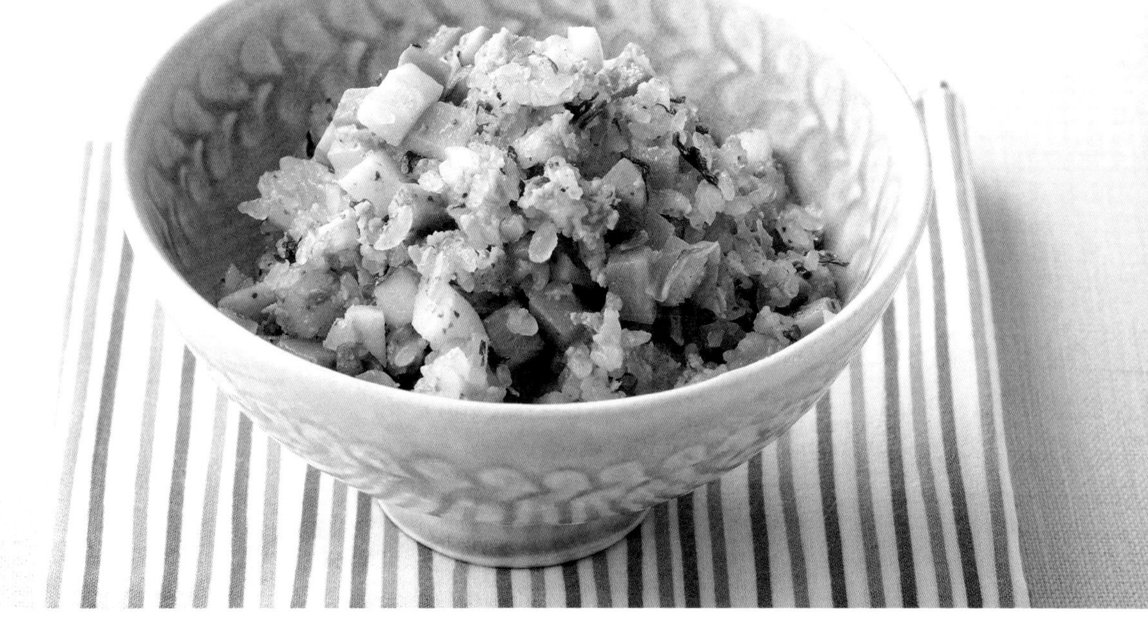

材料(2人分)	たんぱく質 1日60gの人	たんぱく質 1日50gの人	たんぱく質 1日35gの人
低たんぱくごはん*	360g	360g	360g
豚ひき肉	140g	120g	90g
ごぼう	½本(80g)	½本(80g)	⅓本(60g)
れんこん	½節(100g)	½節(100g)	⅓節弱(60g)
にんじん	⅓本(60g)	⅓本(60g)	⅓本(60g)
しょうが	15g	15g	15g
高菜漬け	40g	40g	30g
A だし汁	¼カップ	¼カップ	¼カップ
酒	大さじ1	大さじ1	大さじ1
ごま油	小さじ2	小さじ2	小さじ2
しょうゆ	小さじ1	小さじ1	小さじ1
一味とうがらし	少々	少々	少々

＊低たんぱくごはんは、「1/25越後ごはん」(バイオテックジャパン)で計算。

作り方

1. ごはんは電子レンジ(600W)で表示時間どおりに温める。ごぼう、れんこん、にんじんは7～8㎜角に切る。しょうがはみじん切りにする。
2. 耐熱ボウルに豚ひき肉、1の野菜、粗みじん切りにした高菜、Aを入れてよく混ぜ合わせ、軽くラップをして、電子レンジ(600W)で5分加熱する。
3. 再度混ぜ合わせ、さらに4分加熱し、ごはんと一味とうがらしを加えて混ぜ合わせる。

食べごたえアップのヒケツ

かみごたえのある根菜を混ぜる

根菜類を大きめの角切りにして混ぜ込んでいます。1人分のごはんは茶わんに軽く1杯程度の分量ですが、根菜にかみごたえがあり、満腹感を得やすくなります。

この料理の栄養価(1人分)

	たんぱく質 1日60gの人	たんぱく質 1日50gの人	たんぱく質 1日35gの人
たんぱく質	15.3g	13.6g	10.3g
エネルギー	552kcal	532kcal	480kcal
塩分	1.4g	1.4g	1.2g
カリウム	713mg	684mg	515mg
リン	193mg	181mg	141mg

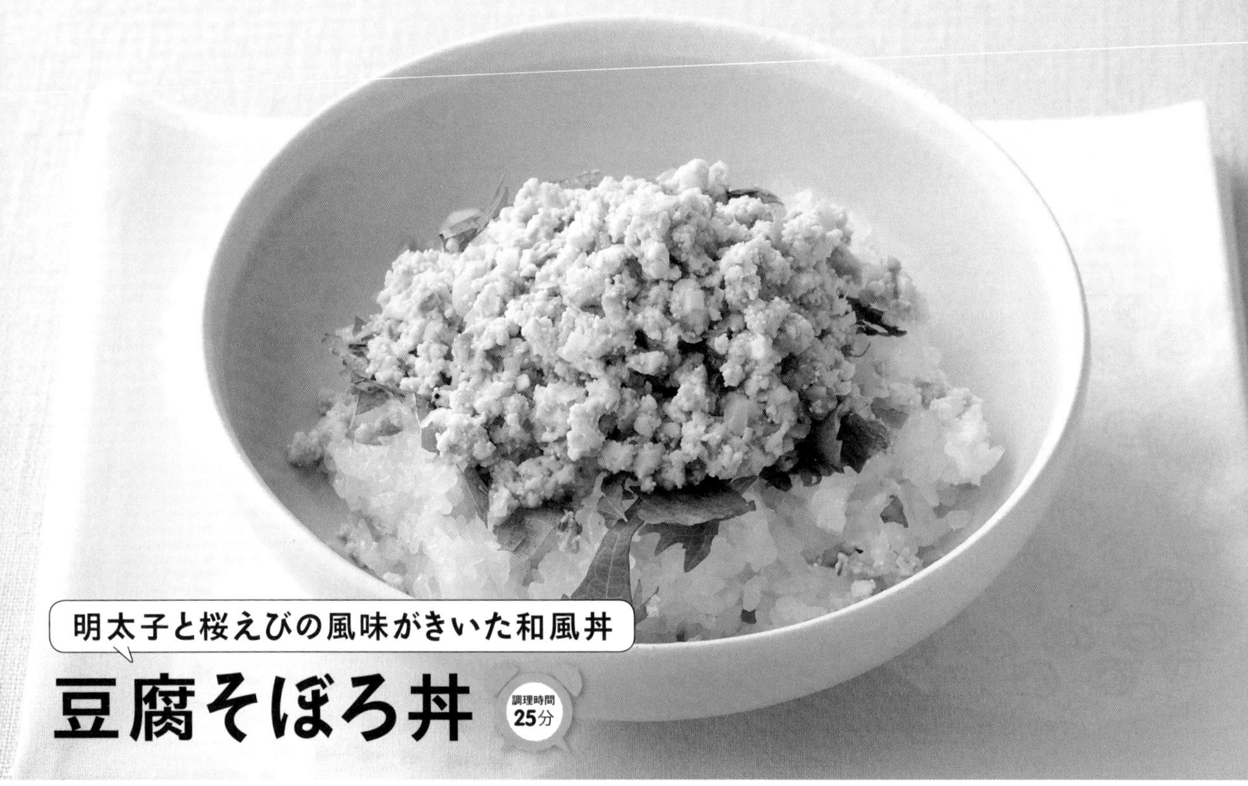

明太子と桜えびの風味がきいた和風丼

豆腐そぼろ丼

調理時間 25分

材料(2人分)	たんぱく質1日60gの人	たんぱく質1日50gの人	たんぱく質1日35gの人
低たんぱくごはん*	360g	360g	360g
木綿豆腐	1丁(300g)	小1丁(200g)	小1丁(200g)
長ねぎ	⅓本弱(30g)	⅓本弱(30g)	⅓本弱(30g)
しょうが	10g	10g	10g
桜えび(乾燥)	8g	8g	4g
明太子	⅓腹(20g)	⅓腹(20g)	⅙腹(10g)
ごま油	大さじ1	大さじ1	大さじ1
A 酒	小さじ2	小さじ2	小さじ2
みりん	小さじ2	小さじ2	小さじ2
しょうゆ	小さじ1	小さじ1	小さじ⅔
青じそ	4枚	4枚	4枚

＊低たんぱくごはんは、「1/25越後ごはん」(バイオテックジャパン)で計算。

作り方

1. 豆腐はペーパータオルで包み、電子レンジ(600W)に3分かけて水きりする。長ねぎ、しょうがはみじん切りにし、桜えびは粗く刻む。明太子は薄皮をむいて中身を取り出す。
2. 鍋にしょうが、桜えび、ごま油を入れて弱火にかける。香りが立ってきたら、中火にして、豆腐をくずしながら加える。豆腐の水分がとぶまでよく混ぜながら炒める。
3. 水分がなくなってきたら、長ねぎと明太子、**A**を加え、ポロポロになるまで炒める。
4. 器に温めておいたごはんを盛り、手でちぎった青じそを散らし、**3**をのせる。

この料理の栄養価(1人分)

	たんぱく質1日60gの人	たんぱく質1日50gの人	たんぱく質1日35gの人
たんぱく質	16.0g	12.5g	10.1g
エネルギー	496kcal	459kcal	447kcal
塩分	1.1g	1.1g	0.7g
カリウム	297mg	242mg	205mg
リン	244mg	200mg	160mg

たんぱく質を抑えるワザ

豆腐そぼろはひき肉のそぼろより低たんぱく

そぼろは、一般的に豚や鶏のひき肉が使われますが、豆腐にすることで、たんぱく質を抑えています。水っぽくならないよう、しっかり炒めて水分をとばすのが、調理のコツです。

卵少なめで低たんぱく仕上げ

塩もみなすのチャーハン

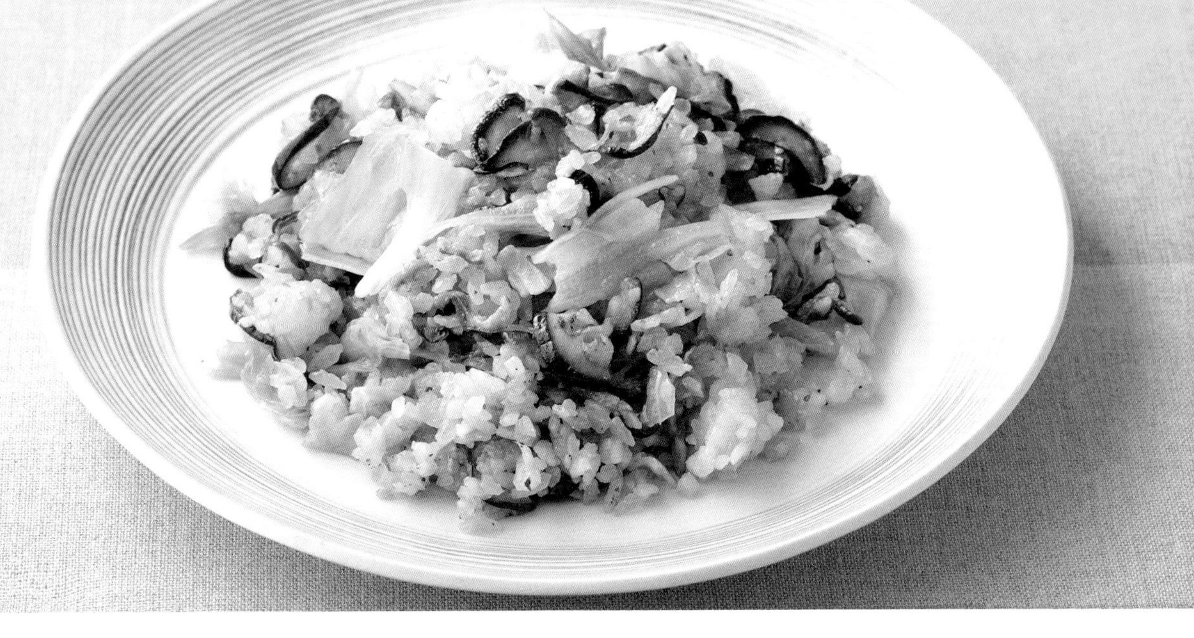

材料（2人分）	たんぱく質1日60gの人	たんぱく質1日50gの人	たんぱく質1日35gの人
低たんぱくごはん*	360g	360g	360g
卵（M玉）	1個（50g）	1個（50g）	1個（50g）
なす	2本（160g）	2本（160g）	2本（160g）
塩	少々	少々	少々
しょうが	20g	20g	20g
ベーコン	3枚（60g）	3枚（60g）	3枚（60g）
レタス	4~5枚（80g）	4~5枚（80g）	4~5枚（80g）
サラダ油	大さじ1	大さじ1	大さじ1
A 酒	大さじ1	大さじ1	大さじ1
A ポン酢しょうゆ	大さじ1	大さじ1	大さじ1

＊低たんぱくごはんは、「1/25越後ごはん」（バイオテックジャパン）で計算。

作り方

1. ごはんは電子レンジ（600W）で表示時間どおりに温める。なすは半月切りに、しょうがはみじん切りにする。ベーコンは1㎝角に切る。レタスは小さめにちぎる。
2. ポリ袋になすを入れて塩をふり、よくもみ混ぜて20分ほどなじませる。ボウルにごはんと卵を入れ、よく混ぜ合わせる。
3. フライパンにしょうが、ベーコン、サラダ油を入れて、弱火にかける。香りが立ってきたら、強火にし、水けを絞ったなすと、卵をからめたごはんを加えて炒める。
4. 全体になじんだら、レタス、Aを加えて炒め合わせる。

この料理の栄養価（1人分）

	たんぱく質1日60gの人	たんぱく質1日50gの人	たんぱく質1日35gの人
たんぱく質	8.7g	8.7g	8.7g
エネルギー	527kcal	527kcal	527kcal
塩分	1.7g	1.7g	1.7g
カリウム	405mg	405mg	405mg
リン	177mg	177mg	177mg

カリウムを減らすワザ

塩もみでもカリウムは流れ出る

なすは、レシピのように塩もみして水分を絞ることで、カリウムを減らすことができます。カリウムをもっと減らしたい場合は、レタスもちぎった後、15分ほど水にさらします。

低たんぱく麺をカリッとした食感で楽しむ

野菜あんかけ焼きそば

調理時間 25分

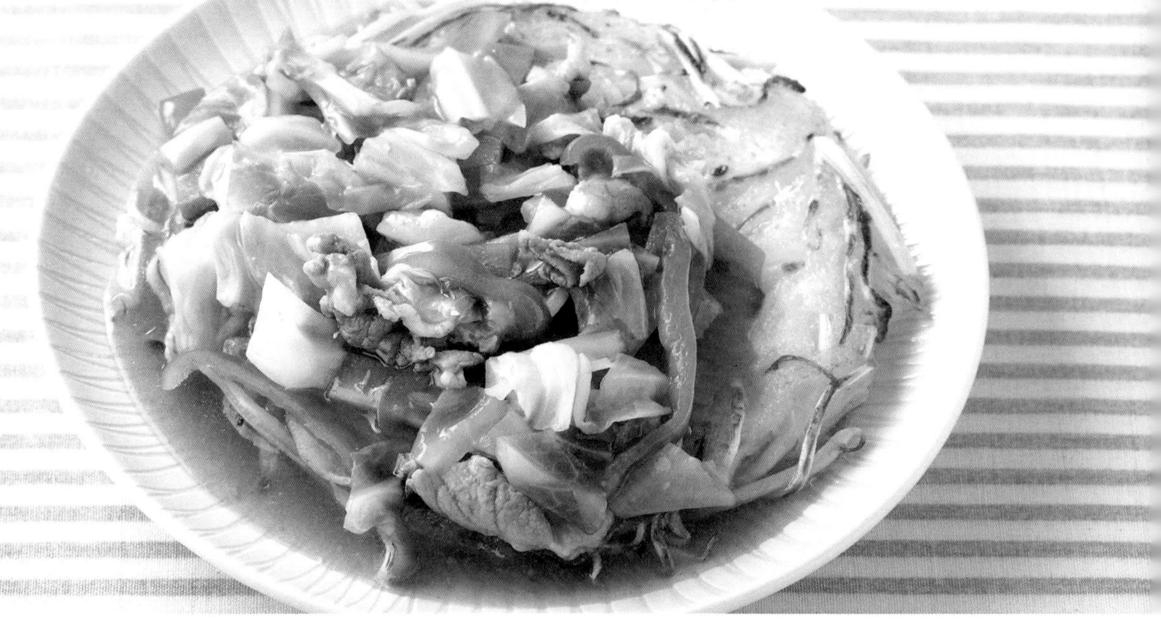

材料(2人分)	たんぱく質 1日60gの人	たんぱく質 1日50gの人	たんぱく質 1日35gの人
低たんぱく中華麺(生)*1	2玉(200g)	2玉(200g)	2玉(200g)
豚こま切れ肉	140g	120g	80g
酒	大さじ1	大さじ1	大さじ1
もやし	⅔袋(150g)	⅔袋(150g)	½袋(100g)
にんじん	¼本弱(40g)	¼本弱(40g)	¼本弱(40g)
キャベツ	2枚(160g)	2枚(160g)	大1枚(100g)
ピーマン	1個(30g)	1個(30g)	1個(30g)
ごま油	大さじ1½	大さじ1½	大さじ1½
A 水	⅔カップ	⅔カップ	⅔カップ
黒酢*2	大さじ2	大さじ2	大さじ2
酒	大さじ1	大さじ1	大さじ1
しょうゆ	小さじ2	小さじ2	小さじ2
砂糖	小さじ½	小さじ½	小さじ½
黒こしょう	少々	少々	少々
水溶き片栗粉*3	小さじ2	小さじ2	小さじ2

＊1 低たんぱく麺は、「ジンゾウ先生のでんぷん生ラーメン」（オトコーポレーション）で計算。
＊2 黒酢がない場合は穀物酢でもよい。
＊3 片栗粉小さじ1を同量の水で溶く。

作り方

1. 豚肉に酒をからめる。もやしはひげ根を取り、にんじんは短冊切り、キャベツは小さめのざく切りにする。ピーマンはせん切りにする。
2. 中華麺を表示時間より 30 秒ほど短めにゆでてざるにあげ、流水でよく洗う。中華麺ともやしを合わせ、ごま油大さじ 1 を熱したフライパンに平たく広げ、中火で底面に焼き色をつける。きつね色になったら、裏返してさらに 2～3 分焼き、器に盛る。
3. フライパンに残りのごま油を入れて中火で熱し、豚肉と野菜を炒める。しんなりしてきたら **A** を加え、7～8 分煮る。水溶き片栗粉を加え、さらに 2 分ほど煮て **2** にかける。

この料理の栄養価(1人分)

	たんぱく質 1日60gの人	たんぱく質 1日50gの人	たんぱく質 1日35gの人
たんぱく質	15.5g	13.8g	9.5g
エネルギー	592kcal	568kcal	511kcal
塩分	1.3g	1.1g	1.1g
カリウム	547mg	517mg	380mg
リン	200mg	184mg	137mg

手作りチャーシューでヘルシーに！

鶏チャーシュー入りラーメン

（チャーシューの加熱時間は除く）

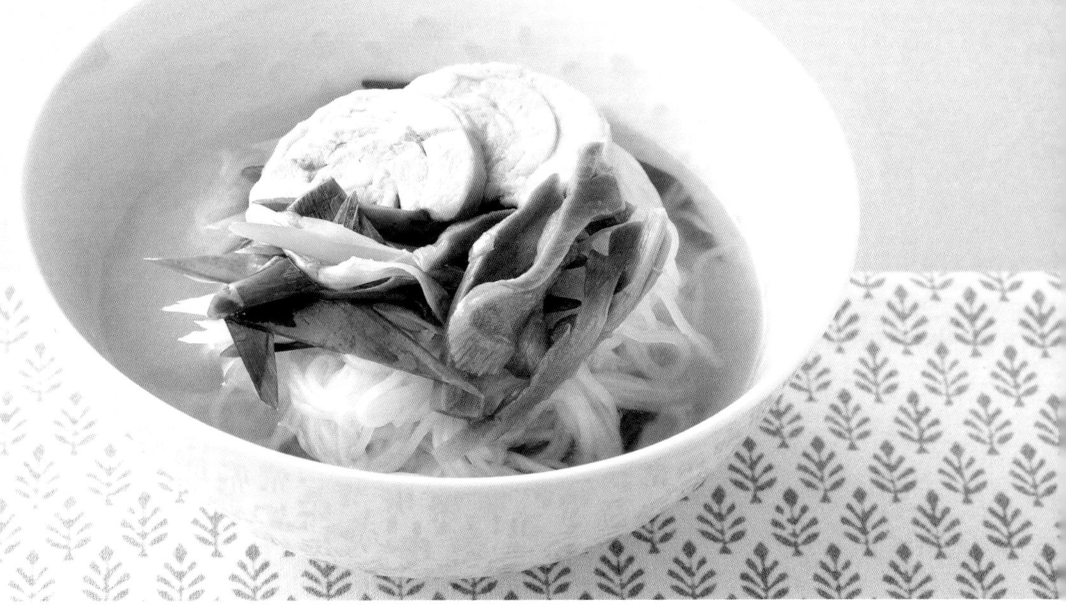

材料（2人分）	たんぱく質1日60gの人	たんぱく質1日50gの人	たんぱく質1日35gの人
低たんぱく中華麺（生）*	2玉（200g）	2玉（200g）	2玉（200g）
鶏もも肉（皮なし）	½枚（100g）	½枚（100g）	小½枚（80g）
A ごま油	小さじ2	小さじ2	小さじ2
酒	大さじ1	大さじ1	大さじ1
こしょう	少々	少々	少々
B だし汁	320mℓ	320mℓ	320mℓ
しょうゆ	小さじ1	小さじ1	小さじ1
ごま油	小さじ1	小さじ1	小さじ1
鶏ガラスープの素（顆粒）	小さじ½	小さじ½	小さじ½
塩・黒こしょう	各少々	各少々	各少々
わけぎ	大1本（20g）	大1本（20g）	大1本（20g）
メンマ	30g	30g	30g

＊低たんぱく麺は、「ジンゾウ先生のでんぷん生ラーメン」（オトコーポレーション）で計算。

もっとおいしく

鶏チャーシューは作りおきできる

鶏チャーシューは、冷蔵庫で3日間ほど保存できるので、主菜にも。主菜にする場合は、たんぱく質1日60g・50gの人は1食50g、1日35gの人は1食40gが目安です。

作り方

1. 鶏肉は肉たたきや麺棒などで厚さを均等にして開き、Aをよくもみ込み、20分ほどなじませる。わけぎは斜め切りにする。
2. ラップを広げて鶏肉をのせ、片面にこしょうをふり、ロール状に巻く。鍋に湯を沸騰させ、鶏肉を入れて、火を止める。そのまま30分ほど置く。粗熱がとれたら、5㎜幅にスライスする。
3. 中華麺は表示時間どおりにゆでて器に盛る。Bを鍋に入れて温め、器に盛った麺にかけて、その上に2の鶏チャーシューを2枚、わけぎ、メンマをのせる。

この料理の栄養価（1人分）

	たんぱく質1日60gの人	たんぱく質1日50gの人	たんぱく質1日35gの人
たんぱく質	10.9g	10.9g	9.0g
エネルギー	409kcal	409kcal	398kcal
塩分	1.5g	1.5g	1.4g
カリウム	309mg	309mg	277mg
リン	146mg	146mg	127mg

ひき肉たっぷりのコクのあるつけだれが美味！

モロヘイヤだれのつけそば

調理時間 25分

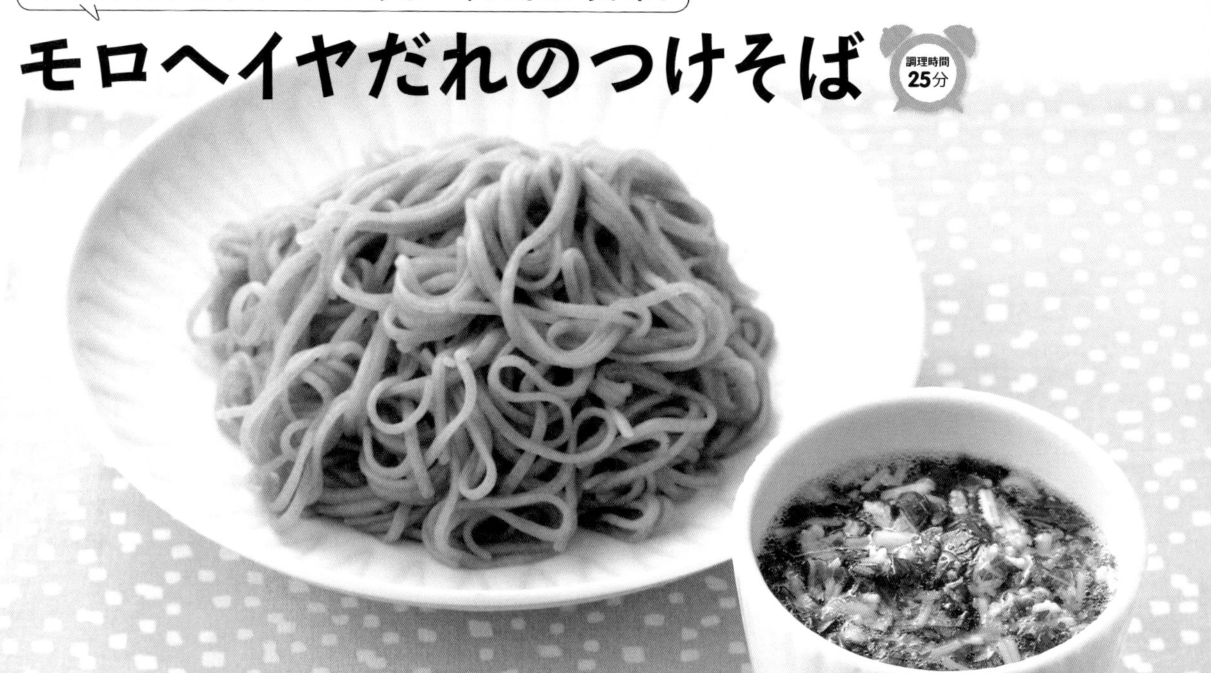

材料（2人分）

	たんぱく質1日60gの人	たんぱく質1日50gの人	たんぱく質1日35gの人
低たんぱくそば＊	2束（200g）	2束（200g）	2束（200g）
鶏ひき肉	100g	80g	60g
モロヘイヤ	1束（60g）	⅔束（40g）	½束（30g）
しょうが	15g	15g	15g
長ねぎ	⅓本弱（30g）	⅓本弱（30g）	⅓本弱（30g）
えのきたけ	½袋（50g）	½袋（50g）	¼袋（25g）
ごま油	小さじ2	小さじ2	小さじ2
A だし汁	1½カップ	1½カップ	1½カップ
A めんつゆ	大さじ1⅔	大さじ1⅔	大さじ1½
A 酒	大さじ1	大さじ1	大さじ1
A 白すりごま	大さじ1	小さじ2	小さじ1

＊低たんぱくそばは、「げんたそば」（キッセイ薬品工業）で計算。

作り方

1 しょうが、長ねぎはみじん切りにする。えのきたけは石づきを切り落とし、5㎜長さに切る。モロヘイヤは葉先のみを摘み取ってゆで、細かく刻む。

2 鍋にしょうがとごま油を入れ、弱火で炒める。香りが立ってきたら、中火にして、鶏ひき肉と長ねぎを加える。

3 鶏ひき肉がパラパラになったら、えのきたけを加えてさらに炒め、Aも加える。沸騰したらアクを取り、モロヘイヤを加え、2分ほど煮て器に注ぐ。

4 そばを表示時間どおりにゆで、3の漬け汁に漬けながら食べる。

この料理の栄養価（1人分）

	たんぱく質1日60gの人	たんぱく質1日50gの人	たんぱく質1日35gの人
たんぱく質	14.7g	12.3g	9.7g
エネルギー	431kcal	404kcal	373kcal
塩分	1.7g	1.7g	1.5g
カリウム	578mg	496mg	394mg
リン	198mg	175mg	138mg

おいしい減塩のポイント

つけ麺でスープの飲みすぎを防ぐ

かけそばなど、スープに麺が浸っていると、麺にスープがたくさんからみ、塩分が高くなりがち。つけめんは、麺にからむスープを最小限にできるので、減塩につながります。

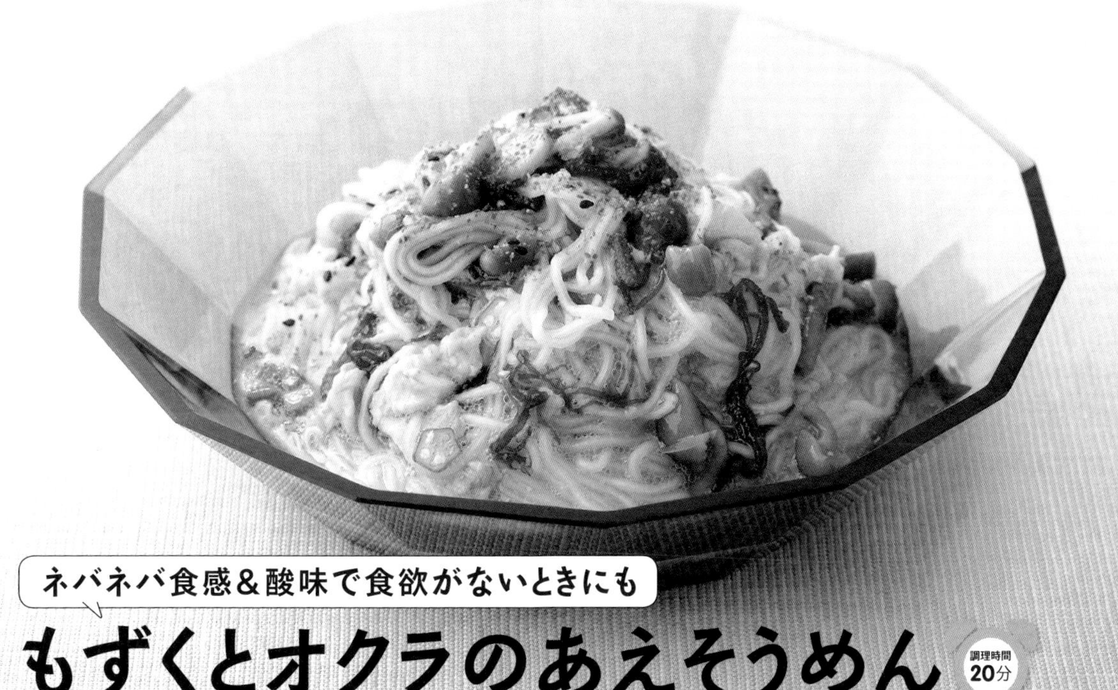

ネバネバ食感＆酸味で食欲がないときにも

もずくとオクラのあえそうめん

調理時間 20分

材料（2人分）

	たんぱく質 1日60gの人	たんぱく質 1日50gの人	たんぱく質 1日35gの人
低たんぱくそうめん*	2束（200g）	2束（200g）	2束（200g）
もずく酢	2パック（140g）	2パック（140g）	2パック（140g）
オクラ	4本（32g）	4本（32g）	4本（32g）
なめこ	1パック（100g）	1パック（100g）	1パック（100g）
A だし汁	¾カップ	¾カップ	¾カップ
A めんつゆ	大さじ1⅓	大さじ1⅓	大さじ1⅓
卵（M玉）	2個（100g）	2個（100g）	1½個（75g）
七味とうがらし	適宜	適宜	適宜

＊低たんぱくそうめんは、「げんたそうめん」（キッセイ薬品工業）で計算。

作り方

1. そうめんは表示時間どおりにゆで、水にさらしてざるにあげておく。オクラはがくを取ってゆで、小口切りにする。なめこはざるにあげて熱湯を回しかける。
2. 鍋にAを入れて中火にかけ、なめこを加える。沸騰しているところに溶いた卵を回しかけ、すぐに火を止める。
3. ボウルにあけて、もずく酢、オクラを加える。氷水を当てて、粗熱がとれたら、そうめんを加えてあえる。好みで七味とうがらしをふる。

この料理の栄養価（1人分）

	たんぱく質 1日60gの人	たんぱく質 1日50gの人	たんぱく質 1日35gの人
たんぱく質	14.4g	14.4g	7.9g
エネルギー	339kcal	339kcal	321kcal
塩分	1.9g	1.9g	1.9g
カリウム	324mg	324mg	308mg
リン	183mg	183mg	162mg

おいしい減塩のポイント

粘りのある食材でとろみをつける

オクラやもずくなど粘りのある食材を使うことで、麺にとろみがつき、調味料がしっかりとからむため、塩分を感じやすくなります。また、不足しがちな食物繊維も補えます。

具だくさんで1品でも栄養バランスよく食べられる

けんちんうどん

調理時間 25分

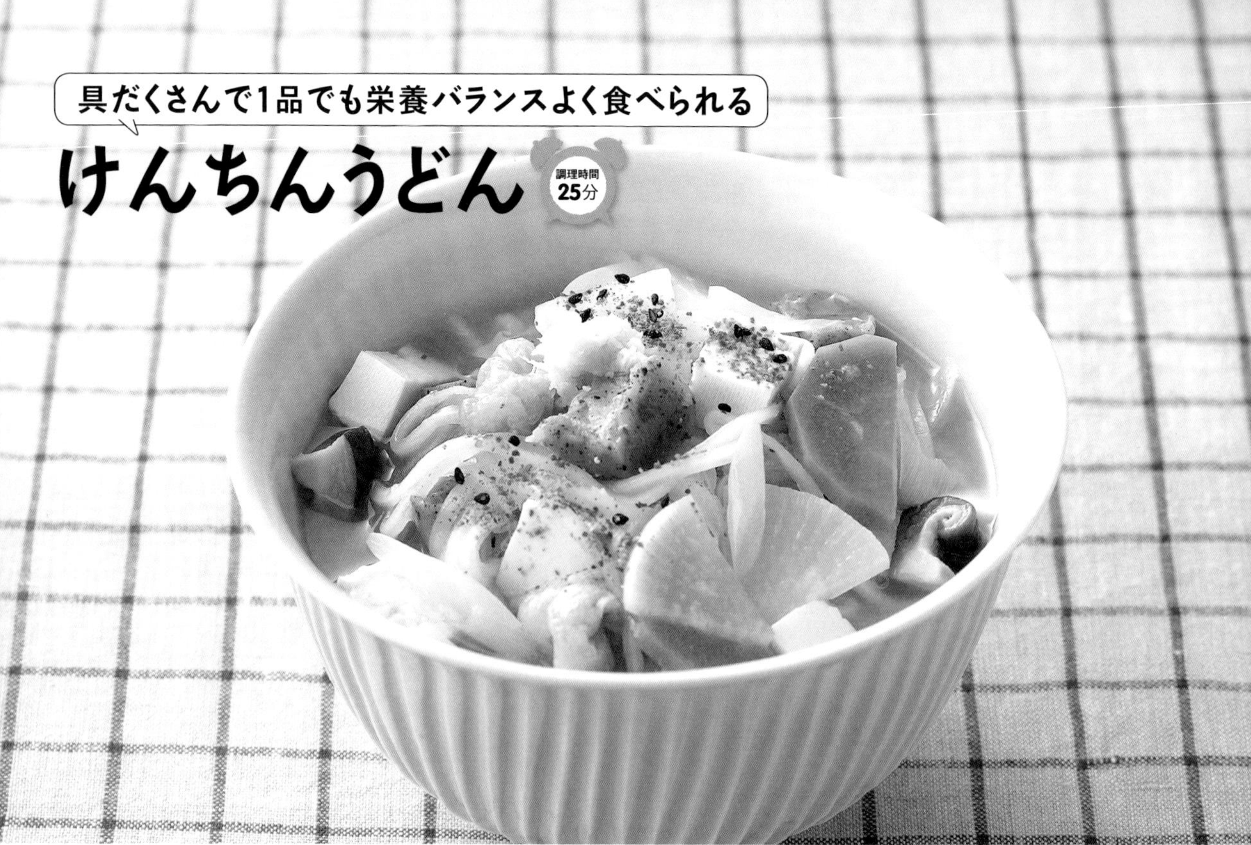

材料(2人分)

	たんぱく質1日60gの人	たんぱく質1日50gの人	たんぱく質1日35gの人
低たんぱくうどん*	2束(200g)	2束(200g)	2束(200g)
A だし汁	2カップ	2カップ	2カップ
めんつゆ(三倍濃厚)	大さじ1½	大さじ1½	大さじ1½
おろししょうが	大さじ1	大さじ1	大さじ1
大根	⅙本弱(150g)	⅙本弱(150g)	⅙本弱(150g)
にんじん	¼本弱(40g)	¼本弱(40g)	¼本弱(40g)
長ねぎ	½本弱(40g)	½本弱(40g)	½本弱(40g)
こんにゃく	½枚(100g)	½枚(100g)	½枚(100g)
しいたけ	2枚(30g)	2枚(30g)	2枚(30g)
油揚げ	1枚(30g)	1枚(30g)	1枚(30g)
木綿豆腐	⅓丁(100g)	⅓丁(100g)	⅕丁(60g)
七味とうがらし	少々	少々	少々
おろししょうが	少々	少々	少々

*低たんぱくうどんは、「げんたうどん」(キッセイ薬品工業)で計算。

作り方

1. うどんは表示時間どおりにゆで、ざるにあげておく。大根は2㎜厚さのいちょう切り、にんじんは2～3㎜厚さの半月切り、長ねぎは5㎜幅の斜め切りにする。しいたけは軸を取って4等分に切る。こんにゃくは手でちぎり、下ゆでする。油揚げは熱湯をかけて油抜きし、短冊切りにする。豆腐は1.5㎝角に切る。
2. 鍋にA、大根、にんじん、長ねぎ、こんにゃく、しいたけを入れ、中火にかける。沸騰したらアクを取り、油揚げを加えて中火で10分ほど煮る。
3. うどんと豆腐も加えて2～3分煮て、器に盛る。七味とうがらしをふって、おろししょうがをのせる。

この料理の栄養価(1人分)

	たんぱく質1日60gの人	たんぱく質1日50gの人	たんぱく質1日35gの人
たんぱく質	12.1g	12.1g	10.7g
エネルギー	395kcal	395kcal	381kcal
塩分	1.6g	1.6g	1.6g
カリウム	590mg	590mg	568mg
リン	207mg	207mg	189mg

スパイシーなカレー味は減塩でもおいしい

カレー焼きうどん

調理時間 20分

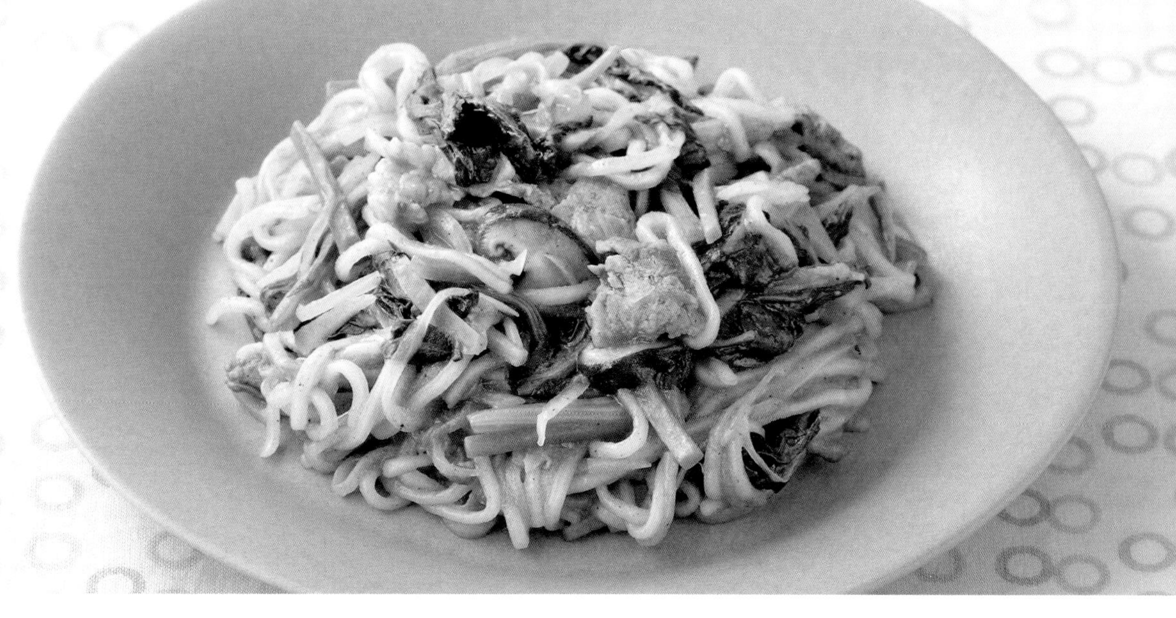

材料(2人分)	たんぱく質1日60gの人	たんぱく質1日50gの人	たんぱく質1日35gの人
低たんぱくうどん*	160g	160g	160g
豚こま切れ肉	100g	80g	60g
酒	大さじ1	大さじ1	大さじ1
玉ねぎ	¼個(50g)	¼個(50g)	¼個(50g)
にんじん	⅓本弱(50g)	⅓本弱(50g)	⅓本弱(50g)
しいたけ	2枚(30g)	2枚(30g)	2枚(30g)
ほうれん草	⅓束(80g)	⅓束(80g)	¼束(60g)
しょうが	15g	15g	15g
サラダ油	大さじ1	大さじ1	大さじ1
カレー粉	大さじ1	大さじ1	大さじ1
A だし汁	80mℓ	80mℓ	80mℓ
しょうゆ	大さじ1	大さじ1	小さじ2
中濃ソース	小さじ1	小さじ1	小さじ1
黒こしょう	少々	少々	少々

*低たんぱくうどんは、「げんたうどん」(キッセイ薬品工業)で計算。

作り方

1. うどんは表示時間どおりにゆでてざるにあげ、水でよくもみ洗いして水けをきる。豚肉は酒と合わせる。玉ねぎ、しいたけは薄切りに、にんじんは細切りにする。ほうれん草は3㎝長さに切る。しょうがはせん切りにする。
2. フライパンにしょうがとサラダ油を入れて、弱火で炒める。香りが立ってきたら、豚肉、玉ねぎ、にんじん、しいたけを加え、中火で炒める。ほうれん草、うどんも加えて炒め合わせる。
3. カレー粉をふり入れて、粉っぽさがなくなったら、Aも加えて炒め合わせる。

この料理の栄養価(1人分)

	たんぱく質1日60gの人	たんぱく質1日50gの人	たんぱく質1日35gの人
たんぱく質	13.6g	11.9g	9.7g
エネルギー	425kcal	401kcal	373kcal
塩分	1.6g	1.6g	1.2g
カリウム	720mg	690mg	579mg
リン	185mg	169mg	143mg

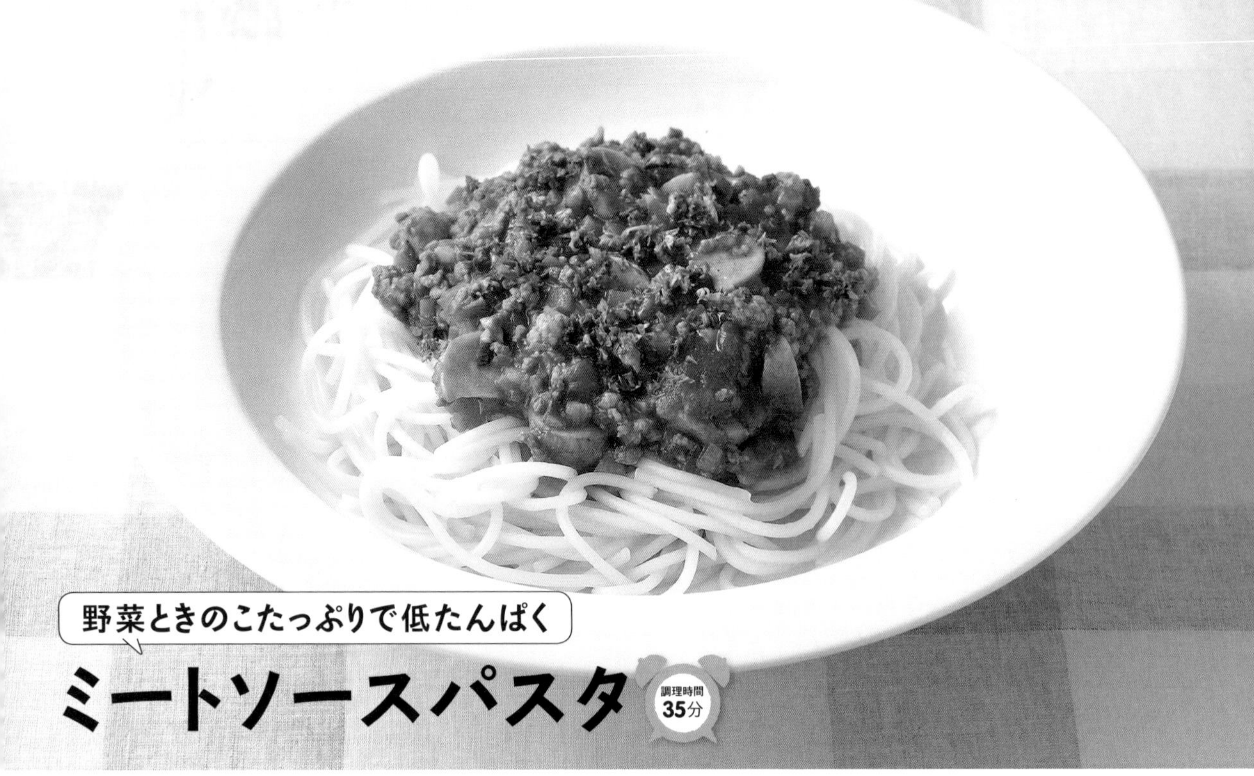

野菜ときのこたっぷりで低たんぱく

ミートソースパスタ

調理時間 35分

材料(2人分)	たんぱく質 1日60gの人	たんぱく質 1日50gの人	たんぱく質 1日35gの人
低たんぱくスパゲティ*1	160g	160g	160g
豚ひき肉	100g	100g	70g
玉ねぎ	¼個(50g)	¼個(50g)	¼個(50g)
にんじん	¼本弱(40g)	¼本弱(40g)	¼本弱(40g)
マッシュルーム	4個(40g)	4個(40g)	4個(40g)
にんにく	1片(5g)	1片(5g)	1片(5g)
バター(無塩)	小さじ1(4g)	小さじ1(4g)	小さじ1(4g)
オリーブ油	大さじ1	大さじ1	大さじ1
A 水	¼カップ	¼カップ	¼カップ
トマト水煮	100g	100g	100g
赤ワイン	大さじ2	大さじ2	大さじ2
コンソメ(顆粒)	小さじ⅔	小さじ⅔	小さじ⅔
塩・こしょう	各少々	各少々	各少々
パセリ(みじん切り)	少々	少々	少々

＊1 低たんぱくスパゲティは、「アプロテンたんぱく調整 スパゲティタイプ」(ハインツ日本)で計算。
＊2 塩は入れない。

作り方

1. 玉ねぎ、にんじん、にんにくはみじん切りにする。マッシュルームは6等分に切る。
2. 沸騰した湯でスパゲティを表示時間どおりにゆで*2、ざるにあげる。ボウルに入れてバターを加え、あえる。
3. フライパンににんにくとオリーブ油を入れて弱火にかける。香りが立ってきたら中火にして、豚ひき肉、玉ねぎ、にんじん、マッシュルームを炒める。
4. しんなりしてきたら、Aと水(分量外)大さじ2を加え、混ぜながら7～8分煮る。塩、こしょうを加えて混ぜ、器に盛ったスパゲティにかけ、パセリを散らす。

この料理の栄養価(1人分)

	たんぱく質 1日60gの人	たんぱく質 1日50gの人	たんぱく質 1日35gの人
たんぱく質	11.5g	11.5g	8.9g
エネルギー	497kcal	497kcal	466kcal
塩分	1.3g	1.3g	1.3g
カリウム	540mg	540mg	496mg
リン	147mg	147mg	129mg

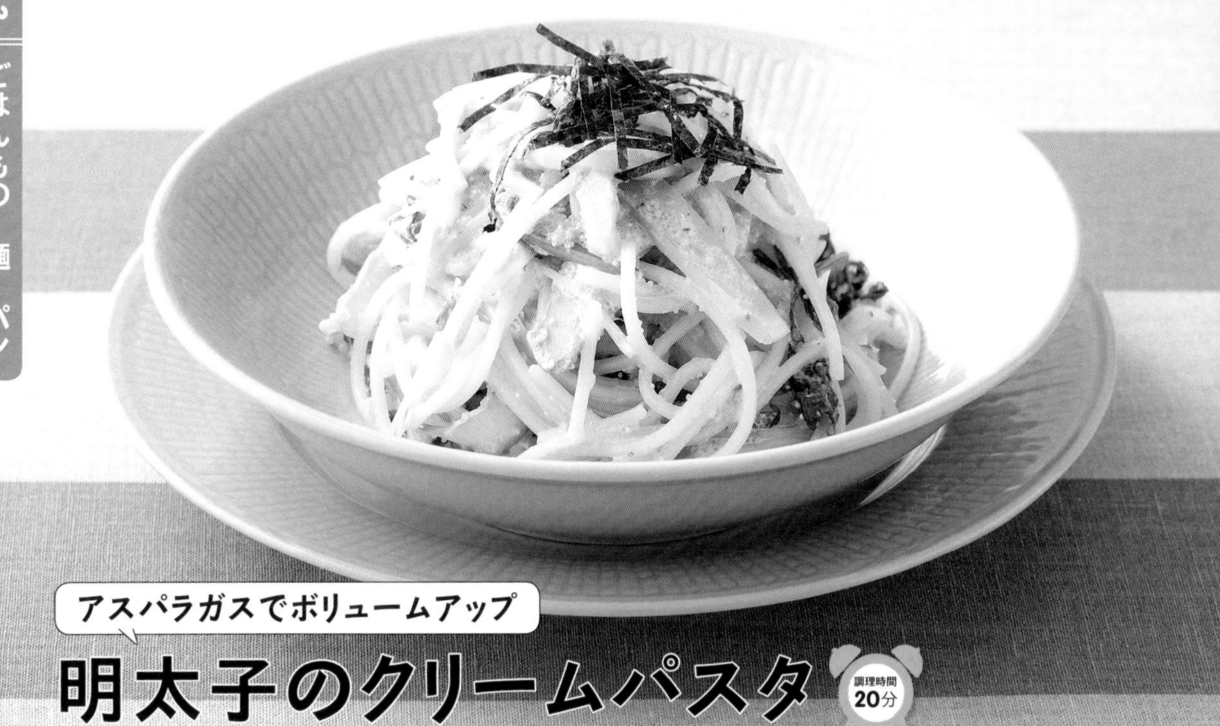

アスパラガスでボリュームアップ

明太子のクリームパスタ

調理時間 20分

材料(2人分)	たんぱく質 1日60gの人	たんぱく質 1日50gの人	たんぱく質 1日35gの人
低たんぱくスパゲティ*	140g	140g	140g
アスパラガス	2本(40g)	2本(40g)	2本(40g)
水菜	4株(80g)	4株(80g)	4株(80g)
明太子	1腹(60g)	1腹(60g)	1腹(60g)
A 生クリーム	90㎖	90㎖	90㎖
牛乳	大さじ2	大さじ2	大さじ2
バター(無塩)	大さじ1(12g)	大さじ1(12g)	大さじ1(12g)
しょうゆ	小さじ⅓	小さじ⅓	小さじ⅓
コンソメ(顆粒)	少々	少々	少々
こしょう	少々	少々	少々
きざみのり	少々	少々	少々

*低たんぱくスパゲティは、「アプロテンたんぱく調整 スパゲティタイプ」(ハインツ日本)で計算。

この料理の栄養価(1人分)

	たんぱく質 1日60gの人	たんぱく質 1日50gの人	たんぱく質 1日35gの人
たんぱく質	9.7g	9.7g	9.7g
エネルギー	538kcal	538kcal	538kcal
塩分	2.1g	2.1g	2.1g
カリウム	385mg	385mg	385mg
リン	197mg	197mg	197mg

作り方

1. アスパラガスは根元のかたい部分を切り落とし、ピーラーで縦に薄切りにする。水菜は5㎝長さに切る。
2. 明太子の薄皮を破って中身をボウルに入れ、Aを加えてよく混ぜ合わせる。
3. 沸騰した湯でスパゲティをゆでる。表示されたゆで時間の1分前にアスパラガス、水菜を加えてゆでる。ざるにあげ、すぐに2のボウルに加えてあえる。あえにくい場合は、ゆで汁を少し加える。器に盛り、きざみのりをのせる。

おいしい減塩のポイント

加工品を調味料のひとつとして使う

明太子60gには、塩分が3.4gも含まれていますが、ほかに塩分を含む調味料をほとんど使わないことで、塩分のとりすぎを避けられます。また、魚卵はたんぱく質を多く含むので、明太子やたらこのスパゲティには、低たんぱくスパゲティを使うのがおすすめです。

手作りトマトソースで塩分控えめ

ミネストローネパスタ

調理時間 30分

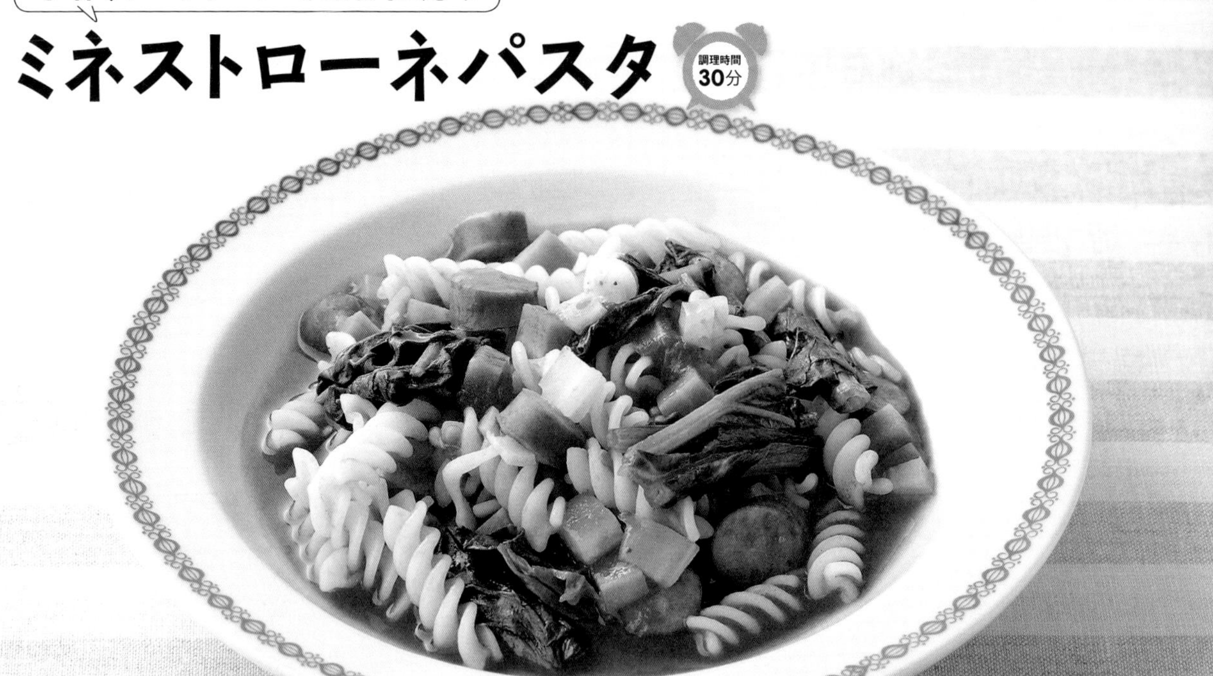

材料（2人分）

	たんぱく質1日60gの人	たんぱく質1日50gの人	たんぱく質1日35gの人
低たんぱくマカロニ*	120g	120g	120g
セロリ	½本（60g）	½本（60g）	½本（60g）
にんじん	¼本弱（40g）	¼本弱（40g）	¼本弱（40g）
ソーセージ	4本（80g）	4本（80g）	4本（80g）
トマト	1個（150g）	1個（150g）	1個（150g）
ほうれん草	¼束（60g）	¼束（60g）	¼束（60g）
オリーブ油	大さじ1	大さじ1	大さじ1
にんにく（薄切り）	1片（5g）	1片（5g）	1片（5g）
水	¾カップ	¾カップ	¾カップ
トマトジュース（無塩）	½カップ	½カップ	½カップ
コンソメ（顆粒）	小さじ½	小さじ½	小さじ½
塩・こしょう	各少々	各少々	各少々
チリペッパーソース（好みで）	少々	少々	少々

＊低たんぱくマカロニは、「アプロテンたんぱく調整 マカロニタイプ」（ハインツ日本）で計算。

作り方

1 マカロニは沸騰した湯で表示時間どおりにゆで、ざるにあげておく。セロリとにんじんは、7～8㎜角に切る。ソーセージは7～8㎜幅の輪切りに、トマトは粗みじん切りにする。ほうれん草は4㎝長さに切る。

2 鍋にオリーブ油とにんにくを入れて弱火にかける。香りが立ってきたら中火にして、セロリ、にんじん、ソーセージを炒める。

3 しんなりしてきたら、トマト、水、トマトジュース、コンソメを加える。沸騰したらアクを取り除き、7～8分煮る。マカロニ、ほうれん草も加えて2～3分煮て、塩、こしょうで味を調える。好みでチリペッパーソースをかける。

この料理の栄養価（1人分）

	たんぱく質1日60gの人	たんぱく質1日50gの人	たんぱく質1日35gの人
たんぱく質	6.9g	6.9g	6.9g
エネルギー	440kcal	440kcal	440kcal
塩分	1.8g	1.8g	1.8g
カリウム	775mg	775mg	775mg
リン	157mg	157mg	157mg

さっぱりしたサラダで野菜をたくさん食べられる

さば缶サラダのサンドイッチ

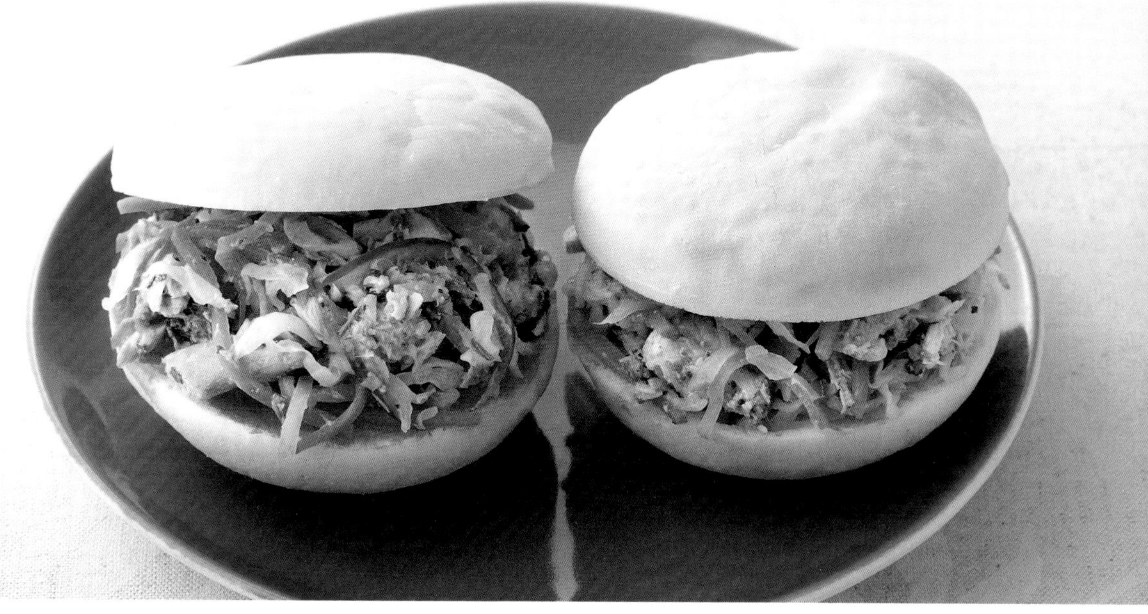

材料(2人分)	たんぱく質1日60gの人	たんぱく質1日50gの人	たんぱく質1日35gの人
低たんぱく丸パン*	4個(200g)	4個(200g)	4個(200g)
A バター(無塩)	大さじ1(12g)	大さじ1(12g)	大さじ1(12g)
トマトケチャップ	大さじ1	大さじ1	大さじ1
キャベツ	2枚(160g)	2枚(160g)	小2枚(140g)
にんじん	⅐本(25g)	⅐本(25g)	⅐本(25g)
きゅうり	½本(50g)	½本(50g)	½本(50g)
さば水煮缶	1缶(100g)	1缶(100g)	1缶弱(70g)
B フレンチドレッシング(市販)	大さじ1	大さじ1	大さじ1
レモン汁	大さじ1	大さじ1	大さじ1
バジル(乾燥)	小さじ1	小さじ1	小さじ1
黒こしょう	少々	少々	少々

＊低たんぱく丸パンは「ゆめベーカリー たんぱく質調整丸パン」(キッセイ薬品工業)で計算。

もっとおいしく

パンを食べたいときは調整食品が便利

パンは100gあたりのたんぱく質がごはんよりも多め(P16参照)。低たんぱくのパンを使えば、サンドイッチなど、パンの定番メニューも楽しむことができます。

作り方

1. パンは横半分に切り、トースターで2分ほど焼いて、切り口にAを重ねて塗っておく。キャベツ、にんじん、きゅうりはせん切りにする。
2. 沸騰した湯で、野菜を20秒ほどゆでてざるにあげ、よく水けをきる。
3. ボウルに2を入れ、缶汁をきってほぐしたさば水煮、Bも加えてあえ、パンにはさむ。

この料理の栄養価(1人分)

	たんぱく質1日60gの人	たんぱく質1日50gの人	たんぱく質1日35gの人
たんぱく質	12.7g	12.7g	9.5g
エネルギー	487kcal	487kcal	459kcal
塩分	2.2g	2.2g	1.2g
カリウム	469mg	469mg	410mg
リン	166mg	166mg	135mg

かんきつの香りでフレッシュな味わいに

オレンジ風味のフレンチトースト

（卵液に浸す時間は除く）

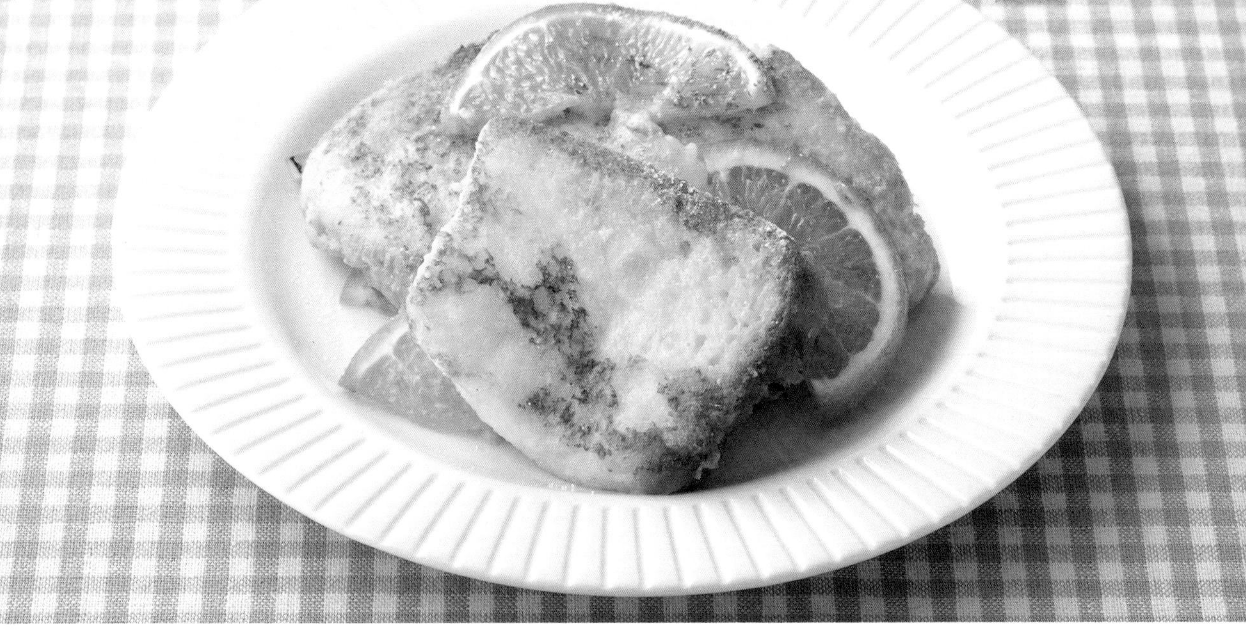

材料（2人分）	たんぱく質 1日60gの人	たんぱく質 1日50gの人	たんぱく質 1日35gの人
低たんぱく食パン*	2枚（100g）	2枚（100g）	2枚（100g）
オレンジ	½個（50g）	½個（50g）	½個（50g）
A 卵（M玉）	1個（50g）	1個（50g）	1個（50g）
牛乳	¾カップ	¾カップ	¾カップ
オレンジ果汁	½個分	½個分	½個分
はちみつ	大さじ1（12g）	大さじ1（12g）	大さじ1（12g）
バター（無塩）	大さじ1	大さじ1	大さじ1
粉糖	少々	少々	少々

＊低たんぱく食パンは、「越後の食パン」（バイオテックジャパン）で計算。

作り方

1 オレンジは半分を皮ごと半月切りにし、もう半分から果汁を絞る。Aを混ぜ合わせて卵液を作り、バットに入れる。

2 卵液にパンを浸し、途中、返しながら1時間ほど浸す。よく浸み込ませたい場合は、ひと晩浸すとよい。

3 フライパンにバターを熱し、2とオレンジを入れて両面をこんがり焼く。卵液が残っている場合は、フライパンに注ぎながら焼く。食べやすい大きさに切って器に盛り、粉糖をふる。

この料理の栄養価（1人分）

	たんぱく質 1日60gの人	たんぱく質 1日50gの人	たんぱく質 1日35gの人
たんぱく質	6.3g	6.3g	6.3g
エネルギー	305kcal	305kcal	305kcal
塩分	0.3g	0.3g	0.3g
カリウム	251mg	251mg	251mg
リン	140mg	140mg	140mg

もっとおいしく

低たんぱく食パンをしっとりさせて楽しむ

たんぱく質を調整した食パンを使うことで、たんぱく質を大幅にカットできます。ただ、低たんぱく食パンは、普通のパンよりパサパサしがちなことも。卵や牛乳を浸み込ませて作るフレンチトーストにすることで、しっとりおいしく食べられます。

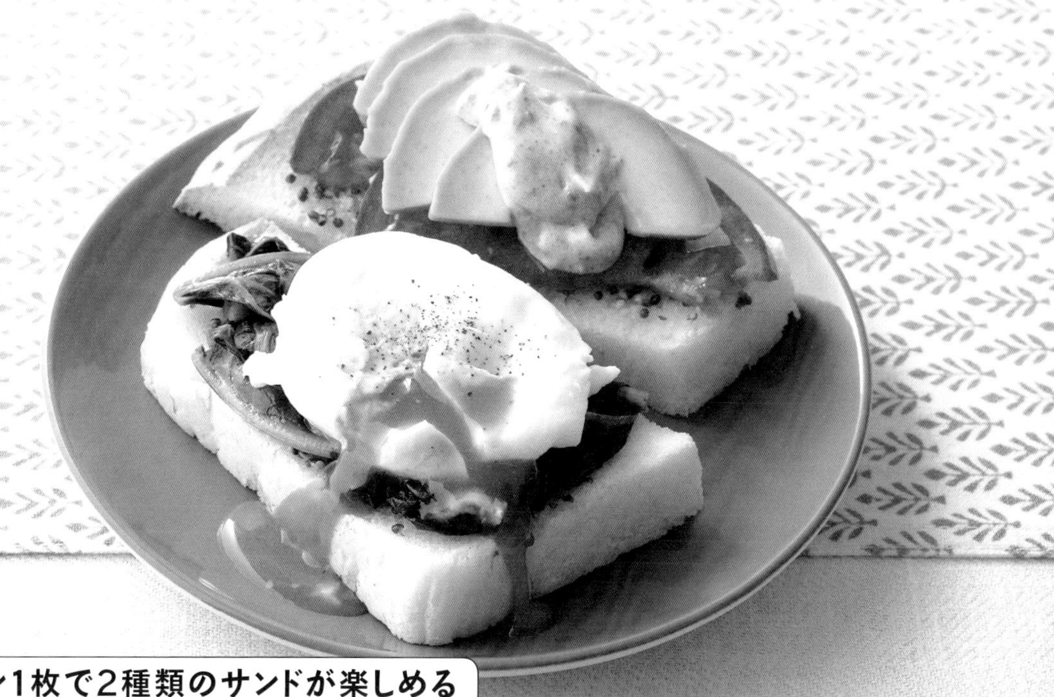

食パン1枚で2種類のサンドが楽しめる

卵とアボカドのオープンサンド

調理時間 10分

材料(2人分)

	たんぱく質1日60gの人	たんぱく質1日50gの人	たんぱく質1日35gの人
低たんぱく食パン*	2枚(200g)	2枚(200g)	2枚(200g)
A バター(無塩)	小さじ2	小さじ2	小さじ2
粒マスタード	小さじ2	小さじ2	小さじ1
ほうれん草	¼束(60g)	¼束(60g)	1株(40g)
B バター(無塩)	小さじ1(4g)	小さじ1(4g)	小さじ1(4g)
塩・こしょう	各少々	各少々	各少々
トマト	½個(75g)	½個(75g)	½個(75g)
アボカド	½個(70g)	½個(70g)	½個(70g)
卵	M玉2個(100g)	M玉2個(100g)	S玉2個(90g)
C マヨネーズ	大さじ1	大さじ1	大さじ1
カレー粉	小さじ1	小さじ1	小さじ1
こしょう	少々	少々	少々

*低たんぱく食パンは1枚が厚めの「ゆめベーカリー たんぱく質調整食パン」(キッセイ薬品工業)で計算。

もっとおいしく

アボカドは下ゆですると変色しない

アボカドは、熱湯でサッとゆでておくと、色鮮やかになり、時間をおいても茶色くなりません。ゆでても味や食感はほぼ変わらず、カリウムも減らせるので、一石二鳥です。

作り方

1. パンは斜め半分に切ってトースターで2分ほど焼き、Aを重ねて塗っておく。
2. ほうれん草は4㎝長さに切り、30秒ほどゆでて、水けをきってBであえる。トマトは薄切りにする。アボカドは半分に切り、皮ごと沸騰した湯で10秒ほどゆでて、皮をむいて薄切りにする。沸騰した湯に酢10㎖(分量外)を加え、卵を割り入れてポーチドエッグを作る。
3. パンの半分にほうれん草とポーチドエッグをのせて、こしょう(分量外)をふる。もう半分にはトマト、アボカドを盛り、Cをかける。

この料理の栄養価(1人分)

	たんぱく質1日60gの人	たんぱく質1日50gの人	たんぱく質1日35gの人
たんぱく質	9.1g	9.1g	8.3g
エネルギー	509kcal	509kcal	500kcal
塩分	1.2g	1.2g	1.2g
カリウム	608mg	608mg	533mg
リン	178mg	178mg	165mg

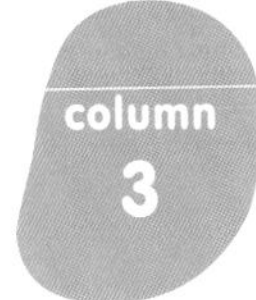

低たんぱく食品を活用しよう

食事の内容をより豊かにするために、低たんぱくの治療用特殊食品を活用してみましょう。主食のごはんやパンを低たんぱく食品にすることで、その分主菜の肉や魚をたくさん食べられます。

1/25越後ごはん（バイオテックジャパン）

1パック 180gあたりの栄養価

エネルギー量	292kcal	たんぱく質	0.2g
塩分	0g	カリウム	0mg
リン	23mg		

普通のごはんよりたんぱく質が4.3g減

越後の食パン（バイオテックジャパン）

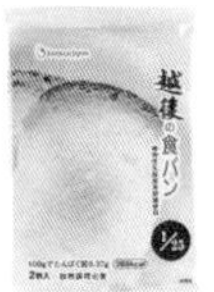

1枚 50gあたりの栄養価

エネルギー量	134kcal	たんぱく質	0.2g
塩分	0.4g	カリウム	7mg
リン	3mg		

普通の食パンよりたんぱく質が4.3g減

ゆめベーカリー たんぱく質調整丸パン（キッセイ薬品工業）

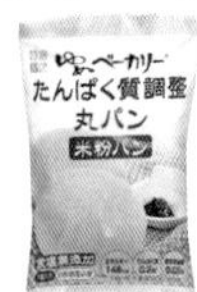

1個 50gあたりの栄養価

エネルギー量	146kcal	たんぱく質	0.2g
塩分	0.1g	カリウム	8mg
リン	14mg		

普通のロールパンよりたんぱく質が4.9g減

げんたそば（キッセイ薬品工業）

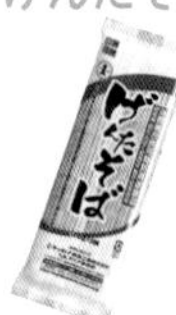

ゆで麺 100gあたりの栄養価

エネルギー量	123kcal	たんぱく質	0.9g
塩分	0g	カリウム	9mg
リン	16mg		

普通のゆでそばよりたんぱく質が3.9g減

ジンゾウ先生のでんぷん生ラーメン（オトコーポレーション）

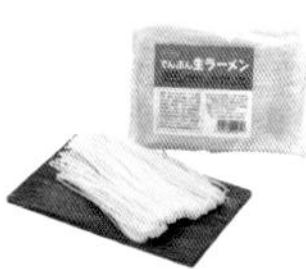

ゆで麺 100gあたりの栄養価

エネルギー量	283kcal	たんぱく質	0.2g
塩分	0.1g	カリウム	6mg
リン	20mg		

普通のゆで中華麺よりたんぱく質が4.7g減

アプロテン たんぱく調整マカロニタイプ（ハインツ日本）

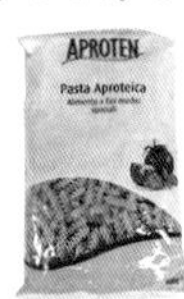

100gあたりの栄養価

エネルギー量	356kcal	たんぱく質	0.4g
塩分	0.1g	カリウム	16mg
リン	20mg		

普通のマカロニよりたんぱく質が12.5g減

ゆめごはん 1/35トレー（キッセイ薬品工業）

1パック 180gあたりの栄養価

エネルギー量	299kcal	たんぱく質	0.1g
塩分	0g	カリウム	0mg
リン	22mg		

普通のごはんよりたんぱく質が4.4g減

ゆめベーカリー たんぱく質調整食パン（キッセイ薬品工業）

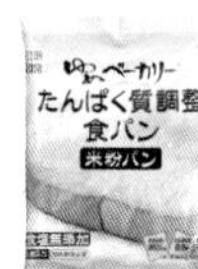

1枚 100gあたりの栄養価

エネルギー量	260kcal	たんぱく質	0.5g
塩分	0.1g	カリウム	16mg
リン	25mg		

普通の食パンよりたんぱく質が8.4g減

げんたうどん（キッセイ薬品工業）

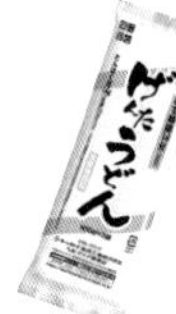

ゆで麺 100gあたりの栄養価

エネルギー量	125kcal	たんぱく質	0.5g
塩分	0g	カリウム	4mg
リン	15mg		

普通のゆでうどんよりたんぱく質が2.1g減

げんたそうめん（キッセイ薬品工業）

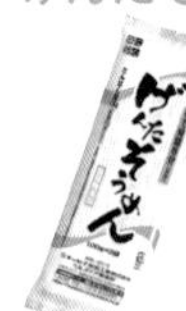

ゆで麺 100gあたりの栄養価

エネルギー量	117kcal	たんぱく質	0.5g
塩分	0g	カリウム	4mg
リン	16mg		

普通のそうめんよりたんぱく質が2.6g減

アプロテン たんぱく調整スパゲティタイプ（ハインツ日本）

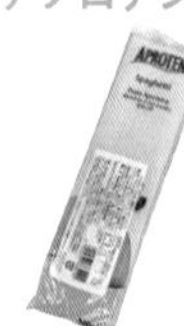

100gあたりの栄養価

エネルギー量	357kcal	たんぱく質	0.4g
塩分	0.1g	カリウム	15mg
リン	19mg		

普通のスパゲティよりたんぱく質が12.5g減

購入するには？

たんぱく質調整食品は、担当医や病院の管理栄養士を通じて購入するほか、インターネットの通信販売サイトや製造販売会社のサイトから、直接購入できます。

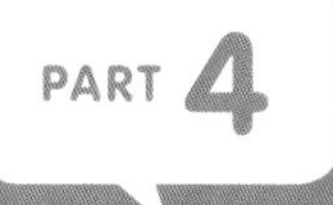

PART 4

みそ汁から洋風スープまで！ 減塩でもおいしい

汁ものレシピ

和洋中の汁ものレシピを紹介しているので、どんな献立にも合わせられます。
塩分が高くなりがちな汁ものですが、ここでは塩分が1g以下のレシピばかり。
だしや食材の風味を生かしていて、減塩なのにしっかりとした味わいです。
献立合計の塩分量に応じて選びましょう。

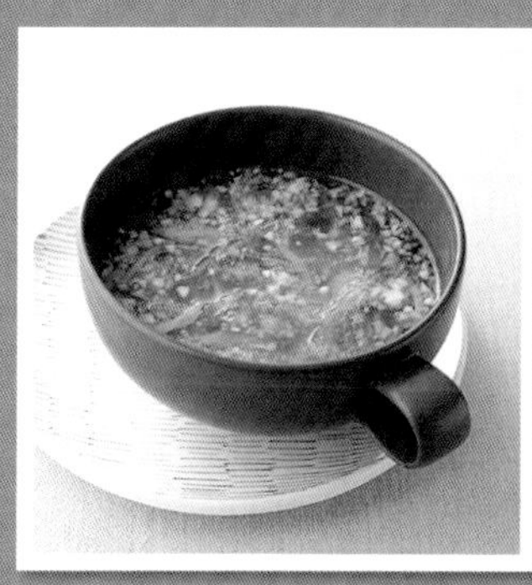

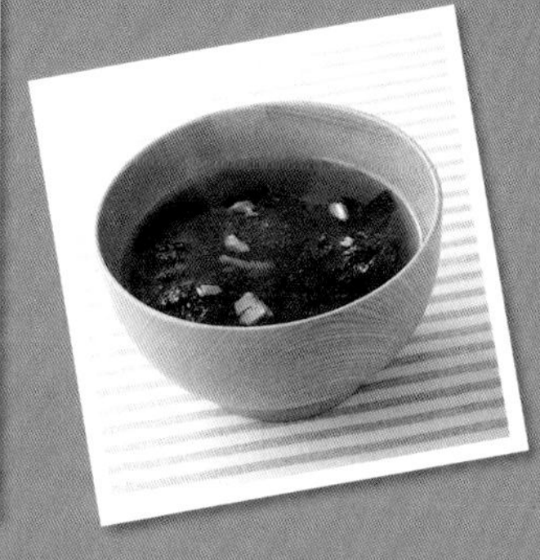

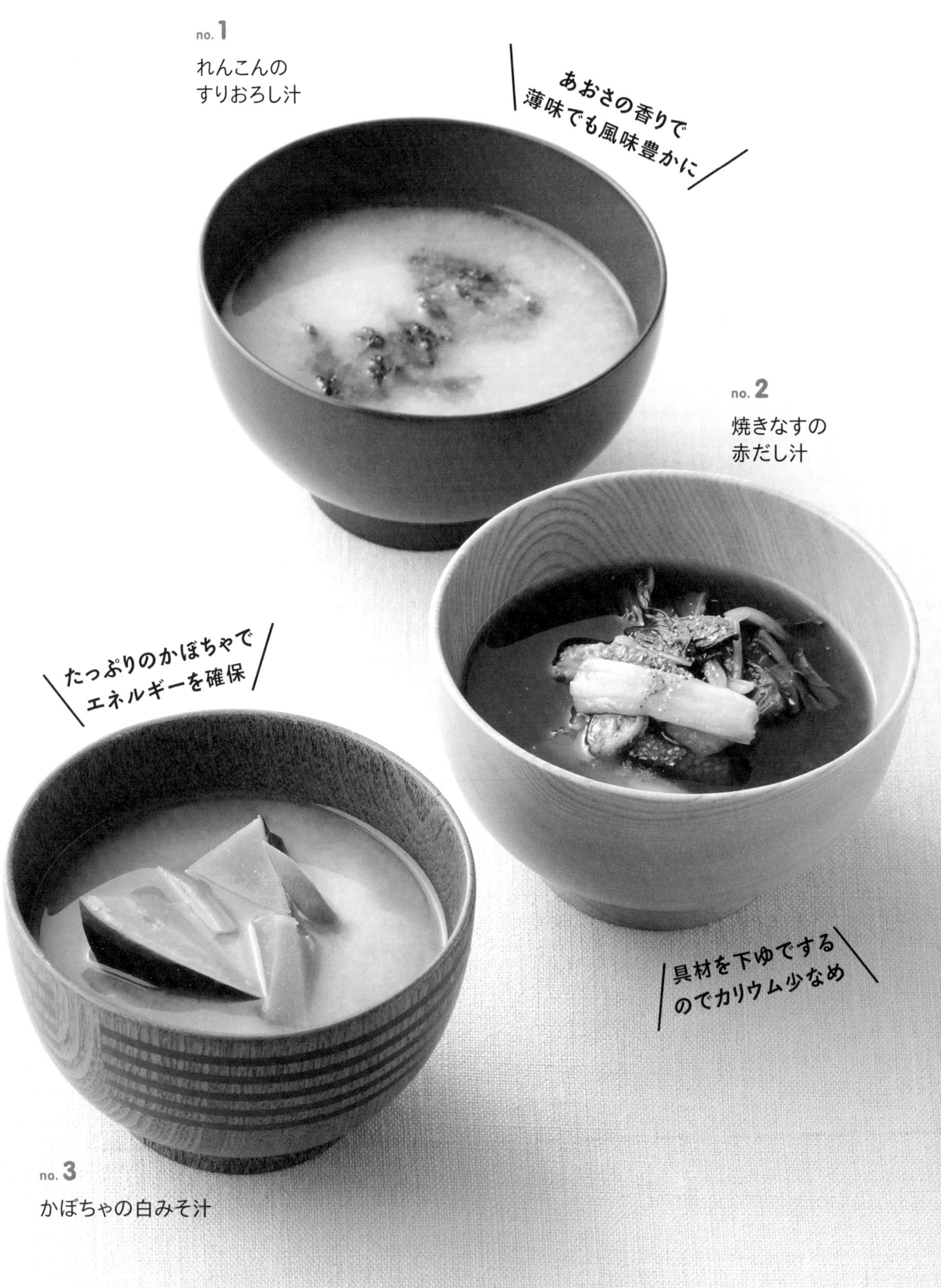
no. 1
れんこんの
すりおろし汁
あおさの香りで
薄味でも風味豊かに
no. 2
焼きなすの
赤だし汁
たっぷりのかぼちゃで
エネルギーを確保
具材を下ゆでする
のでカリウム少なめ
no. 3
かぼちゃの白みそ汁

no.1

れんこんのすりおろし汁

調理時間
10分

材料（2人分）

れんこん	¾節（150g）
A だし汁	360mℓ
酒	小さじ1
みそ	大さじ½
あおさ（乾燥）	2つまみ（2g）

この料理の栄養価（1人分）

たんぱく質	2.8g
エネルギー	64kcal
塩分	0.9g
カリウム	486mg
リン	91mg

作り方

1. れんこんは皮ごとすりおろす。
2. 鍋にれんこんとAを入れて中火にかけ、4～5分煮る。みそを溶き入れ、あおさを加えて混ぜる。

おいしい減塩のポイント

とろみをつけて減塩でもおいしく

れんこんをすりおろして使うことでとろみがつき、薄味でも塩分を感じやすくなります。

no.2

焼きなすの赤だし汁

調理時間
10分

材料（2人分）

なす	2本（160g）
ほうれん草	1株（40g）
A だし汁	320mℓ
赤みそ	大さじ⅔
粉山椒	少々

この料理の栄養価（1人分）

たんぱく質	2.6g
エネルギー	33kcal
塩分	1.0g
カリウム	446mg
リン	67mg

作り方

1. なすはグリルやトースターでこんがり焼き、皮をむいて縦半分に切り、手で縦に細く裂く。ほうれん草は熱湯で30秒ほどゆで、水けを絞って3cm長さに切る。
2. なすとほうれん草を器に盛り、鍋で温めたAを注ぎ、山椒をふる。

おいしい減塩のポイント

焼きなすの香ばしさをプラス

なすを焼くことで香ばしさが出て、塩分を控えめにしてもおいしく食べられます。

no.3

かぼちゃの白みそ汁

調理時間
10分

材料（2人分）

かぼちゃ	1/10個（120g）
さやいんげん	2本（14g）
A だし汁	360mℓ
酒	小さじ1
しょうゆ	小さじ½
白みそ	大さじ1

この料理の栄養価（1人分）

たんぱく質	2.8g
エネルギー	72kcal
塩分	1.0g
カリウム	438mg
リン	66mg

作り方

1. かぼちゃはひと口大の乱切りにする。さやいんげんは筋を取り、下ゆでして斜め切りにする。
2. 鍋にかぼちゃとAを入れて強火にかけ、沸騰したら中火で5～6分煮る。
3. さやいんげんも加え、白みそを溶き入れて、器に盛る。

おいしい減塩のポイント

白みそはみそのなかで最も塩分が少ない

白みそは、赤みそや信州みそに比べて塩分が半分程度。ぜひ取り入れてみて。

油揚げと とろろ昆布のお吸いもの

調理時間
10分

材料(2人分)

油揚げ	½枚(15g)
貝割れ大根	½パック(20g)
とろろ昆布	2つまみ
A だし汁	340mℓ
酒	小さじ2
薄口しょうゆ	小さじ1

この料理の栄養価(1人分)

たんぱく質	2.7g
エネルギー	37kcal
塩分	0.7g
カリウム	157mg
リン	60mg

作り方

1. 油揚げは熱湯を回しかけて油抜きし、トースターでこんがり焼いて短冊切りにする。貝割れ大根は半分の長さに切る。
2. 鍋にAを入れて温め、油揚げと貝割れ大根を入れて1分ほど煮たら火を止める。
3. 器にとろろ昆布を入れ、2を注ぐ。

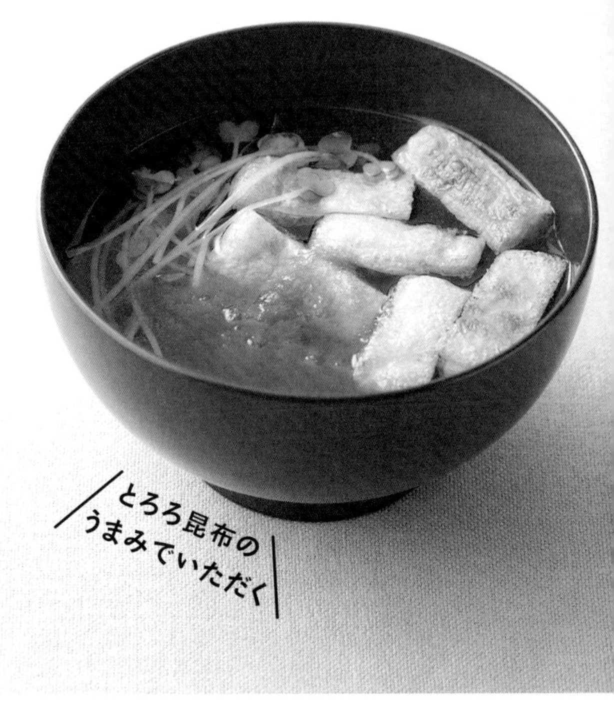

とろろ昆布の
うまみでいただく

焼きねぎと にんにくのスープ

調理時間
20分
ねぎに焼き目をつけて
風味をアップ

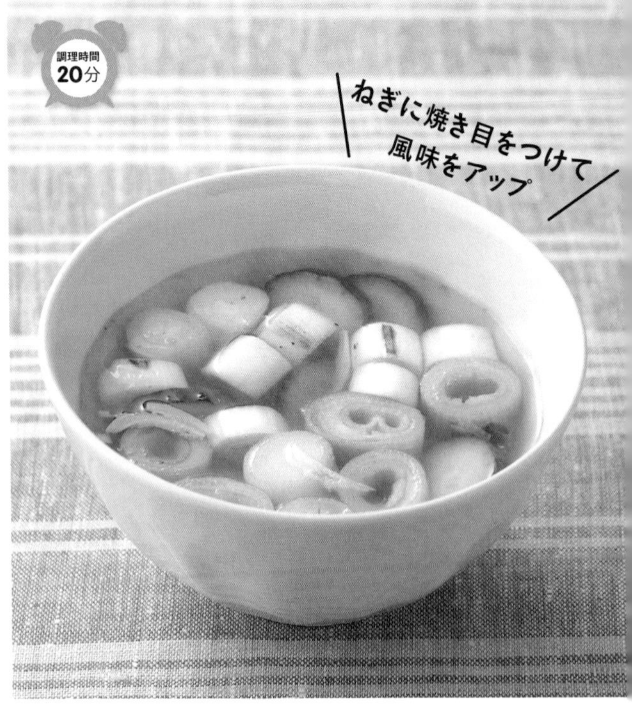

材料(2人分)

にんにく	2片(10g)
長ねぎ	小1本(80g)
ごま油	小さじ2
きゅうり	½本(50g)
A 鶏ガラスープの素(顆粒)	小さじ⅓
酒	小さじ1
塩・こしょう	各少々

この料理の栄養価(1人分)

たんぱく質	1.2g
エネルギー	61kcal
塩分	0.3g
カリウム	158mg
リン	28mg

作り方

1. にんにくは縦半分に切る。長ねぎは1㎝長さに切り、きゅうりは5㎜幅の輪切りにする。
2. 鍋に水380mℓとにんにくを入れて10分ほどゆでる。にんにくをいったん取り出し、つぶして鍋に戻し入れる。
3. フライパンにごま油を入れて中火で熱し、長ねぎときゅうりを色づくまで焼いて2に加える。Aを加え、再び温まったら、器に盛る。

調理時間
5分
のりの香ばしさを
生かして減塩に

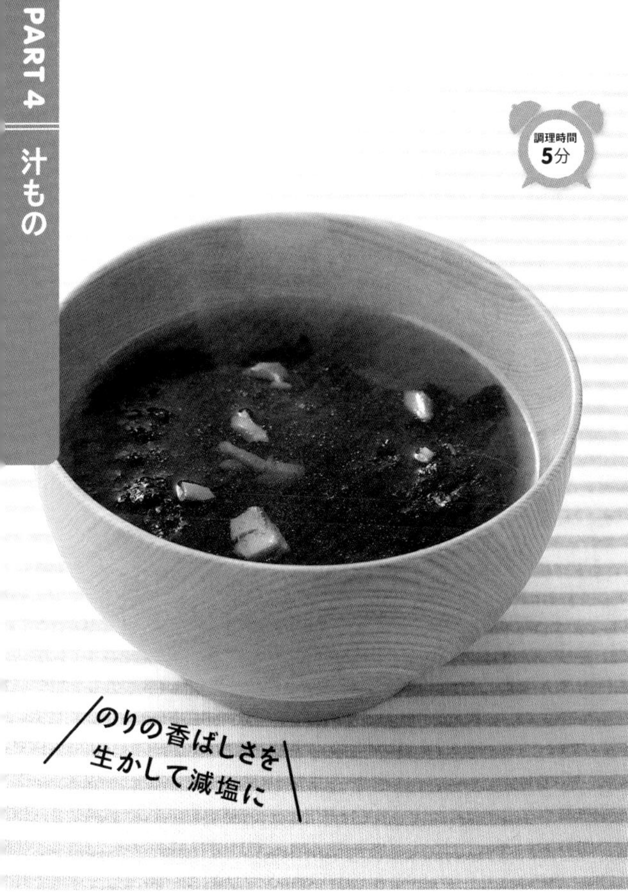

あぶりのりとメンマのお吸いもの

材料（2人分）

焼きのり	½枚（1.5g）
メンマ	40g
A だし汁	340mℓ
酒	小さじ2
しょうゆ	小さじ½

この料理の栄養価（1人分）

たんぱく質	1.1g
エネルギー	10kcal
塩分	0.6g
カリウム	120mg
リン	30mg

作り方

1. のりは軽くあぶり、手でちぎって器に入れる。メンマは細かく刻む。
2. 鍋にメンマとAを入れて温め、のりの入った器に注ぐ。

調理時間
20分
キムチのコクと
うまみは減塩に最適

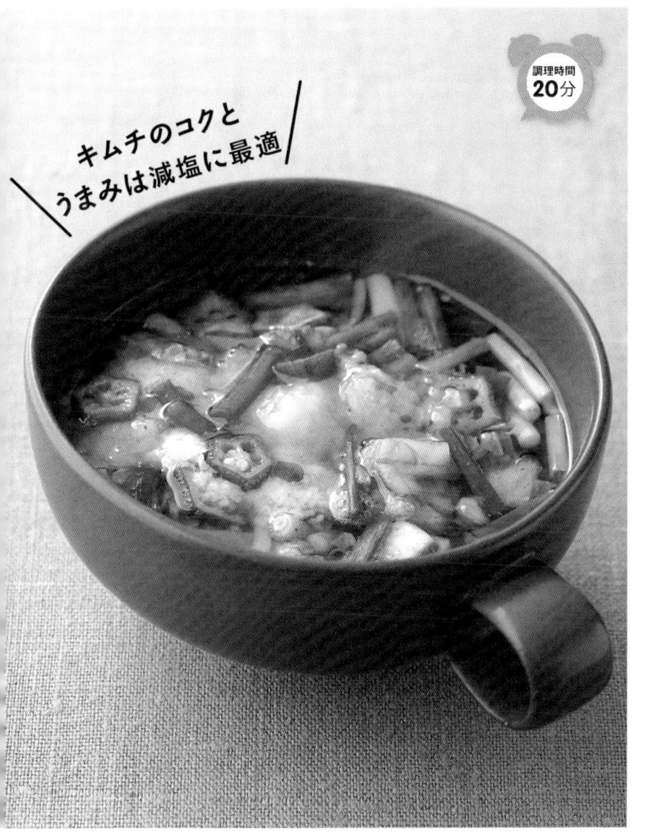

キムチと山いもの中華スープ

材料（2人分）

白菜キムチ	50g
山いも	¼本（50g）
小ねぎ	3〜4本（30g）
オクラ	4本（32g）
しょうゆ	小さじ½
ラー油	少々

この料理の栄養価（1人分）

たんぱく質	2.5g
エネルギー	55kcal
塩分	1.0g
カリウム	316mg
リン	47mg

作り方

1. キムチは細かく刻み、山いもは皮をむいてすりおろす。小ねぎは2㎝幅に切る。オクラはがくを取ってゆで、小口切りにする。
2. 鍋に水380mℓとキムチを入れて中火にかける。温まったら、山いも、小ねぎ、オクラ、しょうゆを加える。再び温まったら器に盛り、ラー油をたらす。

パプリカと玉ねぎのカレースープ

調理時間
15分
玉ねぎはカリウム少なめ

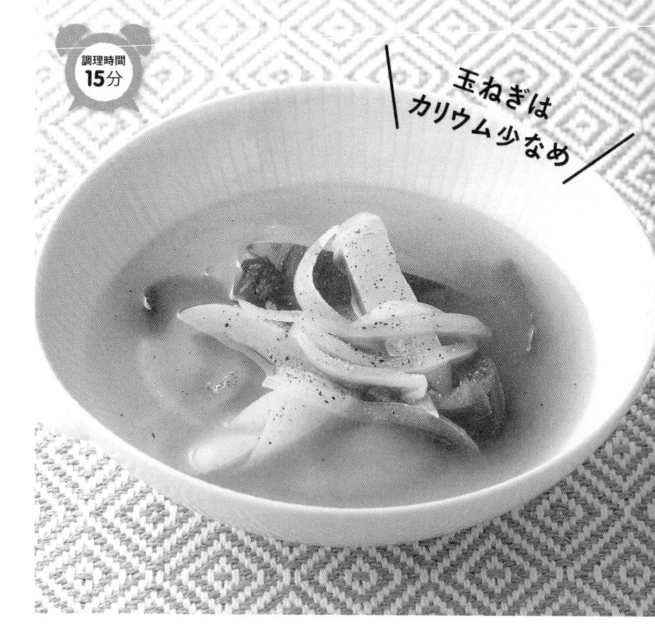

材料（2人分）

赤パプリカ	¼個（30g）
黄パプリカ	¼個（30g）
玉ねぎ	¼個（50g）
バター（無塩）	小さじ2（8g）
カレー粉	小さじ1
A コンソメ（顆粒）	小さじ½
水	360㎖
砂糖	1つまみ
塩	少々
黒こしょう	少々

この料理の栄養価（1人分）

たんぱく質	0.8g
エネルギー	52kcal
塩分	0.6g
カリウム	121mg
リン	20mg

作り方

❶ パプリカは細めの乱切りに、玉ねぎは薄切りにする。

❷ 鍋にバターを入れて熱し、玉ねぎとパプリカを加えて中火で炒める。少ししんなりしてきたら、カレー粉をふり入れ、粉っぽさがなくなったら、Aを加える。

❸ 沸騰したらアクを取り、中火で5～6分煮て、器に盛り、黒こしょうをふる。

おろしトマトのガスパチョ

調理時間
20分
（冷やす時間は除く）
冷やすと塩分を感じやすくなる

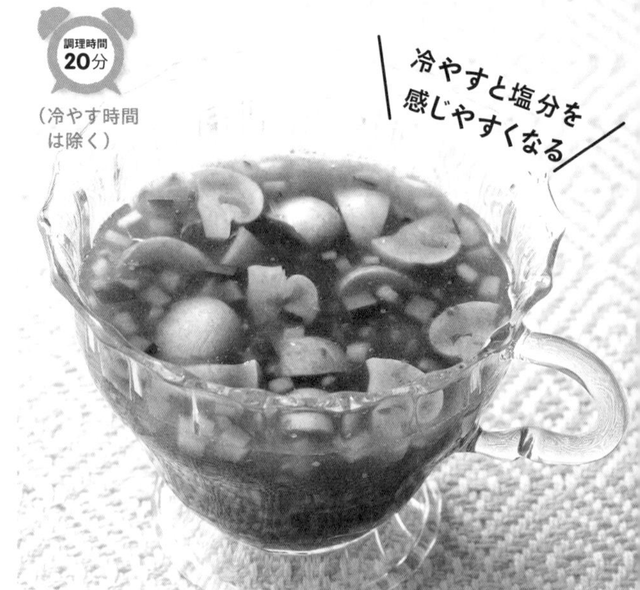

材料（2人分）

トマト	1個（150g）
玉ねぎ	⅙個弱（30g）
マッシュルーム	4個（40g）
きゅうり	⅓本弱（30g）
A コンソメ（顆粒）	小さじ½
水	220㎖
塩・こしょう	各少々
チリペッパーソース	少々

この料理の栄養価（1人分）

たんぱく質	1.5g
エネルギー	28kcal
塩分	0.6g
カリウム	284mg
リン	51mg

作り方

❶ トマトはすりおろす。玉ねぎはみじん切りにしてよく水にさらして水けをきる。マッシュルームは4等分に切り、きゅうりは2～3㎜角に切る。

❷ 鍋にマッシュルームとAを入れて中火にかけ、沸騰したら2～3分煮る。火からおろし、粗熱がとれたらトマトと合わせる。

❸ はかの野菜を加えて混ぜ、保存容器に入れて冷蔵庫で冷やす。十分に冷えたら器に盛り、チリペッパーソースをたらす。

コーンとミニトマトのゼリースープ

調理時間 15分
とろみをつけると
薄味でもおいしい

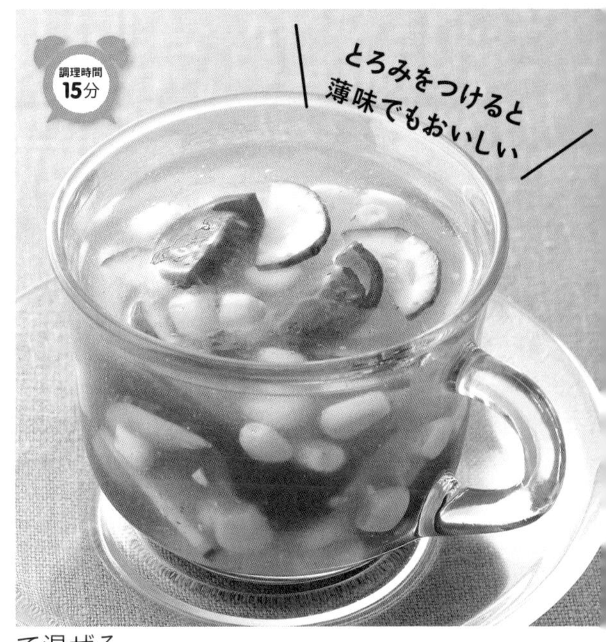

材料（4人分*）

ホールコーン	½缶（60g）
ミニトマト	4個（60g）
きゅうり	½本（50g）
A 水	2カップ
コンソメ（顆粒）	小さじ1
塩・こしょう	各少々
ゼラチン（粉末）	5g
フレンチドレッシング（市販）	大さじ1½

この料理の栄養価（1人分）

たんぱく質	1.8g
エネルギー	43kcal
塩分	1.0g
カリウム	90mg
リン	16mg

＊ほどよいかたさにするには、4人分が作りやすい。

作り方

❶ ミニトマトは4等分に切り、きゅうりは小口切りにする。ゼラチンは5倍の水（分量外）でふやかしておく。

❷ 鍋にAを入れて中火にかけ、沸騰したら火からおろし、ふやかしたゼラチンを加えて混ぜる。

❸ 2をボウルにあけて氷水に当て、粗熱が取れたらフレンチドレッシング、1の野菜、ホールコーンを加えて混ぜる。冷めてきたら、器に入れて冷蔵庫で十分に冷やす。

白菜とかに缶のスープ

調理時間 15分

かにのうまみでおいしく減塩

材料（2人分）

白菜	1枚（100g）
にんじん	2cm（20g）
かに水煮缶	20g
水	360mℓ
鶏ガラスープの素（顆粒）	小さじ⅓
塩・こしょう	各少々

この料理の栄養価（1人分）

たんぱく質	2.2g
エネルギー	18kcal
塩分	0.4g
カリウム	140mg
リン	31mg

作り方

❶ 白菜は5㎜幅のそぎ切りに、にんじんはせん切りにする。

❷ 鍋にすべての材料を入れ、火にかける。沸騰したら、中火で7〜8分煮て、器に盛る。

ごぼうとひじきの和風ポタージュスープ

調理時間
30分
牛乳をだしで割って
低たんぱく質に

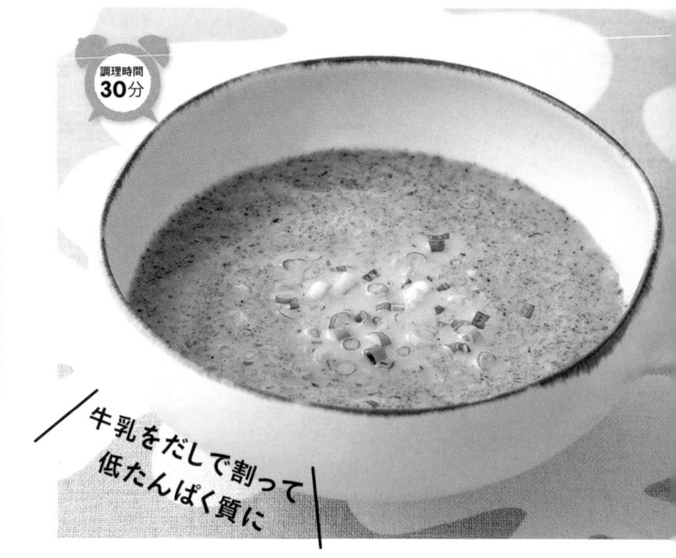

材料(2人分)

ごぼう	½本(80g)
ひじき(乾燥)	小さじ1(6g)
しょうが(せん切り)	10g
サラダ油	小さじ1
A だし汁	1カップ
めんつゆ	小さじ2
牛乳	¾カップ
小ねぎ(小口切り)	少々

この料理の栄養価(1人分)

たんぱく質	4.2g
エネルギー	104kcal
塩分	0.9g
カリウム	538mg
リン	120mg

作り方

1 ごぼうは薄切りにする。ひじきは水でもどしておく。

2 鍋にサラダ油を入れて熱し、ごぼう、ひじき、しょうがを入れて中火で炒める。全体に油がなじんだら、Aを加える。沸騰したらアクを取り除き、10分ほど煮る。

3 ごぼうがやわらかくなったら、火からおろす。粗熱をとり、牛乳とともにミキサーにかける。

4 3を鍋に戻し入れ、温まったら器に盛って小ねぎを散らす。スープがドロドロすぎる場合は、だし汁(分量外)を足す。

レタスと明太子のコンソメスープ

調理時間
10分

材料(2人分)

レタス	4~5枚(80g)
明太子	½腹弱(25g)
A 水	360㎖
白ワイン	小さじ2
コンソメ(顆粒)	少々
バター(無塩)	小さじ2(8g)
塩・こしょう	各少々

この料理の栄養価(1人分)

たんぱく質	2.9g
エネルギー	50kcal
塩分	1.0g
カリウム	105mg
リン	46mg

明太子の
塩分を生かして減塩

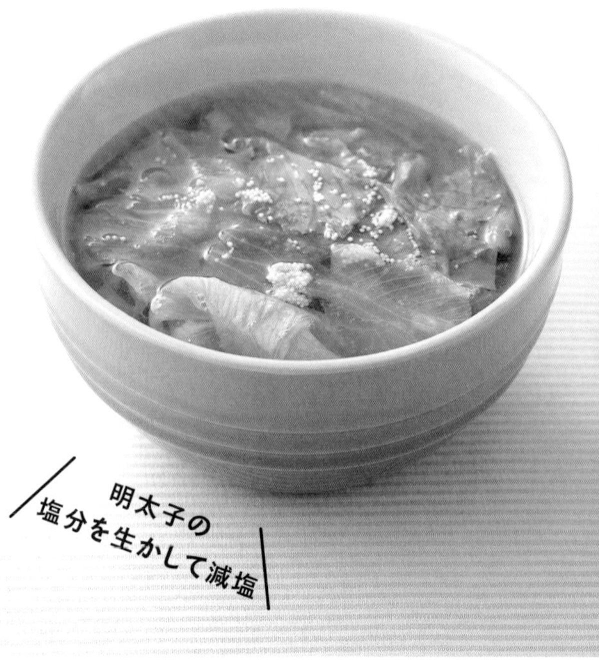

作り方

1 レタスは食べやすい大きさに手でちぎる。明太子は薄皮をむき、中身を取り出す。

2 鍋にAを入れて中火にかけ、温まったら明太子とレタスを加える。再び温かくなったら、バター、塩、こしょうを加える。

調理時間
5分
まいたけのだしが
出て薄味でもおいしい

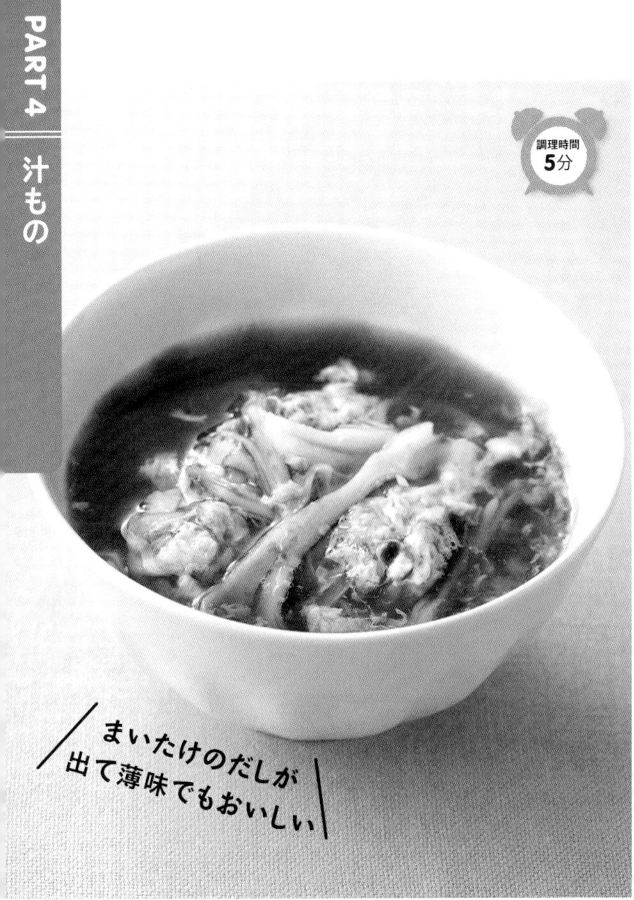

のりの佃煮と卵のスープ

材料（2人分）

材料	分量
卵（S玉）	1個（45g）
まいたけ	⅓パック弱（30g）
のり佃煮	20g
A コンソメ（顆粒）	小さじ¼
水	380mℓ
バター（無塩）	小さじ1（4g）
黒こしょう	少々

この料理の栄養価（1人分）

たんぱく質	4.6g
エネルギー	66kcal
塩分	0.9g
カリウム	83mg
リン	54mg

作り方

1. 卵はよく溶き、まいたけはほぐす。
2. 鍋にまいたけとAを入れて中火にかけ、沸騰したら2分ほど煮る。のり佃煮と黒こしょうを加え、溶き卵を回し入れ、20秒ほど煮たら火を止める。

調理時間
10分
低たんぱくな糸寒天で
食べごたえをアップ

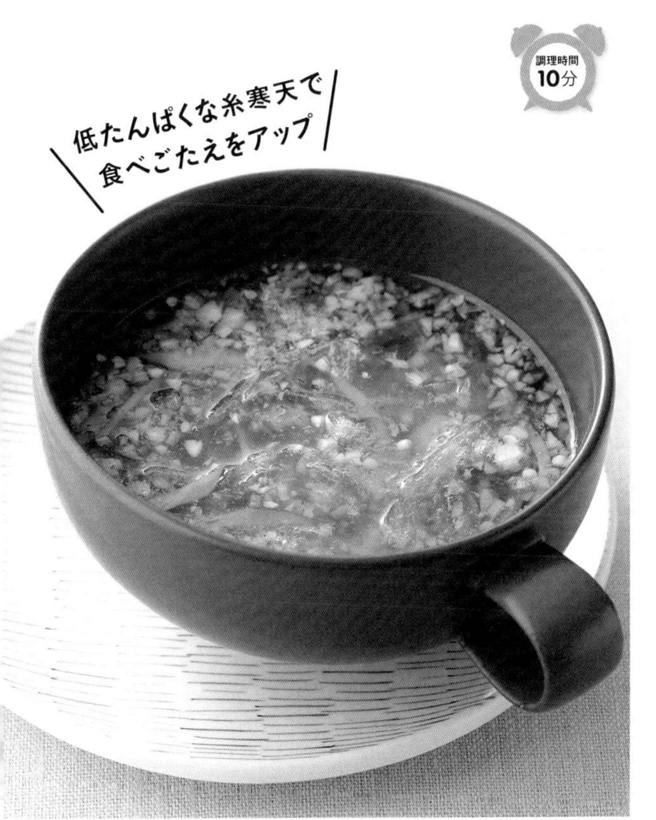

きゅうりと糸寒天のスープ

材料（2人分）

材料	分量
きゅうり	½本（50g）
オクラ	4本（32g）
糸寒天	5g
A 鶏ガラスープの素（顆粒）	小さじ½
水	1¼カップ
塩・こしょう	各少々

この料理の栄養価（1人分）

たんぱく質	0.7g
エネルギー	14kcal
塩分	0.4g
カリウム	96mg
リン	20mg

作り方

1. きゅうりはせん切りにする。オクラはがくを取り、下ゆでして細かく刻む。
2. 鍋にAを入れて中火にかけ、沸騰したらきゅうりを加えて2〜3分煮る。オクラと糸寒天を加え、再び温まったら器に盛る。

column
4

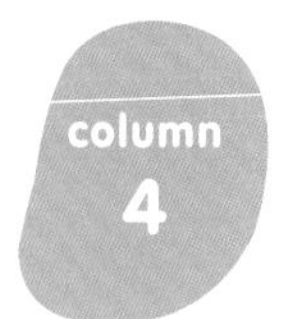

腎臓を守る外食のルール

慢性腎臓病で食事療法が欠かせない方も、忙しいときやたまの楽しみ、人づき合いなどで外食をする機会があるでしょう。塩分やたんぱく質のとりすぎになりがちな外食と、上手につき合うための「3つのルール」を紹介します。

ルール1 栄養成分表示のある店を選ぶ

外食するときは、メニュー表でエネルギー量や塩分量を確認して選びましょう。塩分がナトリウム表示のこともありますが、下の計算式で塩分量を求められます。チェーン店などでは、ホームページ上で確認できることもあります。

[ナトリウム表示の場合の塩分量の求め方]

ナトリウム量(mg)×2.54÷1000

= **食塩相当量(g)**

たんぱく質制限がある場合は、揚げものを選ぶ

高たんぱくな主菜は、先に、食べられる分と残す分を取り分けておきましょう。たんぱく質制限が厳しくなるほど、食べられる量が少なくなるため、エネルギーが不足しがちです。そのような場合は、とんかつなど、エネルギー量の高い揚げものを選びましょう。一方、たんぱく質制限がないG1、G2（▶P150）の場合は、エネルギーのとりすぎによる肥満に注意が必要なので、エネルギー量の低い焼き魚定食などがおすすめです。

ルール2 単品より定食を選ぶ

麺類や丼ものなどの単品ではなく、主食・主菜・副菜・汁ものがそろった定食を選ぶほうが、栄養バランスが整います。ただし、汁ものは塩分が高く、具に含まれるカリウムも流れ出ているため、具だけを食べて汁は残したほうがベター。高塩分の漬け物も残すことをおすすめします。単品の丼ものなどを選ぶ場合は、サラダやおひたしなど野菜のサイドメニューを追加します。

カットされて
いるものは、
食べる量を調整
しやすい
MENU

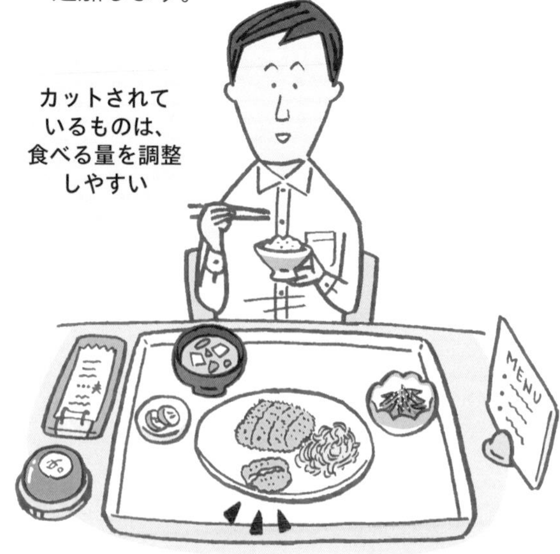

3つのルールを押さえていても、外食は塩分やたんぱく質のとりすぎになりやすい。外食をした場合は、その日の前後の食事で塩分やたんぱく質を調整する。

PART 5

手作りだからたんぱく質も塩分も安心！

デザート レシピ

デザートは、エネルギーが足りないときに便利です。
ここでは、たんぱく質が1g以下のゼリーやようかんなどを紹介しています。
高たんぱくになりがちなクッキーなどの焼き菓子も、
卵や牛乳を控える工夫でたんぱく質を２～３gに抑えています。

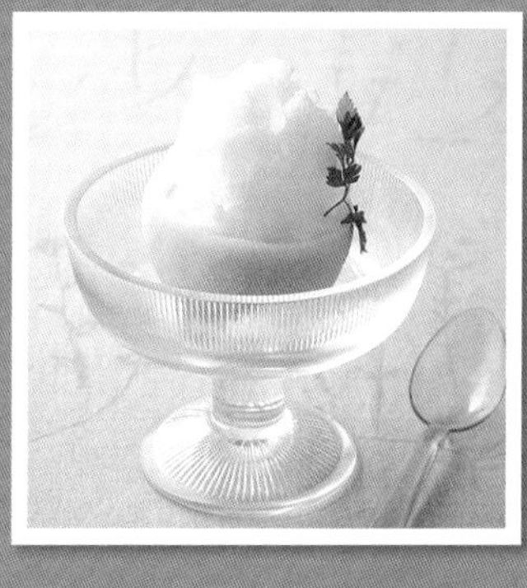

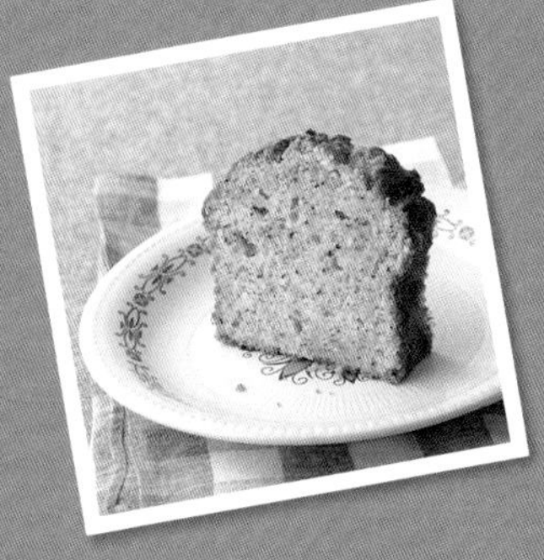

バナナ紅茶パウンドケーキ

調理時間 40分

作りおき
冷凍：2週間
（食べるときは
自然解凍で）

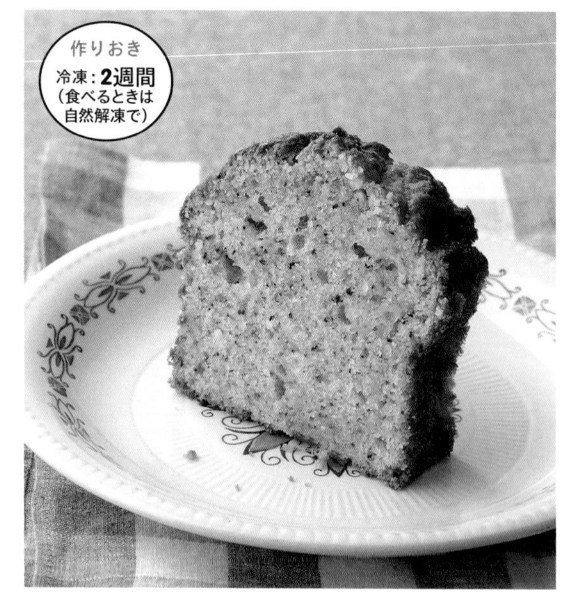

材料（パウンド型1台　8人分）

バナナ	1本（100g）
紅茶（茶葉）	小さじ2
きび砂糖*1	80g
卵（M玉）	1個（50g）
牛乳	¼カップ
A 薄力粉	80g
アーモンドプードル*2	20g
ベーキングパウダー	小さじ1
溶かしバター（無塩）	60g

この料理の栄養価（1人分）

たんぱく質	2.6g
エネルギー	170kcal
塩分	0.1g
カリウム	125mg
リン	59mg

＊1 きび砂糖がない場合は上白糖でもよい。

＊2 アーモンドプードルがない場合は薄力粉を100gにしてもよい。

作り方

1 バナナはフォークなどでよくつぶし、紅茶の葉は細かく刻む。

2 ボウルにきび砂糖と卵を入れ、泡立て器でよく混ぜ合わせる。砂糖が混ざったら、牛乳、ふるっておいたA、紅茶を加え、粉っぽさがなくなるまでよく混ぜる。バナナを加えて混ぜ、溶かしバターも加えて混ぜ合わせる。

3 型に2を流し、170℃のオーブンで約25分焼く。粗熱が取れたら型からはずし、8等分に切り分ける。

きなこ入り豆乳白玉だんご

調理時間
25分

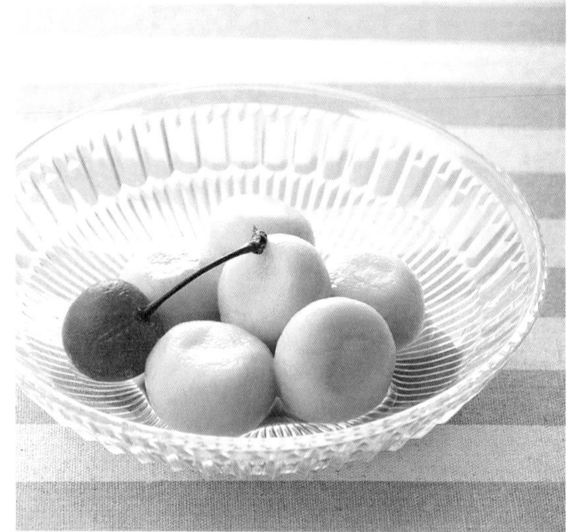

材料（4人分）

白玉粉	100g
きなこ	大さじ1（6g）
砂糖	小さじ2
A 水	¼カップ
豆乳	¼カップ
B 水	80mℓ
砂糖	大さじ1
さくらんぼ（缶詰）	4個

この料理の栄養価（1人分）

たんぱく質	2.6g
エネルギー	121kcal
塩分	0g
カリウム	65mg
リン	29mg

作り方

1 ボウルに白玉粉、きなこ、砂糖、Aを加えて練り合わせる。小さめのひと口大に丸め、中心を軽くくぼませ、だんごを作る。Bは鍋に入れて一度火にかけ、砂糖を溶かし、冷ましておく。

2 鍋にたっぷりの湯を沸かし、1のだんごをゆでる。ボウルなどに冷水を用意し、だんごが浮き上がってきたらすくい、冷水に放す。ざるにあげて水けをきっておく。

3 器にだんごを盛り、Bのシロップをかけ、さくらんぼを添える。

レーズン入り米粉クッキー

調理時間
40分

材料（8人分）

レーズン	40g
バター（無塩）	50g
ショートニング*1	30g
黒砂糖*2	30g
卵白（M玉）	1個分
A 米粉	100g
薄力粉	30g
ベーキングパウダー	小さじ½

この料理の栄養価（1人分）

たんぱく質	1.7g
エネルギー	167kcal
塩分	0.1g
カリウム	104mg
リン	27mg

＊1 ショートニングがない場合は無塩バターを80gにしてもよい。
＊2 黒砂糖がない場合は上白糖でもよい。

作りおき
常温：乾燥剤を入れて
4〜5日間
冷凍：2週間
（食べるときは
自然解凍で）

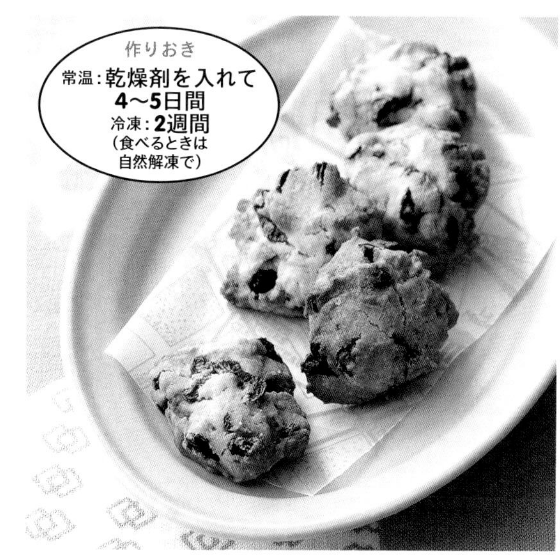

作り方

1 レーズンはぬるま湯に漬け、水けをしっかりきって細かく刻む。
2 ボウルに、室温にもどしてやわらかくしておいたバターとショートニングを入れ、クリーム状にして、黒砂糖を加え、すり混ぜる。
3 溶きほぐした卵白を加えて混ぜ、レーズンも加える。ふるっておいたAを加え、粉っぽさがなくなるまで混ぜる。ラップに包み、冷蔵庫で約30分ねかせる。
4 少量ずつ手で丸め、天板の上に間隔をあけて並べる。180℃のオーブンで15〜20分焼く。

さつまいもようかん

調理時間
15分

（冷やし固める時間は除く）

材料（6人分）

さつまいも	1本（250g）
粉寒天	4g
きび砂糖*	60g

＊きび砂糖がない場合は上白糖でもよい。

この料理の栄養価（1人分）

たんぱく質	0.5g
エネルギー	93kcal
塩分	0g
カリウム	202mg
リン	20mg

作り方

1 さつまいもは皮をむいてひと口大に切り、水大さじ1（分量外）を回しかけ、電子レンジ（600W）で4分加熱する。ボウルに入れ、きび砂糖を加えて熱いうちに粗くつぶす。
2 鍋に水2½カップと粉寒天を入れ、混ぜながら中火にかける。沸騰してきたら、弱めの中火にし、1を加えて2〜3分練り混ぜる。
3 粗熱がとれたら、容器に流し入れて、冷蔵庫で1時間ほど冷やし固め、切り分ける。

作りおき
冷蔵：
2〜3日間

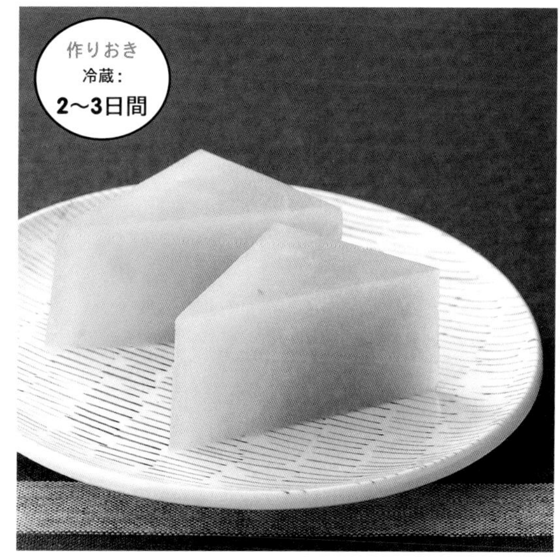

たんぱく質を抑えるコツ

ゼラチンではなく寒天を使う

寒天はたんぱく質がほぼ含まれません。エネルギーを補給したいときは、寒天を使ったデザートがおすすめ。一方、ゼラチンは4gあたりたんぱく質3.5gを含むので、要注意です。

焼きりんご シナモン風味

調理時間 60分

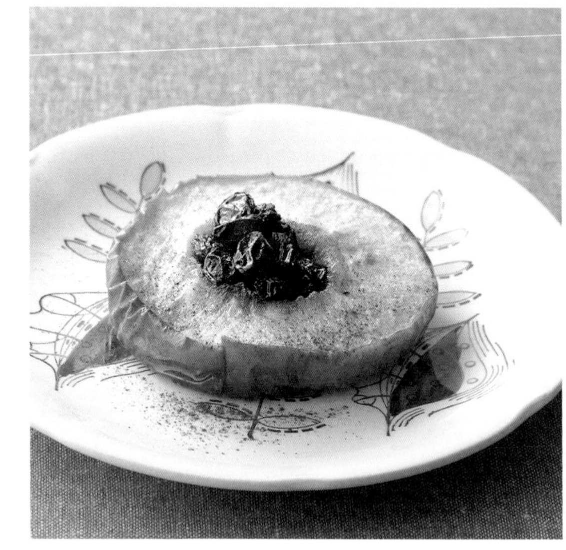

材料（2人分）

りんご	½個（150g）
レーズン	大さじ2
A バター（無塩）	小さじ2（8g）
グラニュー糖	小さじ2
シナモンパウダー	少々
B グラニュー糖	小さじ2
水	¼カップ
シナモンパウダー	少々

この料理の栄養価（1人分）

たんぱく質	0.5g
エネルギー	137kcal
塩分	0g
カリウム	168mg
リン	19mg

作り方

1 りんごは横に1㎝厚さに切り、芯をくりぬく。レーズンはぬるま湯でもどす。Bはよく混ぜ合わせ、グラニュー糖を溶かす。

2 ボウルにAを入れてよく練り合わせ、水けをきったレーズンを加え、りんごのくりぬいた部分に詰める。アルミホイルをカップ状にして天板にのせ、りんごを入れてBを半分ほどかける。

3 200℃に温めておいたオーブンで25～30分焼く。途中2回ほど天板を取り出し、りんごに残りのBのシロップをかけながら焼く。器に盛り、シナモンパウダーをふる。

桃のゼリー

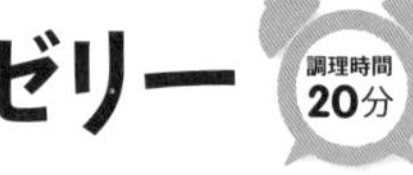

調理時間 20分（冷やし固める時間は除く）

材料（5人分）

桃の缶詰（黄桃・白桃）	各100g
アガー*	12g
グラニュー糖	15g
桃の缶詰の汁	½カップ
レモン汁	大さじ1
ミント（あれば）	1つまみ

この料理の栄養価（1人分）

たんぱく質	0.3g
エネルギー	66kcal
塩分	0g
カリウム	52mg
リン	6mg

＊植物性の凝固剤。

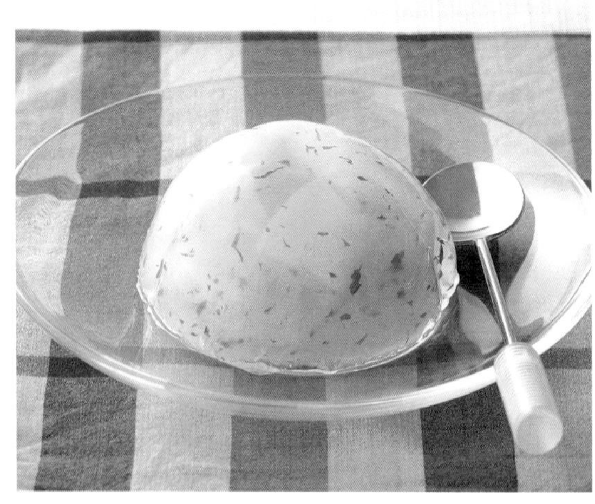

作り方

1 桃はひと口大に切り、ミントは細かく刻む。小さめのボウルにアガーとグラニュー糖を入れ、混ぜておく。

2 鍋に水¾カップ、桃の缶詰の汁、ミントを入れて中火にかける。

3 少量の2を1のボウルに加えて混ぜ、アガーが溶けたら、2の鍋に入れて煮る。沸騰する直前に火を止め、ボウルにあけて氷水に当てる。

4 粗熱がとれたら、桃の果肉とレモン汁を加えて混ぜる。とろみがついたら、5等分に型に流し入れ、冷蔵庫で40分ほど冷やし固める。

自家製ドライフルーツ

調理時間
2時間半

材料（8人分）

オレンジ	1個（100g）
キウイフルーツ	1個（60g）
パイナップル	小½個（200g）
りんご	1個（300g）
A 水	¼カップ
グラニュー糖	30g

この料理の栄養価（1人分）

たんぱく質	0.4g
エネルギー	58kcal
塩分	0g
カリウム	128mg
リン	12mg

作りおき
常温：乾燥剤を入れて4〜5日間

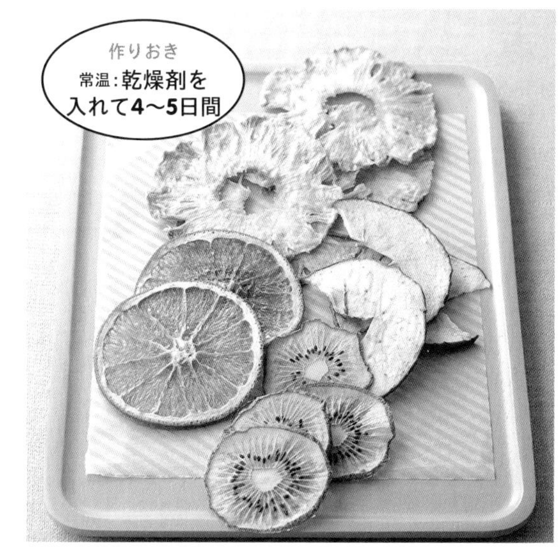

作り方

1 オレンジは皮つきのまま2〜3㎜厚さの輪切りに、キウイは皮つきのまま薄切りにする。パイナップルは皮をむいて芯を抜き[*1]、薄く輪切りにする。りんごは皮ごと4つ割りにし、芯のところを切り落とし、薄切りにする。

2 鍋にAを入れて中火にかけ、沸騰してグラニュー糖が溶けたら、火からおろす。

3 天板にオーブンシートを敷き、1のフルーツを並べる。2を刷毛で薄く塗り、100℃のオーブンで2時間ほど焼く。その日に食べない分は、密閉できる容器に入れて保存する。

＊1芯抜きがない場合は、薄い輪切りにした後、ビンのふたなどで芯を抜く。

レモンシャーベット

調理時間
3時間

材料（6人分）

グラニュー糖	50g
レモン汁	50㎖
レモンの皮（せん切り）	½個分
卵白（M玉）	1個分
ミント（あれば）	1つまみ
チャービル（飾り）	少々

この料理の栄養価（1人分）

たんぱく質	0.6g
エネルギー	37kcal
塩分	0g
カリウム	16mg
リン	1mg

作りおき
冷凍：2〜3週間＊2

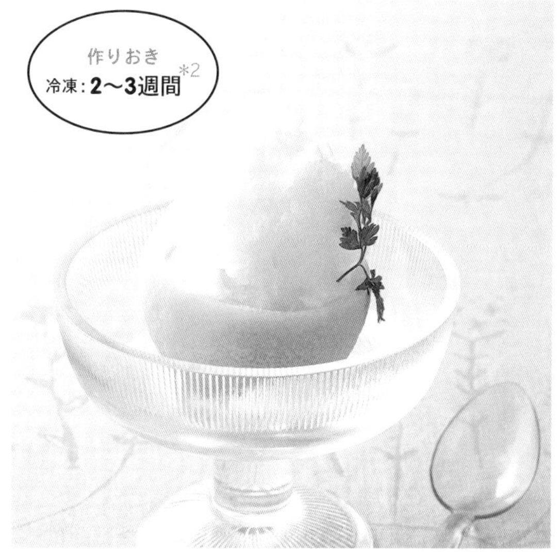

作り方

1 鍋に水1カップとグラニュー糖30g、ミントを入れて中火にかけ、沸騰したら火を止める。

2 1をこしてボウルなどにあける。粗熱がとれたらレモン汁とレモンの皮を加え、容器に入れて冷凍庫で冷やし固める。（レモンの皮は飾り用に少し取り分けておく。）表面が固まりだしたら、途中、何度かかき混ぜ、シャリシャリッとするまでくり返し混ぜる。

3 ボウルに卵白を入れて泡立て、泡が細かくなってきたらグラニュー糖20gを加え、しっかりとツノが立つまで泡立てる。

4 2と3を混ぜ合わせ、再び冷凍庫に入れ、途中1〜2回かき混ぜながら2時間〜2時間半冷やし固める。器に盛り、チャービルを添えてレモンの皮をのせる。

＊2 固くならないよう、1日に1回程度かき混ぜる。

マンゴーオレンジプリン

（冷やし固める時間は除く）

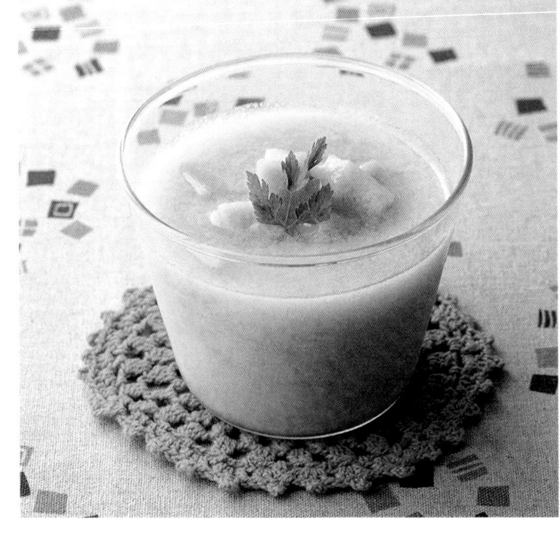

材料（3人分）

マンゴー	小1個（160g）
オレンジジュース	1カップ
牛乳	¼カップ
レモン汁	小さじ1
アガー*	14g
グラニュー糖	15g
チャービル（飾り用）	少々

この料理の栄養価（1人分）

たんぱく質	1.6g
エネルギー	105kcal
塩分	0g
カリウム	241mg
リン	38mg

*植物性の凝固剤。

作り方

❶ マンゴーは細かく刻み、飾り用に少し取り分けておく。アガーとグラニュー糖はボウルに入れてよく混ぜる。

❷ 鍋にオレンジジュースを中火で温め、少量を**1**のアガーに加えて混ぜ、溶けたら鍋に入れる。沸騰する前に火からおろし、ボウルにあけて、氷水に当てる。粗熱がとれたら、牛乳、レモン汁、マンゴーも加える。

❸ 3等分にして器に入れ、冷蔵庫で40分ほど冷やし固めて、飾り用のマンゴーとチャービルをのせる。

淡雪かん

（冷やし固める時間は除く）

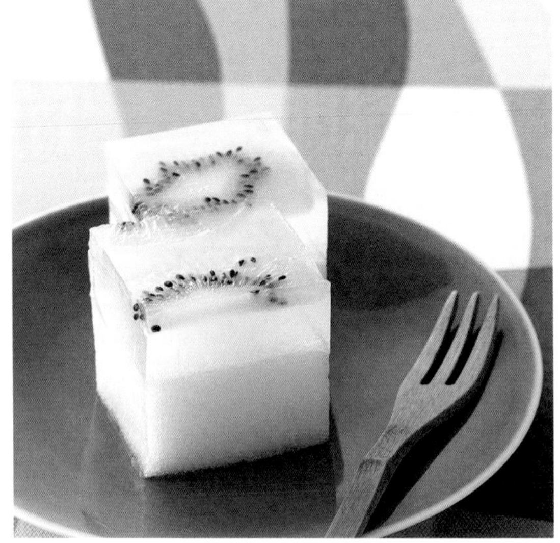

材料（4人分）

水	2¼カップ
砂糖	30g
寒天	4g
キウイフルーツ	1個（60g）
卵白	M玉1個分

この料理の栄養価（1人分）

たんぱく質	0.9g
エネルギー	42kcal
塩分	0.1g
カリウム	56mg
リン	6mg

作り方

❶ 鍋に水1¼カップ、砂糖10g、寒天2gを入れて中火にかける。沸騰したら、弱火で1〜2分加熱し、火からおろして粗熱をとる。

❷ 容器に薄切りにしたキウイを並べ、**1**を流し入れ、冷蔵庫で30分ほど冷やし固める。

❸ 鍋に残りの水1カップ、砂糖10g、寒天2gを入れて中火にかける。沸騰したら弱火で1〜2分加熱し、火からおろして粗熱をとる。

❹ ボウルに卵白、残りの砂糖10gを加え、ツノが立つまで泡立てる。**3**の粗熱がとれたら泡立てた卵白と混ぜ、**2**の上に流し入れて、冷蔵庫で30分ほど冷やす。

❺ 容器から取り出し、反対に返して、8等分に切り分け、器に盛る（1人分は2切れ）。

病気を知ることが治療の第一歩

慢性腎臓病を知ろう

慢性腎臓病がどんな病気で、どんな治療が必要なのかを理解することは、
治療を前向きに続けていくモチベーションを上げることにつながります。
この章で正しい知識を身につけましょう。

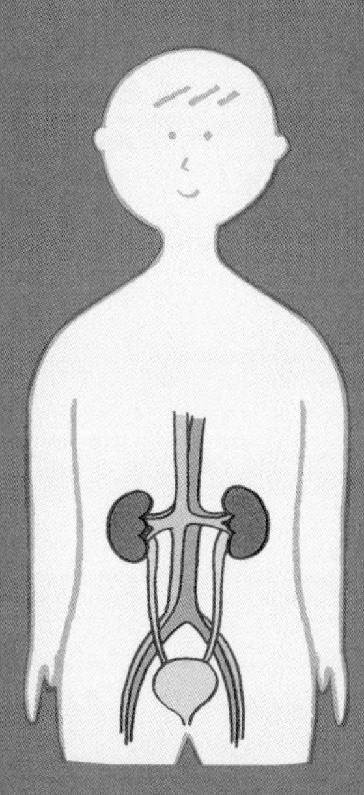

慢性腎臓病ってどんな病気？

腎臓は、生命活動に欠かせない働きを担う臓器です。その腎臓の働きが低下することで、全身にさまざまな影響が出てきます。

腎臓は血液をきれいに保っている

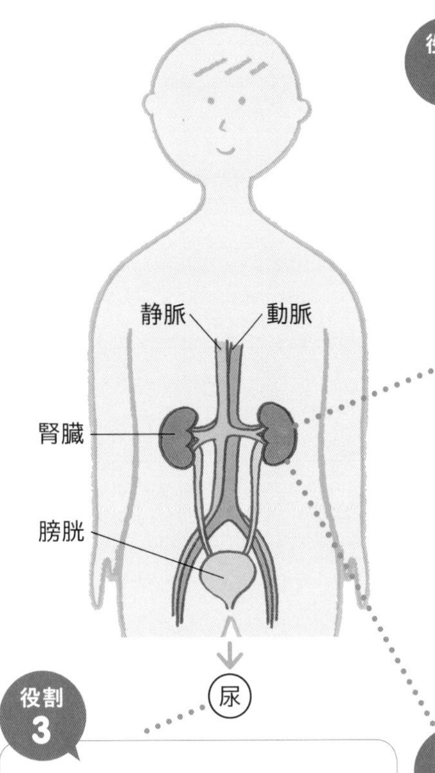

役割1

血液をろ過して老廃物を取り除く

ろ過された血液
老廃物を含む血液
糸球体
原尿

全身の細胞でエネルギーを作り出すとき、多くの老廃物が生じ、血液中に排出される。この老廃物は、毛細血管から成る腎臓内の「糸球体」でろ過され、尿として排泄される。

役割2

ホルモンを分泌して、血圧などを調整する

腎臓では、血圧を調整するホルモンや、造血を促すホルモンが分泌される。また、骨を丈夫にするビタミンDを活性化する働きもある。

役割3

体内の水分量や電解質を一定に保つ

腎臓では、糸球体で作られる原尿（尿のもと）から、体に必要な水分やナトリウム、カリウムといった電解質を再吸収して、水分や電解質の量を調整している。

腎臓の異常は、進行するまで自覚症状が現れないことも多い

腎臓は、にぎりこぶし大で、背中側の左右に2つあります。血液中の老廃物をろ過したり、体内の水分量を一定に保つなど、重要な働きがあります（▼上図）。

生命維持に欠かせない役割を果たしている腎臓ですが、〝沈黙の臓器〟ともいわれ、多少働きが低下していても、症状がほとんど現れません。急性の病気を発症して、急激に腎機能が低下した場合には、むくみや発熱など、自覚できる症状が現れることもありますが、多くは、健康診断の尿検査などで異常に気づきます。

腎機能が低下した状態が続くと、命に関わる合併症が起きてくる

腎臓のろ過機能が低下すると、本来は

尿検査や血液検査で異常が現れる

尿検査でわかる

● 尿たんぱくが陽性
➡腎臓が障害されている状態

尿たんぱくが0.15g/日以上（1+、2+以上）の場合は、腎臓に異常が起こっている。画像診断や病理検査で腎臓の異常がわかることもある。

血液検査でわかる

● GFRが60未満
➡腎機能が低下している状態

GFRが60mL/分/1.73㎡未満とは、糸球体でろ過できる血液量が、健康な場合の60%未満であることを示す。数値が低いほど、腎機能は低い。

原因を問わず、
いずれか、または両方の状態が
3か月以上続く場合

慢性腎臓病（CKD）と診断される

慢性腎臓病（CKD：Chronic Kidney Disease）では、腎臓の働きが慢性的に低下する。近年、患者数が増加している。

生活習慣の改善と適切な治療で……

進行を食い止められる

CKDの治療の目的は、腎機能の低下を食い止めること。CKDが軽度の段階で治療に取り組めば、腎機能の回復が期待できることもある。

ほうっておくと……

腎不全や脳梗塞などを招く

腎機能の低下は、末期腎不全を招くだけでなく、脳梗塞や心筋梗塞といった病気の大きなリスクとなる。

尿中にはほとんど含まれないはずのたんぱく質が、尿中に多くもれ出るようになります。尿に含まれるたんぱく質（尿たんぱく）の量で、腎臓の状態がわかります。また、「糸球体ろ過量（GFR）」は、腎臓が1分間でろ過できる血液量を示した値です。GFRの値は、健康な場合を100として、どの程度の働きがあるかを意味します。

これらの異常が続くと、「慢性腎臓病（以下、CKD）」と診断されます。初期には症状がないからといって、ほうっておくと、腎臓の機能が完全に失われる「末期腎不全」へと進行します。末期腎不全になると、人工的に血液をろ過する透析療法や、腎移植が必要となります。

また、末期腎不全にいたる危険性よりもさらに注意が必要なのが、脳梗塞や心筋梗塞を起こすリスクです。CKDが全身の血管の動脈硬化を促進し、命に関わる合併症を招くのです。CKDが軽度でも、脳梗塞や心筋梗塞を起こすリスクは高くなります。CKDと診断されたら、直ちに治療を始めることが大切です。

慢性腎臓病の治療とは？

腎機能を低下させる原因となった病気の治療と並行して、腎臓に負担をかけない食生活にします。

尿や血液の状態から重症度を判定する

CKDの重症度分類

緑を基準に、黄、オレンジ、赤の順に、死亡リスク、末期腎不全への進行や、心血管病（心筋梗塞や脳梗塞など）による死亡や発症のリスクが高くなる。

腎臓の障害の進行度と腎機能低下の進行度の程度が交わるところをチェック

			腎臓の障害の進行度		
			A1	A2	A3
		糖尿病がある人	尿アルブミン(mg/日) 30未満	尿アルブミン(mg/日) 30～299	尿アルブミン(mg/日) 300以上
		糖尿病がない人	尿たんぱく(g/日) 0.15未満	尿たんぱく(g/日) 0.15～0.49	尿たんぱく(g/日) 0.50以上
腎機能低下の進行度（ステージ）	G1	GFR(mL/分/1.73㎡) 90以上			
	G2	GFR(mL/分/1.73㎡) 60～89			
	G3a	GFR(mL/分/1.73㎡) 45～59			
	G3b	GFR(mL/分/1.73㎡) 30～44			
	G4	GFR(mL/分/1.73㎡) 15～29			
	G5	GFR(mL/分/1.73㎡) 15未満			

日本腎臓学会編『CKD診療ガイド2012』（東京医学社）CKDの重症度分類を一部改編

現在の重症度を判定したら、進行を抑える治療を行う

ＣＫＤと診断されると、まず進行度と重症度が判定されます。

ＣＫＤの進行度は、ＧＦＲの程度によってステージＧ１～Ｇ５の６段階に分けられます（▼上図）。ステージＧ３ａまでは比較的ゆっくりと進行しますが、Ｇ４以降は進行が早くなります。

重症度とは、末期腎不全への進行や、脳梗塞などの合併症のリスクの高さを示します。尿たんぱくが多く、ＧＦＲが低いほど重症とされます。糖尿病がある場合は、尿アルブミン（たんぱく質の一種）の量を参考にします。

腎機能は、一度低下すると回復させるのが難しいため、進行を防ぎ、重大な合併症や末期腎不全の予防が治療の目的です。

腎機能低下の進行度に応じた基本的な治療

ステージが進行するほど、食事での制限が厳しく、より複雑になる。また、腎機能低下による貧血やむくみなどの症状を抑える治療も行われる。

ステージ G1 G2 の場合

- 食塩摂取量を1日6g 未満にする
- 適正エネルギー摂取量を守る
- CKD の危険因子となる病気（糖尿病、高血圧など）の治療を行う

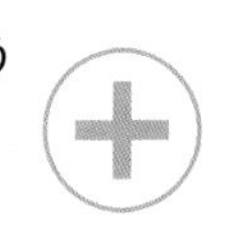

現時点のステージより前の治療はすべて継続する

G1 → G2 → G3a → G3b → G4 → G5

ステージ G3a G3b の場合

- たんぱく質摂取量は、G3aでは1日 0.8 ～ 1.0g/ 標準体重（kg）未満に、G3bでは1日 0.6 ～ 0.8g/ 標準体重（kg）未満にする
- 高カリウム血症がある場合は、カリウムの摂取量を1日 1500mg 以下にする（P15）
- リンの摂取量を減らす
- 肥満がある場合は解消する
- 貧血などの症状が現れたら、症状に対する治療をする

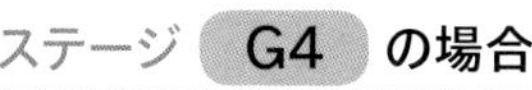

ステージ G4 の場合

- たんぱく質摂取量を1日 0.6 ～ 0.8g/ 標準体重（kg）未満にする
- 尿毒症への対策を行う

ステージ G5 の場合

- ステージ G4 までの治療を継続しつつ、透析療法なども積極的に検討する

透析療法を始めると、たんぱく質の制限は緩和されるが、水分やカリウム、リンの摂取量はより厳密な管理が必要になる。

※すべてのステージで禁煙する。

腎機能低下の進行度によって、基本的な治療が異なる

ステージG1、G2の場合は、腎機能を低下させる原因となった糖尿病や高血圧などの治療を行います。食生活では、肥満と塩分のとりすぎに注意します。

ステージG3では、たんぱく質の制限も必要になってきます。必要に応じて、カリウムやリンの制限を行うこともあります。また、腎機能の低下によって貧血やむくみなどの症状が現れた場合は、症状をやわらげる薬を使います。ステージG3までなら、しっかりと治療に取り組むことで、腎機能の改善も期待できます。

ステージG4になると、原則、腎臓専門医の指導のもと、さらに厳密なたんぱく質制限を行います。血液中の老廃物を十分にろ過できないために全身のだるさや食欲不振などが起こる「尿毒症」にも注意が必要です。

ステージG5の場合は、専門医の診察を受け、透析療法や腎移植など、腎機能を代替する治療も積極的に検討します。

食事以外の生活改善も重要

肥満や喫煙、過度の飲酒なども、腎臓に負担をかけ、ＣＫＤを進行させる要因です。

食事以外にも自分で改善できる危険因子はある

ＣＫＤの主な原因は、「糖尿病」や「高血圧」「脂質異常症」といった生活習慣病や、糸球体に炎症が起こる「慢性糸球体腎炎」などの病気です。また、腎機能が低下する原因には、「加齢」や「体質」など、避けられないものもあります。

一方で、腎臓に負担をかけたり、肥満を引き起こす「喫煙」「運動不足」などの生活習慣は、自分で改善することができます。

たばこを吸うと、血管壁が傷ついて動脈硬化が進行したり、血管が収縮し、血圧が上がったりします（▽Ｐ153）。これらはすべて、腎臓への負担になります。さらに、喫煙自体がたんぱく尿を増加させ、腎機能の低下を促進するという研究も報告されています。

たばこを吸っている人は、節煙ではなく、禁煙することが必要です。自分の意志だけでは難しい場合は、ニコチンガムなどの禁煙補助の医薬品を活用したり、健康保険が適用される禁煙外来を受診するのもよいでしょう。

肥満も腎機能の低下を招く大きな危険因子です（▽Ｐ14）。食生活の改善はもちろんのこと、無理のない範囲でウォーキングなどの有酸素運動を行いましょう。適度な運動で、腎臓のろ過機能の改善が期待できることもわかっています。どの程度の運動がよいかは、病状によっても異なります。必ず医師の指導のもと、取り組んでください。

十分な休養をとることや、冷えを防いで腎臓の血流をよくすることも、腎機能の低下予防につながります（▽Ｐ153）。

知っておきたい

腎臓病のギモン Q&A

薬を処方されたけど、生活改善を続けるの？

A　ＣＫＤで処方される薬は、ＣＫＤの原因となる高血圧や糖尿病を改善したり、腎機能低下による貧血などを抑えたりする薬です。腎機能そのものを改善する薬ではないので、生活改善を続けることが必須です。

市販のかぜ薬や痛み止めをのんでもよい？

A　腎機能が低下すると、薬の排泄が行われにくくなり、薬が効きすぎてしまうことがあります。自己判断で市販の薬をのむのは危険です。かぜなどの身近な病気でも、必ず医師の指導のもと、薬をのんでください。

腎臓に負担をかけない生活習慣

禁煙し、飲酒は適量に

たばこは、生活習慣病を悪化させるホルモンの分泌を促し、体内を酸欠の状態にして、腎臓の組織を傷つけるので、禁煙を。過度な飲酒は高血圧を招くほか、抑制がきかなくなって、塩分やたんぱく質の多いつまみを食べてしまうこともある。適量を守ることが大切（P107）。

喫煙すると……

血圧が
上がる
糖尿病や
脂質異常症が
悪化する
糸球体が
硬くなる
尿細管が
傷つく

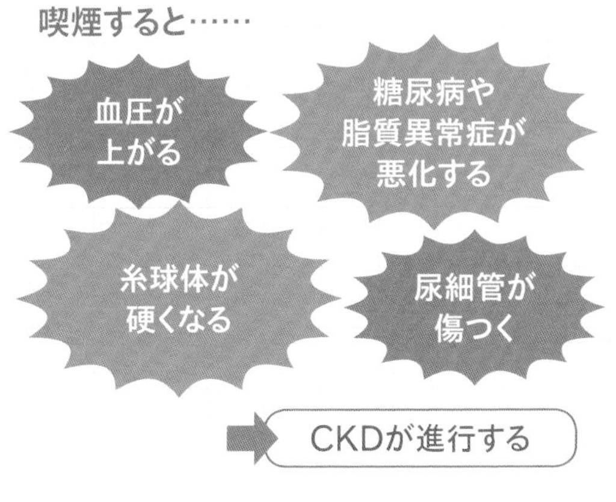

CKDが進行する

肥満を改善する

肥満と血液の異常をあわせもつメタボリックシンドロームになると、インスリン（血糖値を下げるホルモン）の働きが悪くなり、糸球体を傷つける原因にもなる。適正エネルギー摂取量を守るとともに、適度な運動が大切。減量できるだけでなく、インスリンの効きもよくなる。

［メタボリックシンドロームの診断基準］

腹囲：男性85cm以上、女性90cm以上

下記のうち2つ以上に当てはまる場合

1. 中性脂肪150mg/dL以上 かつ/または HDLコレステロール40mg/dL未満
2. 収縮期血圧130mmHg以上 かつ/または 拡張期血圧85mmHg以上
3. 空腹時血糖110mg/dL以上

冷えや感染症を防ぐ

体が冷えると、腎臓の血流が悪くなり、腎機能が低下してしまう。寒い冬はもちろんのこと、エアコンで冷えがちな夏も体を冷やさない工夫が必要。かぜなどの感染症も、脱水を起こし、腎臓の血流が悪化するので注意しよう。

［冷え対策］

- 夏でも、はおれるものを1枚持ち歩いたり、職場にはひざ掛けを常備したりして、エアコンによる冷えを防ぐ

［感染症対策］

- 外出後は手洗い、うがいを徹底する
- インフルエンザや新型コロナウイルス感染症が流行する時期はマスクをして、人ごみをできるだけ避ける

無理のない範囲で仕事や家事をする

腎臓のろ過機能（GFR）は、早朝には低く、正午ごろに最も高くなり、午後から夜にかけて徐々に下がって夜間に最も低くなる。夜間の残業や早朝すぐの家事はできるだけ避け、このリズムに合わせて働くのが理想的。下のような症状が現れたら、働きすぎのサインと考え、休養をとる。

［こんな症状があれば無理は禁物］

- ☑ 尿の量が減った
- ☑ むくみがある
- ☑ 体がだるい
- ☑ 顔色が悪い

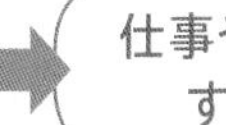

仕事や家事は休んで、すぐに受診する

たんぱく質1日50gの人

たんぱく質1日35gの人

【汁もの】

【デザート】

たんぱく質1日35gの人

【副菜】

【ごはんもの・麺・パン】

たんぱく質1日60gの人

【主菜・魚介】

たんぱく質1日60gの人

たんぱく質1日50gの人

たんぱく質1日35gの人

【主菜・卵、大豆製品】

たんぱく質1日60gの人

たんぱく質1日50gの人

たんぱく質量順索引

主菜、副菜などのジャンルごとに、たんぱく質の少ない順にページ順に並べています。たんぱく質量から献立を組み立てるときに便利です。

【主菜・肉】

たんぱく質1日60gの人

たんぱく質1日50gの人

たんぱく質1日35gの人

食材別索引

レシピのなかでメインに使われている材料の索引です。家にある食材から作るときなどに活用してください。肉、野菜などのジャンルごとに、五十音順に並べています。

STAFF
撮影　安井真喜子
スタイリング　宮澤由香
装丁・本文デザイン　伊藤 悠・工藤亜矢子（OKAPPA DESIGN）
イラスト　中村知史
編集協力　オフィス201
（小形みちよ、狩谷恵子）

監修 **富野康日己**（とみの やすひこ）
順天堂大学名誉教授、医療法人社団松和会 理事長。
1974年順天堂大学医学部卒業。専門は腎臓内科学。順天堂大学腎臓内科学講座教授、同大附属順天堂医院副院長、医学部長などを経て、現職。『自分でできる！腎臓病カンタン療法80』『最新改訂版 腎臓病の人のためのひと目でよくわかる食品成分表』（以上、学研プラス）『別冊NHKきょうの健康 慢性腎臓病（CKD）』（NHK出版）など著書、監修書多数。

料理 **大越郷子**（おおこし さとこ）
料理研究家、管理栄養士。服部栄養専門学校卒業後、病院の栄養士として働く。現在は雑誌・書籍の料理製作、栄養指導、製菓学校の講師など、幅広い分野で活躍中。

最新改訂版　計算いらず
腎臓病のおいしいレシピ
2021年11月30日　第1刷発行

発行人　中村公則
編集人　滝口勝弘
発行所　株式会社　学研プラス
〒141-8415　東京都品川区西五反田2-11-8
印刷所　大日本印刷株式会社

●この本に関する各種お問い合わせ先
本の内容については、下記サイトのお問い合わせフォームよりお願いします。
https://gakken-plus.co.jp/contact/
在庫については　Tel 03-6431-1250（販売部）
不良品（落丁、乱丁）については　Tel 0570-000577
学研業務センター　〒354-0045 埼玉県入間郡三芳町上富279-1
上記以外のお問い合わせは　Tel 0570-056-710（学研グループ総合案内）

学研の書籍・雑誌についての新刊情報・詳細情報は、下記をご覧ください。
学研出版サイト　https://hon.gakken.jp/